检验与临床

思维案例 2

血液与体液疾病

主审
王成彬　王传新

主编
崔　巍　王学锋
王佳谊　方　琪

重庆大学出版社

U0461184

图书在版编目（CIP）数据

检验与临床思维案例. 血液与体液疾病. 2/崔巍等
主编. --重庆：重庆大学出版社，2025.6. --（检验
与临床思维系列）. --ISBN 978-7-5689-5248-4

Ⅰ. R446.1

中国国家版本馆CIP数据核字第2025R1S137号

检验与临床思维案例：血液与体液疾病2

JIANYAN YU LINCHUANG SIWEI ANLI：XUEYE YU TIYE JIBING 2

主　审　王成彬　王传新

主　编　崔　巍　王学锋　王佳谊　方　琪

策划编辑：胡　斌

责任编辑：胡　斌　　版式设计：胡　斌
责任校对：邹　忌　　责任印制：张　策

*

重庆大学出版社出版发行

出版人：陈晓阳

社址：重庆市沙坪坝区大学城西路21号

邮编：401331

电话：（023）88617190　88617185（中小学）

传真：（023）88617186　88617166

网址：http://www.cqup.com.cn

邮箱：fxk@cqup.com.cn（营销中心）

全国新华书店经销

重庆升光电力印务有限公司印刷

*

开本：787mm×1092mm　1/16　印张：21.75　字数：420千

2025年6月第1版　　2025年6月第1次印刷

ISBN 978-7-5689-5248-4　　定价：150.00元

乔焱源　郑　欣　颜琳力　李长琴　向可超　林宇晖　陈鹤鸣　戴晓新
张　浏　窦荣聪　李　懿　李　波　周丽君　于　洁　丁国胜　阎俊文
赵进秀　魏小芳　崔　曼　刘定华　江自云　李　颖　公　帅　鲍凯青
陈　泽　杨炳钦　陈　娅　李卫滨　陈旖旎　张　雲　孙　敏　李淑美

点评专家：（排名不分先后）
罗　云　王剑飚　王学锋　徐晓兰　张丽霞　冉　飞　贾友鹏　程树强
郭笑如　徐艳霞　毕燕玲　刘　帅　朱雄鹏　赵志敏　陈贤华　陈　翔
庄顺红　周　航　程　伟　李广华　李俊勋　秦晓松　连文萍　赵慧茹
许　颖　赵　猛　林秀华　李小霞　吴惠玲　陈瑞芬　马永能　林　青
曾强武　郑　沁　王毅力　侯金霞　刘定华　刘宗英　李景岗　孙梦怡

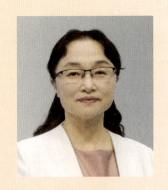

崔 巍

博士，研究员，博士生导师。国家癌症中心中国医学科学院肿瘤医院检验科主任，分子肿瘤国家重点实验室临床 PI。研究方向是肿瘤生物标志物临床应用。以负责人的身份承担国家自然科学基金、国家重点研发、中国医学科学院创新工程等各类课题 20 余项。在 GUT、J Hematology & Oncology、Clinical Infectious & Diseases 等期刊发表文章 200 余篇。现任中华医学会检验医学分会候任主任委员，《中华检验医学杂志》副总编辑，《检验医学》杂志副总编辑，国际实验血液学学会（ISLH）细胞分析 / 流式委员会委员，亚太临床化学与检验医学委员会（APFCB）教育委员会主席等。

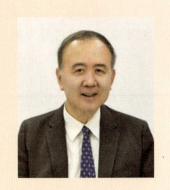

王学锋

主任医师，教授，博士生导师。上海交通大学医学院医学技术学院副院长、检验系主任，上海交通大学医学院附属瑞金医院实验诊断中心主任、检验科主任、临床输血科主任。长期从事出血病及血栓病诊治的研究，对各种出血性疾病尤其是严重出血的诊断与治疗有较丰富的经验。上海市领军人才。现任《检验医学发现（英文）》执行主编，《诊断学理论与实践》主编，中国输血协会临床输血委员会主任委员，中华医学会检验医学分会临床血液体液学组组长，上海医学会检验医学分会主任委员。

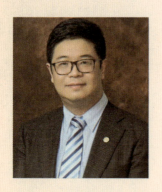

王佳谊

研究员，博士生导师。上海交通大学医学院附属胸科医院检验科/输血科主任，上海市胸部肿瘤研究所基础医学研究中心主任，上海交通大学医学院协同创新团队负责人。研究方向为肿瘤检验体系的构建和完善。主持承担国家、省部级等科研项目19项，以第一/通讯作者发表SCI论文70余篇，获授权发明专利6项，转化专利1项。获国家优青、上海市优秀学术带头人、上海市启明星、上海市卫生系统优秀青年、上海交通大学医学院"双百人"、上海市卫生系统银蛇奖二等奖。现任中华医学会检验医学分会青年学组副组长，中国医师协会检验医师分会委员，中国抗癌协会青年理事，中华医学会检验医学分会青年教师科创联盟主席团成员，上海市医学会检验医学分会委员，上海市医师学会检验医师分会委员，《中国细胞生物学学报》编委。

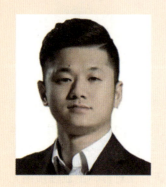

方 琪

副编审，西部数智医疗研究院/数智检验医学创新中心主任，《检验医学》杂志新媒体部执行主任，检验医学新媒体平台执行主编。重庆市科技期刊编辑学会融合出版工作委员会主任委员。主持省部级课题4项，发表医学及编辑出版类论文20余篇，主策划、主编或副主编医学专著10部。

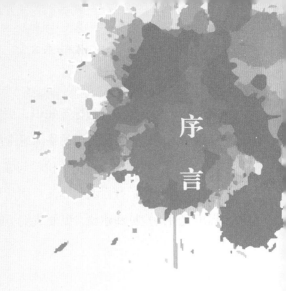

序言

　　在医学领域，血液与体液疾病的诊断和治疗一直扮演着至关重要的角色。这些疾病不仅涉及复杂的生理机制，而且往往对患者的生命健康构成严重威胁。在面对这些疾病时，准确的诊断能够为患者提供及时、有效的治疗方案，从而减少疾病带来的痛苦和风险。为了更好地应对血液与体液疾病，医学工作者需要不断学习和更新知识，以更好地服务于患者。此外，跨学科的合作和交流也是推动医学进步的重要途径，有助于更全面地了解和解决这些疾病带来的挑战。

　　检验医学是联系基础医学与临床医学的纽带，也是多学科的组合体。现代检验医学倡导以患者为中心，以疾病诊断和治疗为目的，因此，加强检验医学人员学习临床知识并主动开展检验与临床对话显得尤为重要。为了进一步拓展检验与临床沟通，2024 年以中华医学会检验医学分会临床血液体液学组、中华医学会检验医学分会青年学组作为指导单位，检验医学新媒体作为主办单位举办了"检验与临床（血液与体液疾病）思维案例展示活动"，该活动得到了全国同行的大力支持。在征集的近三百个案例中，每个案例均为检验医生与临床医生搭档完成编写，经过了初审、专家复审、现场评审等三轮严格评审。案例展示活动在医生中反响热烈，为检验与临床的合作树立了典范。

　　《检验与临床思维案例：血液与体液疾病 2》（总第 3 辑）在前两辑的基础上，遴选了"第 4 届检验与临床（血液与体液疾病）思维案例展示活动"中投稿的 39 个案例编辑成册，希望为工作在一线的检验同仁提供参考，为临床医生提供检验路径的解决方案。本书的编写初衷是希望为广大医学工作者提供一本既能够阐述理论知识，又注重实践应用的参考书籍。通过本书的引导，读者不仅能够全面了解血液与体液疾病的基本概念、发病机制、临床表现和检验指标等知识，更能够通过案例分析的方式，深入了解理论知识在实际病例中的应用，提高自己的临床思维能力和实践操作技能。

最后，我们衷心希望《检验与临床思维案例：血液与体液疾病 2》能够成为广大医学工作者诊断和治疗血液与体液疾病的得力助手。同时，我们也期待读者在使用过程中能够提出宝贵的意见和建议，以便我们不断改进和完善后续的版本。

检验医学新媒体

2024 年 10 月

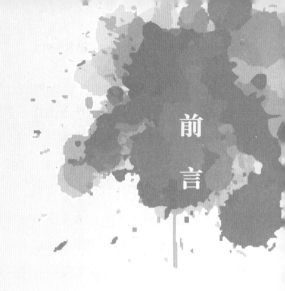

前 言

　　我国的检验医学领域历经四十余载的蓬勃发展，学科的各个方面均实现了显著的变革与进步，包括实验室环境的优化、人员素质的显著提高、仪器设备的先进化以及质量管理的精细化等多个层面。在此基础之上，我们仍需深入探索如何进一步推动检验医学的持续发展，并提升其在临床疾病诊疗体系中的地位。此外，促进检验医学与临床医学之间的深度融合，以及提升检验医生对临床疾病的诊断与治疗能力，均已成为当前学科发展中的重要课题。

　　检验医生的临床沟通、咨询和会诊能力的提升并非一蹴而就，而是依赖于长期积累的临床和实验室工作经验，以及二者交叉融合的实践训练。只有具备了扎实的临床知识，检验医生才能更好地为临床疾病诊疗提供精准的检测结果和专业的咨询意见。我国检验医学的发展已经取得了显著的成果，但仍有很大的发展空间。我们需要在已有基础上，进一步提升检验医学在临床疾病诊疗中的地位，加强检验医生与临床医生的沟通与合作，以实现更精准、更高效的疾病诊疗。这不仅需要我们不断提升检验医学的技术水平，更需要我们关注临床需求，以人为本，以患者为中心，为临床疾病诊疗提供更加精准和专业的支持。在这个过程中，临床与实验室工作经验的积累和实践训练的加强至关重要。

　　鉴于此，在中华医学会检验医学分会指导下，2021 年以来，由检验医学新媒体主办了"检验与临床思维案例展示"系列活动，通过全国征稿，初审、专家复审及现场评审，将选出的优秀案例进行线下展示和线上直播，受到了业内的一致好评。本书即从众多来稿中选出优秀案例编辑而成。书中案例的编写都是在检验医生与临床医生的反复沟通中完成的，是检验与临床协作配合、融合发展的成果。本书可供各级医疗机构检验医生和临床医生阅读与参考，有助于医务工作者掌握检验与临床结合的思维方法，对一线检验与临床工作者均具有较强的指导价值。

检验与临床的深度融合与发展，需要检验医学专业人士秉持信念、持续努力，同时也离不开临床医生的理解与支持。中华医学会检验医学分会始终关注检验与临床的协同发展，鼓励检验医学专业人士在日常工作中积极与临床医生开展对话与合作。期望通过每年举办此类检验与临床思维案例展示活动，以及出版相关系列图书，进一步推动检验与临床之间的交流与互动。我们期待年轻一代的检验人能在未来工作中更加主动地与临床医生沟通交流，为多学科的融合发展贡献智慧和力量。

崔巍　王学锋　王佳谊　方琪

2024 年 10 月

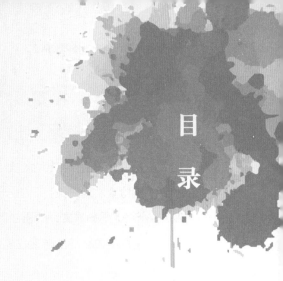

目 录

第一篇　血液篇

第二篇　凝血篇

第三篇　体液篇

第四篇　骨髓篇

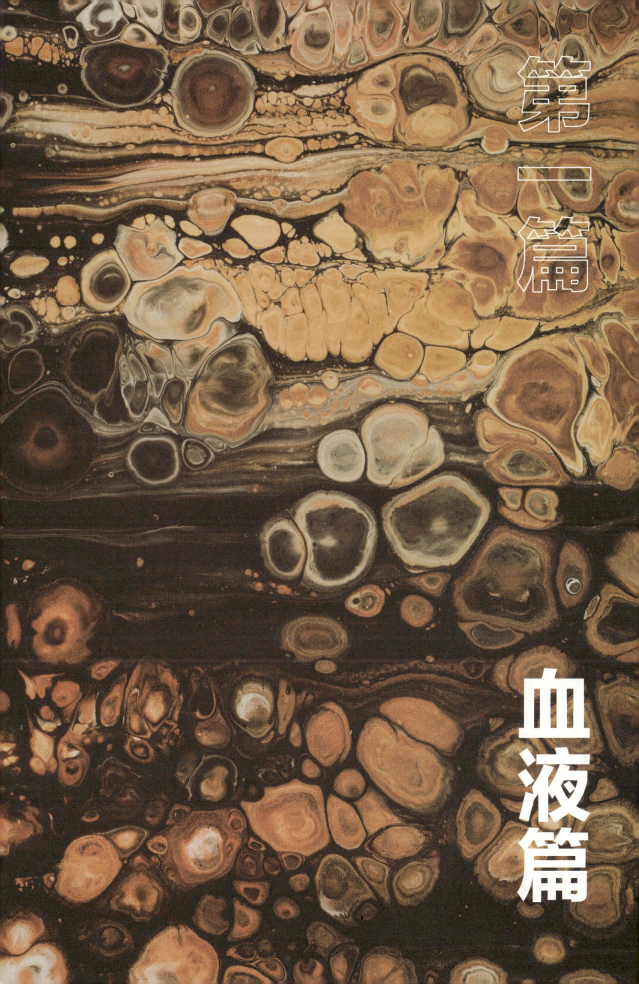

第一篇

血液篇

流式细胞术快速诊断弥漫大B细胞淋巴瘤1例

1

作　　者：孙雪梅¹，张艳芳²（重庆医科大学附属第二医院，1血液科实验室；2血液科）

点评专家：罗云（重庆医科大学附属第二医院）

前　言

患者，男性，56岁，3个月前因左侧肢体无力于外院就诊，脑磁共振成像（magnetic resonance imaging，MRI）检查发现右侧颅内占位性病变继而行脑组织穿刺活检术，术后病检倾向脱髓鞘病变，予以地塞米松治疗，后序贯泼尼松维持，但治疗效果不佳，肢体障碍加重。后患者就诊于我院门诊，完善上腹部增强CT检查，提示肝、肾均有占位性病变，考虑恶性肿瘤可能，腹膜后腹主动脉旁见多发淋巴结肿大。为进一步明确诊断，以"右侧肾占位性病变"收入泌尿外科。为探究患者是多部位的实体肿瘤还是血液系统恶性淋巴瘤伴多部位转移，完善PET-CT后，结果提示患者颅内、肝、肾、睾丸多发占位，淋巴瘤可能性大，因此初步怀疑血液系统恶性淋巴瘤伴多部位转移。进一步行睾丸切除术并送检流式细胞学及病理免疫组化，进行诊断及鉴别诊断。当天流式细胞学诊断结果考虑为弥漫大B细胞淋巴瘤（diffuse large B-cell lymphoma，DLBCL），遂转入血液内科进一步诊治。根据病情，加用布鲁顿酪氨酸激酶（Bruton's tyrosine kinase，BTK）抑制剂阿可替尼联合泼尼松抗肿瘤治疗，患者病情逐渐稳定。待得到其他相关检查结果后综合诊断为弥漫大B细胞淋巴瘤伴脑、肝、肾、睾丸等转移，分期IV期，国际预后指数（international prognostic index，IPI）评分4分，开展后续治疗。

案例经过

如前所述，患者以"肢体无力 3 个月余，右侧肾占位性病变"于 2024 年 3 月 19 日入院。既往诊断脱髓鞘病 3 个月余，激素治疗效果不佳，病情持续进展。后于我院行上腹部增强 CT 提示肝、肾均有占位性病变，考虑恶性肿瘤可能，腹膜后腹主动脉旁见多发淋巴结肿大。入院后查体体温 36.5 ℃，脉搏 69 次 / 分，呼吸 18 次 / 分，血压 109/63 mmHg。浅表未触及肿大淋巴结，心肺腹无阳性体征。外生殖器成年男性型，右侧睾丸肿大，左侧睾丸无肿大。左侧肢体无力、肌力 Ⅱ ~ Ⅲ 级。既往史、个人史无特殊。3 月 20 日计划完善三大常规、生化等检验，胸部 CT 增强、脑 MRI 增强、男性生殖系统彩超等影像学检查。

异常检验检查结果显示：患者外周血中性粒细胞绝对值增高，淋巴细胞绝对值降低。尿常规各项指标均异常增高。血浆 D- 二聚体升高。乙肝表面抗原阳性。肾功异常。影像学检查脑 MRI 增强示：颅内多发占位，考虑转移性肿瘤可能。胸部 CT 增强示：双肺细支气管炎可能。男性生殖系统彩超示：右侧睾丸体积增大、血流丰富，占位性病变不除外。

现影像学检查提示患者目前肾脏、肝脏、颅内、睾丸均有占位性病变，但性质不明，原发病灶不清，为此于 3 月 22 日进一步完善 PET-CT 判断原发病灶，结果显示：①颅内多发占位、肝 S8 段（近膈顶）结节、胰腺体尾部肿块、右侧睾丸占位，均氟代脱氧葡萄糖（FDG）摄取增高，以上考虑恶性肿瘤，淋巴瘤可能性大。②双侧肾前筋膜、左侧肾后筋膜增厚，FDG 摄取增高，考虑淋巴瘤浸润可能。③腹膜后多发小淋巴结，FDG 摄取增高，考虑淋巴瘤浸润可能。结合患者目前 PET-CT 及相关检查结果，初步诊断倾向为淋巴瘤伴多处转移。住院期间患者开始反复发热，意识障碍进行性加重，并继发癫痫发作，后全院专家会诊，建议尽快行睾丸病理活检明确病理类型，遂于 3 月 23 日进一步行睾丸组织切除活检术，术后送检细胞形态学、流式细胞术及病理免疫组化，寻找诊断证据。当天血液实验室细胞形态学及流式细胞学检查结果提示：①细胞形态检查可见大量淋巴瘤细胞。②流式细胞学检查结果考虑为弥漫大 B 细胞淋巴瘤。

遂转入血液内科进一步诊治，因患者病理活检结果暂未回，流式诊断为 DLBCL，完善骨髓检查。骨髓细胞形态学检查提示骨髓增生活跃；骨髓病理活检提示骨髓增生大致正常。根据病情，加用 BTK 抑制剂阿可替尼联合泼尼松抗肿瘤治疗，患者病情逐渐稳定，癫痫未再发作。一周后组织病理结果回示为弥漫大 B 细胞淋巴瘤，为进一步精确诊断，故行 MICM 综合检查，睾丸组织送检 FISH、基因检查，结果显示 FISH 检测 BCL-2 及 MYC

均为阴性，检测到 DLBCL 相关基因突变。

综合患者临床表现、影像学及实验室检查，考虑诊断为：弥漫大 B 细胞淋巴瘤Ⅳ期，IPI 评分 4 分，后续加用利妥昔单抗联合大剂量甲氨蝶呤化疗，患者病情逐渐控制，症状改善，神志恢复。

案例分析

1. 检验案例分析

3 月 20 日患者一般检查异常结果如下，血常规：中性粒细胞百分比 88.5%↑，淋巴细胞百分比 4.0%↓。血浆 D- 二聚体 3399.0 ng/mL↑。尿常规：隐血 +3200↑，蛋白 ±0.15↑，尿胆原 +++ ≥ 131↑，酮体（ketone body，KET）+24.0↑，微白蛋白 ≥ 150 mg/L↑。乙肝两对半定量：乙肝表面抗原 >250.00 IU/mL↑。同日部分影像学检查结果显示颅内、肝、肾、睾丸多发恶性肿瘤占位。3 月 22 日 PET-CT 进一步指出病因可能为淋巴瘤。为明确诊断，3 月 23 日行睾丸组织病理活检术，并继续完善相关检查，结果如下（根据检查结果出具时间排序）。

（1）睾丸组织细胞形态学检查结果（3 月 23 日）：可见大量淋巴瘤细胞，胞体大小不均，部分细胞大，染色质粗或部分凝集，可见蓝色核仁，核凹陷，胞浆深蓝，未见颗粒，少见拖尾、凸起（图 1.1）。

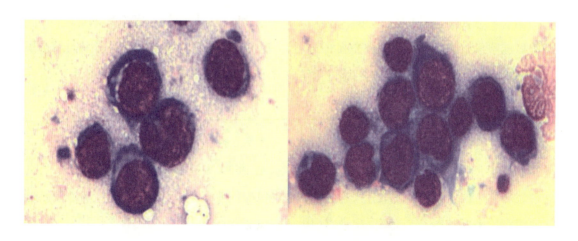

图 1.1　睾丸组织细胞形态学涂片可见大量淋巴瘤细胞（×1000）

（2）睾丸组织流式细胞学检查结果（3月23日）：异常单克隆B淋巴细胞占有核细胞的66.51%，部分细胞FSC、SSC增大，表达CD19，CD20，kappa，cCD79a，CD81，CD38，CD39，IgM，CD200，CD22，BCL6（dim）；不表达CD5，CD10，CD11C，CD103，IgD，CD25，CD279，HLA-DR，CD27，CD23，CD43，CD15，CD30，BCL2，Ki-67阳性率29.88%。结合细胞形态及免疫表型考虑弥漫大B细胞淋巴瘤（图1.2）。

（3）外周血细胞形态学检查结果（3月24日）：淋巴细胞占4%，比例降低，形态未见异常。

（4）骨髓细胞形态学检查结果（3月26日）：骨髓增生活跃。

（5）骨髓病理活检检查结果（3月28日）：骨髓增生大致正常，粒红巨三系细胞可见。

（6）睾丸组织病理免疫组化检查结果（3月28日）：CK（上皮+），Vim（+），LCA（+），CD20（+），CD3（T细胞+），Myogenin（-），PLAP（-），SALL4（-），Ki-67（80%），P53（强弱不等+，60%），CD21（-），CD43（散在+），CD30（-），PAX-5（+），CD5（T细胞+），C-myc（+，30%），BCL6（部分+），CD23（部分+），Bob-1（弱+），CD79a（+），CD15（-），CyclinD1（-），SOX-11（-），BCL2（弱+），CD10（-），OCT-2（弱+），CD35（-），Mum-1（+）。原位杂交：EBER（-），结合形态及免疫组化结果符合弥漫大B细胞淋巴瘤（图1.3）。

（7）睾丸组织FISH检查结果（3月30日）：BCL-2阴性；MYC阴性。

（8）睾丸组织基因检查结果（3月30日）：检测到B2M、BCL10、MYD88、PIM1、TNFAIP3、NCOR2基因突变（图1.4）。

综上，患者检验检查项目全面，其中流式细胞学检查在接收标本当天就处理完毕，发现肿瘤细胞形态及免疫表型符合DLCBL后第一时间与临床医生沟通，使患者及时接受了有效的治疗，后续组织病理学、细胞遗传学及分子生物学检查结果也支持该诊断。

2. 临床案例分析

患者入院3个月前有颅内占位病史，院外考虑为良性病变，但口服激素类药物病情并未得到控制，后发现肝、肾多发占位入院，入院后PET-CT提示颅内、肝脏、肾脏、睾丸均多发转移占位，深部淋巴结肿大，考虑恶性淋巴瘤伴转移。患者病情复杂，有多个结外器官浸润，中枢受累，住院期间出现意识障碍，癫痫发作，病情进展迅速。后行睾丸活检术，组织流式细胞学迅速回报结果为DLBCL，及时转入血液内科专科治疗，加用BTK抑

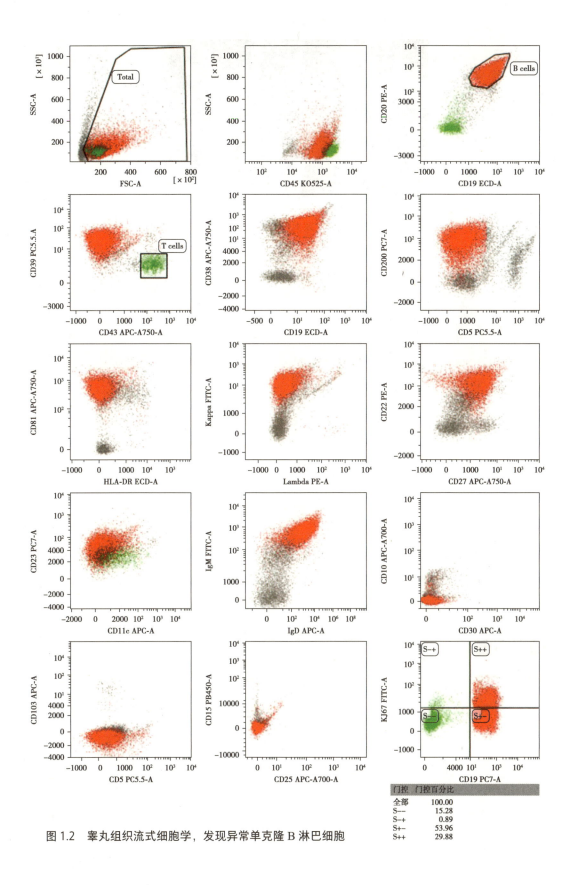

图 1.2 睾丸组织流式细胞学，发现异常单克隆 B 淋巴细胞

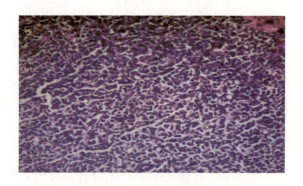

图 1.3　睾丸组织病理学检查

I 类变异位点：具有明确临床意义的变异位点					
基因	染色体坐标	变异位点	变异频率	变异来源	临床等级
B2M NM_004048.4	chr15:45003785	c.45_48del p.S16AfsTer27	77.55% 测序深度5323X	—	I A
MYD88 NM_002468.5	chr3:38182641	c.755T>C p.L252	43.3% 测序深度6869	—	I A
PIM1 NM_001243186.2	chr6:37138423	c.345G>C p.K115N	40.42% 测序深度6069X	—	I A
TNFAIP3 NM_001270508.2	chr6:138202373	c.2295del p.A766PfsTer50	75.42% 测序深度4826X	—	I A
BCL10 NM_003921.5	chr1:85733578	c.432_434delinsGG p.K146NfsTer2	11.89% 测序深度4290X	—	I B

图 1.4　睾丸组织检测到 DLBCL 相关基因突变

制剂联合激素迅速控制病情进展。后期组织病理学检查结果，明确诊断为弥漫大 B 细胞淋巴瘤，再进一步 FISH 及基因分层。

知识拓展

弥漫大 B 细胞淋巴瘤是最常见的成人非霍奇金淋巴瘤（non-Hodgkin lymphoma，NHL），占所有 NHL 的 30%~40%。首次诊断的中位年龄约为 70 岁，50%~60% 的患者通过一线含利妥昔单抗的 R-CHOP 化疗方案治疗，可以获得长期生存，但仍有 30%~40% 的患者出现复发或难治，需要更强化的高剂量化疗、CAR-T 细胞或临床试验治疗。IPI 预后评分系统对 DLBCL 患者的治疗选择，预后分层具有一定指导意义。FISH 检测对 DLBCL

患者，进行 MYC 和 BCL2 和 / 或 BCL6 重排，如发现双重或三重打击，此类患者预后较差，独立于 IPI 风险系统，通常需采用高剂量如 EPOCH 方案治疗可能获益。而进一步的基因分层，将 DLBCL 进行基因亚型的细化，其中 MCD/A53/BN2 亚型潜在治疗相关信号通路与 BCR 信号通路相关，可能对 BKT 抑制剂药物治疗敏感。

　　本例患者起病即伴睾丸、中枢等多个结外器官受累，肿瘤负荷高，IPI 评分 4 分，免疫组化提示 MYC 及 BCL6 双表达，FISH 检测未发现双 / 三重打击，基因分型有 MYD88 突变，为 MCD 亚型，具有多个高危预后不良因素。因患者中枢神经系统浸润明显，伴意识障碍，反复癫痫发作，初始治疗选择基于利妥昔单抗的靶向治疗，联合大剂量甲氨蝶呤，透过血脑屏障，对中枢淋巴瘤治疗效果更佳。结合最新的基因亚型特点，联合最新的 BTKi（阿可替尼）治疗，患者经一疗程化疗后，神志恢复，体能状态好转，复查脑 CT 提示颅内病灶明显减少，治疗有效。目前已完善两疗程化疗，患者耐受性良好。后续患者可在 3~4 疗程化疗完成后，若疾病缓解，行含塞替派的预处理方案进行自体干细胞移植，或者 CAR-T 治疗进一步巩固。

　　流式细胞学检查方面，通过抗体标记技术识别肿瘤细胞免疫表型，能够快速准确地做出诊断，并根据弥漫大 B 细胞淋巴瘤特殊免疫表型特点与其他 NHL 进行鉴别。此外，流式细胞术还可以简单快速地鉴别实体肿瘤与血液系统肿瘤，此优势在本病例中也有所体现。

案例总结

　　本病例患者最初颅内起病，但穿刺未发现肿瘤病灶，后患者病情持续进展，PET-CT 提示颅内、肝、肾、睾丸、深部淋巴结等多发病变，考虑血液系统恶性淋巴瘤所致。临床医生迅速选取睾丸的切除活检，并将病理标本送检流式细胞学和病理免疫组化，采用双管齐下的检测方式，检验人员利用流式细胞术的优势，快速准确地回馈临床弥漫大 B 细胞淋巴瘤的诊断，从而让患者的病情在进一步恶化前得到了有效的控制，患者的远期预后也有了显著改善。在这个解谜故事中，临床为实验室指引了检验方向，实验室为临床回馈了诊断结果。因此，只有不断地加强临床医生与检验人员之间的沟通协作，才能让诊断变得更加快速精准，使更多的患者受益。

专家点评

　　该病例系中年男性患者，起病较为隐匿，症状逐渐加重，因初始穿刺组织少，未能明确诊断淋巴瘤，到我院就诊时根据影像学检查高度怀疑血液系统淋巴肿瘤，果断取组织进行活检，转诊至血液科时患者已处于浅昏迷、嗜睡状态，高热，伴左侧肢体偏瘫，呼吸道感染，病情危重，需及时治疗。病理诊断普遍时间较长，根据组织涂片及流式细胞学的分析短时间得出了弥漫大 B 细胞淋巴瘤的诊断，为后继抗肿瘤治疗赢得了宝贵时间，同时抗生素也选择了能透过血脑屏障的利奈唑胺、头孢曲松等，患者体温很快也得到控制，肿瘤经过 BTKi、利妥昔单抗、大剂量地塞米松及甲氨蝶呤化疗后，复查明显缓解。目前患者淋巴瘤原发部位尚不明确，但疾病的分子亚型及分期等均已明确，期待后期治疗能取得完全缓解。

参考文献

［1］ LI S, YOUNG KH, MEDEIROS LJ. Diffuse large B-cell lymphoma［J］. Pathology, 2018, 50（1）: 74-87.

［2］ MELCHARDT T, EGLE A, GREIL R. How I treat diffuse large B-cell lymphoma［J］. ESMO Open, 2023, 8（1）: 100750.

［3］ HOWLETT C, SNEDECOR SJ, LANDSBURG DJ, et al. Front-line, dose-escalated immunochemotherapy is associated with a significant progression-free survival advantage in patients with double-hit lymphomas: a systematic review and meta-analysis［J］. Br J Haematol, 2015, 170（4）: 504-514.

［4］ WRIGHT GW, HUANG DW, PHELAN JD, et al. A probabilistic classification tool for genetic subtypes of diffuse large B cell lymphoma with therapeutic implications［J］. Cancer Cell, 2020, 37（4）: 551-568.e14.

外周血三系异常诊断缺铁性贫血伴免疫性血小板减少1例

2

作　　者：周嘉宽[1]、黄之玺[1]、张莉[2]（上海交通大学医学院附属瑞金医院，1检验科；2血液内科）

评审专家：王剑飚（上海交通大学医学院附属瑞金医院）

前　言

　　患者，女性，43岁，主因"长期贫血伴血小板减少"于2023年9月4日来院就诊。查全血细胞计数，提示小细胞低色素性贫血，血红蛋白（hemoglobin，Hb）90 g/L，平均红细胞体积（mean corpuscular volume，MCV）62.1 fL，平均红细胞血红蛋白含量（mean corpuscular hemoglobin，MCH）18.0 pg，平均红细胞血红蛋白浓度（mean corpuscular hemoglobin concentration，MCHC）289 g/L，血小板计数（platelet count，PLT）126×10^9/L。因贫血触发复检规则，推片镜检发现外周血中性粒细胞存在 Pelger-Huët 畸形，提示临床进一步完善检查进行后续进一步诊疗。

案例经过

　　患者主诉为长期不明原因贫血伴血小板减少。既往史：2018年发现贫血，未重视，2021年发现血小板减少。外院予补铁治疗5~6天，平时月经多，否认肝炎病史。

　　患者2023年9月4日全血细胞计数示小细胞低色素性贫血，Hb 90 g/L，

MCV 62.1 fL，MCH 18.0pg，MCHC 289g/L，PLT 126×10⁹/L。

外周血涂片见红细胞大小不均，部分细胞中央淡染区扩大，偶见破碎红细胞；血小板少见；中性粒细胞呈现 Pelger-Huët 畸形（图 2.1）。该类中性粒细胞胞核分叶能力减退，呈杆状、肾形、眼镜形、哑铃形及典型的"夹鼻眼镜"样形态（胞核分为对称、大小基本相等 2 分叶，中间细丝连接）。绝大多数中性粒细胞染色质致密、深染，聚集成小块或条索状，其间有空白间隙，胞质与正常成熟中性粒细胞一致。

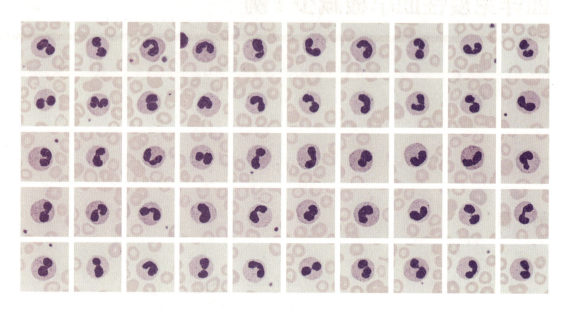

图 2.1　患者中性粒细胞形态，呈典型 Pelger-Huët 畸形

其余实验室检查回报结果提示：网织红细胞百分比 3.69%↑，网织红细胞绝对值 187.1×10⁹/L↑，血清铁蛋白 5.5 ng/mL↓，血清铁 6 μmol/L↓。肝肾功能各项及叶酸、维生素 B_{12}、肿瘤标志物均正常，地中海贫血基因阴性，自身免疫性疾病抗体谱阴性，抗血小板膜抗体阴性。结合检测结果，考虑缺铁性贫血，临床予补铁纠正贫血，利可君片纠正血小板减少。

患者于 2023 年 10 月 10 日复诊，全血细胞计数示 Hb 133 g/L，PLT 降至 20×10⁹/L，更换为醋酸泼尼松片激素治疗，一日 3 次，每次 4 片。建议缓慢减量并长期随诊。后于 2023 年 12 月 6 日复查血常规，PLT 91×10⁹/L，中性粒细胞仍呈 Pelger-Huët 畸形。

患者于 2024 年 2 月底泼尼松片从一日 3 次，每次 1 片减量至一日 2 次，每次 1 片。2024 年 3 月 6 日复查血常规，Hb 128 g/L，MCV 89.9 fL，MCH 30.0 pg，MCHC 334 g/L，PLT 59×10⁹/L。患者末次月经发生于 10 日前。治疗方面，泼尼松剂量提高为一日 1 次，每次 6 片。

2024 年 4 月 24 日，患者复查血常规示 Hb 109 g/L，MCV 81.0 fL，MCH 26.3 pg，MCHC 324 g/L，PLT 51×10^9/L。综合患者临床表现和实验室检查结果，初步诊断为缺铁性贫血伴免疫性血小板减少。建议继续小剂量泼尼松维持，补铁，定期复查血常规。

案例分析

1. 检验案例分析

一般检查中，全血细胞计数示患者初诊时存在小细胞低色素性贫血；中性粒细胞呈典型 Pelger-Huët 畸形；后续多次复查示贫血得到纠正，而血小板计数持续降低。其余进一步检查显示网织红细胞绝对值升高，血清铁蛋白和铁含量降低。为明确诊断，继续完善检查。

经患者本人和家属知情同意，并获得本院伦理委员会批准后，抽取患者外周血进行全外显子二代测序。测序结果发现患者 LBR 基因第 6 外显子上发生 c.815dupT 移码插入，导致第 273 位氨基酸由酪氨酸突变为亮氨酸，并继续编码 15 个氨基酸后终止（Tyr273Leufs*16）。该杂合突变位点提示相关疾病包括中性粒细胞核分叶异常，即 Pelger-Huët 异常（Pelger-Huët Anomaly，PHA）。根据《ACMG 遗传变异分类标准与指南》分析 Tyr273Leufs*16 突变位点的致病性，判定该位点为可能致病性变异，进而影响蛋白质功能，导致患者中性粒细胞呈现典型的 Pelger-Huët 畸形，由此推测该患者为遗传性 PHA。该变异在人群频率数据库 KG、ESP、ExAC 中均未报道，SIFT 与 Polyphen2 蛋白功能数据库也未收录该变异，此突变位点为新型突变。

另外，测序结果显示，患者同时携带有 FLI1 基因的点突变，该基因第 3 外显子上发生 c.245A>G 核苷酸的改变，导致第 82 位氨基酸由天冬氨酸突变为甘氨酸（Asp82Gly）。该杂合突变位点提示相关疾病为与血小板相关的出血性疾病，通常表现为由血小板生成减少而导致的出血。结合本案例中患者伴有长期不明原因的血小板减少，不能排除是否由该基因突变所导致，尚需进一步行家系调查明确诊断。

2. 临床案例分析

本案例患者的外周血三系均存在异常：中性粒细胞呈 Pelger-Huët 畸形；初诊时伴

有重度贫血，红细胞呈小细胞低色素性；长期不明原因的血小板减少，最低时 PLT 降至 20×10^9/L。

患者中性粒细胞在显微镜下呈现典型 Pelger-Huët 畸形，排除因感染、用药、炎症等因素可能导致的假性 Pelger-Huët 畸形，怀疑为遗传性因素导致的粒系异常，后续基因检测证实患者 LBR 基因发生 c.815dupT 移码插入，导致 LBR 蛋白翻译异常终止，表现为截短的 LBR 蛋白。研究表明，LBR 截短突变体高度不稳定，易受到蛋白酶体依赖性途径迅速降解。这将导致核内膜处 LBR 量显著减少，可能导致严重的畸形，如中性粒细胞核分叶障碍和 Pelger-Huët 畸形。因此，该患者遗传性 PHA 诊断明确。

患者初诊时表现为小细胞低色素性贫血，进一步筛查溶血性贫血以及铁代谢相关检测指标，结果提示网织红细胞升高，血清铁蛋白及铁含量降低，地中海贫血基因阴性，符合缺铁性贫血患者临床表现，后续补铁治疗有效，贫血得以纠正。因此，该患者缺铁性贫血诊断明确。

患者伴有长期血小板减少，筛查抗血小板膜抗体谱，以及抗中性粒细胞胞浆抗体均为阴性。临床予利可君片升血小板疗效不佳，1 个月后患者 PLT 降至 20×10^9/L。改为醋酸泼尼松激素治疗，血小板逐渐回升，减量后易复发。由于各项抗体检查均为阴性，血小板减少病因不明确，基于其免疫激素治疗有效，临床初步诊断为免疫性血小板减少症。而后续基因检测发现患者存在 FLI1 基因突变，导致原本带负电荷的天冬氨酸突变为中性的甘氨酸。研究表明，FLI1 基因突变与巨核细胞成熟障碍所导致的血小板生成减少有关。因此，考虑该患者血小板降低可能的原因是基因突变所致的血小板生成减少，而并非免疫性因素导致的血小板破坏过多，后续临床可尝试调整促进血小板生成类的药物进行治疗。

本案例患者同时携带有两种基因突变，且均与疾病表型有一定的相关性，可后续进一步完善其家系调查，以此明确突变是否存在遗传性。此外，有研究表明，LBR 蛋白跨膜结构的异常截短，可能诱发抗核膜抗体的产生，后续可使用具有更广泛抗原范围的试剂盒检测是否存在未发现的自身抗体。

知识拓展

LBR 基因位于染色体 1q42.12 区，长约 35 kb，具有 13 个参与翻译的外显子。LBR 是一种与异染色质相关的经典内部核膜蛋白受体，是甾醇还原酶家族的成员，能够改变染色质和核纤层蛋白的结构。已报道的 LBR 基因突变通常与 Pelger-Huët 异常有关。Pelger-Huët 异常是一种遗传性的血液病，为常染色体显性遗传，表现为中性粒细胞的细胞核呈双叶形、花生或哑铃形，被认为是一种良性疾病，一般无临床症状。本案例患者，由于贫血及血小板降低触发了复检规则，染片后发现其中性粒细胞呈现 Pelger-Huët 形态。

FLI1 DNA 结合域中的错义突变和缺失被认为可能导致遗传性血小板相关出血性疾病。表现为巨核细胞的成熟障碍和血小板的功能缺失，一部分病例可见血小板内致密 α 颗粒的增多，另有病例报道 α 颗粒的缺失。此外，FLI1 也构成多种自身免疫性疾病的病因。持续性 FLI1 下调与系统性硬化症的发生有关，而 FLI1 基因的过表达是系统性红斑狼疮中被公认的事件。

案例总结

遗传性 Pelger-Huët 异常同时伴有贫血及血小板减少的病例极为罕见。

本案例患者因"长期贫血伴血小板减少"等表现入院，对外周血细胞形态学的检查发现了患者存在 Pelger-Huët 畸形，后续基因检测证实患者为遗传性基因突变导致的 PHA；溶血性贫血及铁代谢相关指标的检查证实患者为缺铁性贫血；而 FLI1 基因的突变提示患者可能有遗传性的因素导致血小板生成减少，而非免疫性因素导致的血小板破坏增多。

本案例提示，外周血细胞形态学的检查对各类疾病的筛查具有重要的临床意义，及时的基因测序能明确病因，并帮助指导治疗方向。

专家点评

本案例是一例极为罕见的遗传性 Pelger-Huët 畸形伴贫血及血小板减少，其最终的精准诊断离不开早期血常规检测过程中对异常细胞形态的识别，以及后期及时的基因测序分析。

本案例的第一个挑战在于，应当如何识别患者存在的中性粒细胞异常形态为获得性的假性 Pelger-Huët 畸形，还是遗传性的真性 Pelger-Huët 畸形。文献报道，Pelger-Huët 畸形常见于获得性因素导致，多继发于骨髓增生异常综合征、白血病或严重感染，而真性的遗传性 PHA 患者占比极少。本案例通过其细胞形态学特征及后续基因测序，明确了其为遗传性 PHA 患者。

其次，一般情况下，伴有 Pelger-Huët 畸形的患者，其血小板计数通常是正常的，而该患者同时伴有长期不明原因的血小板减少，以及缺铁性贫血的症状，这对临床起了重要的提示作用。无法排除该患者是由 FLI1 基因突变导致的遗传性血小板减少，或是继发性因素所导致的免疫性血小板减少。

最后，该案例从基础的细胞形态学角度出发，结合后续基因诊断，发现了 1 例极为罕见的遗传性 PHA 伴贫血及血小板减少患者，充分说明了细胞形态学在疾病鉴别诊断中起着关键的作用。

参考文献

［1］ CUNNINGHAM JM，PATNAIK MM，HAMMERSCHMIDT DE，et al. Historical perspective and clinical implications of the Pelger-Hüet cell ［J］. Am J Hemato，2009，84（2）：116-119.

［2］ HOFFMANN K，DREGER CK，OLINS AL，et al. Mutations in the gene encoding the lamin B receptor produce an altered nuclear morphology in granulocytes（Pelger-Huët anomaly）［J］. Nat Genet，2002，31（4）：410-414.

［3］ 曲翠云，杨仁池 . 造血转录因子基因突变与遗传性血小板缺陷［J］. 国际输血及血液学杂志，2019，42（4）：289-295.

血型嵌合体 1 例

3

作　者：雷航[1]，杨宇尘[2]，蔡晓红[1]（上海交通大学医学院附属瑞金医院，1 临床输血科；2 肝胆外科）
评审专家：王学锋（上海交通大学医学院附属瑞金医院）

前　言

中年患者，男性，49 岁，3 个月前自觉食欲下降、疲惫，2024 年 4 月逐渐出现尿色加深、皮肤巩膜黄染，2024 年 4 月 19 日至当地医院就诊，血生化提示肝功能异常。腹部 CT 平扫提示胆总管下端轻度狭窄伴可疑结石，肝内外胆管扩张、胆囊扩张。现患者为求进一步诊治于我院就诊，门诊拟"梗阻性黄疸"收治入院。患病以来，神清精神可，胃纳稍差，睡眠可，大便无特殊，小便颜色深红，体重下降约 8 kg。

案例经过

患者入院时疲惫，食欲下降，尿色加深、皮肤巩膜黄染，血生化提示肝功能异常：谷丙转氨酶 118 U/L，谷草转氨酶 121 U/L，碱性磷酸酶 561 U/L，谷氨酰转移酶 1053 U/L，胆碱酯酶 4714 U/L，乳酸脱氢酶 198 U/L。腹部 CT 平扫提示胆总管下端轻度狭窄伴可疑结石，肝内外胆管扩张、胆囊扩张。术前检查：肝胆胰脾 + 门静脉超声显示壶腹部实质性肿块，结合超声造影提示恶性肿瘤可能性大；胆囊肿大伴胆汁淤积、肝内外胆管扩张、主胰管扩张、胰体尾萎缩，肝内高回声结节；脾稍大，门静脉血流未见明显异常。肝脏 MR 发现胰头钩突部恶性肿瘤伴低位胆道梗阻、双管征、胰腺体尾部萎缩、胆囊增大、灶周稍大淋巴结；肝硬化伴脾大、腹腔少量积液；肝及双肾囊肿；胆囊胆汁淤积、小结石。磁共振胰胆管成像（magnetic resonance cholangiopancreatography，MRCP）显示胰头区占位伴胰胆管梗阻性扩张；胆囊胆汁淤积、小结石。故诊断为胰腺占位性病变，并做术前准备，抽取血样至输血科进行术前备血。

收到患者血样后，输血科进行常规输血前检测，包括 ABO 血型鉴定、Rh 血型鉴定、抗体筛查试验等。但该患者的血样在凝胶卡片中与抗 B 血清发生弱的混合凝集反应，导致该患者血型报告无法常规出具。根据血清学检测初步判断该患者血型为 AB 亚型或者血型嵌合现象。但为输血安全，通知临床科室待血型明确后再行手术治疗。

案例分析

1. 检验案例分析

在血清学测试中，患者的红细胞在凝胶试验卡中与抗 -A 抗体发生了强凝集反应，而与抗 -B 抗体则出现了混合场凝集反应。这种混合场凝集反应表明存在两种红细胞群体，即 O 型和 B 型红细胞。反向定型检测结果显示血清中未检测到抗 -A 和抗 -B 抗体。根据这些结果，建议先证者属于 AB_3 亚群或者血型嵌合现象。为了给予患者准确的血型鉴定，输血科采用了流式细胞术分析、ABO 基因分型分析、SNaPshot 和短串联重复序列（short tandem repeat，STR）分析。

（1）流式细胞术分析。为了识别基因红细胞嵌合体，使用流式细胞术对双红细胞群体进行了定量分析。结果显示，患者存在两组不同的红细胞：约 93.7% 的细胞属于 A 型，6.3% 的细胞属于 B 型。

（2）ABO 基因型分析。PCR-SSP 的结果确认患者携带 B 基因。然而，与说明手册相比，基因型建议（O2B）和患者的血清学结果之间存在差异。为了准确确定基因型，进行了直接 DNA 测序。结果显示在多个位点存在杂合子，包括 297A/G、261G/del、467C/T、526C/G（低峰）、646T/A、657C/T（低峰）、681G/A、703G/A（低峰）、771C/T、796C/A（低峰）、803G/C（低峰）、829G/A 和 930G/A（低峰）。测序结果显示同时存在 A102、O02 和少量 B101 等位基因。对 ABO 第 7 外显子的克隆和测序进一步确认了患者的嵌合体为 A102/O02/B101。在分析的 52 个克隆中，检测到 2 个 B101 等位基因，且患者家族成员的 ABO 基因型均正常。

（3）SNaPshot。SNaPshot 分析显示，患者中约 3.8% 的等位基因为 B101 等位基因。此外，患者的 A/B 基因百分比为 15.6143%。

（4）STR 分析。为了区分嵌合体和镶嵌体，使用 15 个 STR 位点和性别决定基因（amelogenin）进行了分析。DNA 样本取自患者及其父母，使用全血样本。结果显示在 4 个位点存在异常。显著的是，在相同位点的峰高存在明显差异。在分析了生物学父母的 STR 结果后，得出患者表现出双精子嵌合体的特征。

因此，根据实验室检测结果该患者为 A 型但是嵌合有 B 型红细胞，为罕见的血型嵌合情况。故为临床备血 4 单位 AB 型洗涤红细胞和 800 mL AB 型血浆。

2. 临床案例分析

接输血科血型鉴定疑难通知后，在保障患者安全的情况下，延迟手术时间，待输血科通知该患者为血型嵌合情况，并就输血策略沟通确认后，行手术治疗，术中顺利，出血较少，术中输注 AB 型洗涤红细胞 2 单位，AB 型血浆 400 mL。术后该患者整体恢复较好，无特殊不适主诉。神志清楚，全身无黄染，无出血点。未见肝掌、蜘蛛痣，全身浅表淋巴结未及肿大。腹软，上腹轻压痛，无反跳痛，无肌卫，未触及包块，肝脾肋下未及。血常规结果显示血红蛋白 110 g/L，未见输血相关反应。

知识拓展

血型嵌合体是一种罕见的现象，指体内存在两种或多种不同血型的红细胞。这意味着该个体在基因层面上存在不同的红细胞群体，而这些群体的血型可以是不同的。血型嵌合体通常在基因检测和血型检测中被发现。血型嵌合体的形成原因主要有：

（1）双精子嵌合体（dispermic chimerism）。在受精过程中，两个不同的精子分别受精了两个卵子，随后这两个受精卵融合形成一个单一的胚胎。这种情况导致个体拥有来自两个不同胚胎的遗传物质，进而形成两种不同的红细胞群体。

（2）输血引起的嵌合体。在大量输血后，接受者体内会存在供体的红细胞。这种情况下，输血后的检测可能会发现存在多种血型的红细胞，但这种嵌合体通常是暂时性的，随着时间推移和红细胞更新，供体的红细胞会逐渐被自身红细胞取代。

（3）骨髓移植。骨髓移植后，受者可能会拥有供体的造血干细胞，从而产生与供体相同的红细胞类型。如果供体和受者的血型不同，就会形成血型嵌合体。

（4）胎儿 - 母体嵌合体（fetal-maternal chimerism）。妊娠期间，少量胎儿细胞可以通过胎盘进入母体循环，反之亦然。尽管这些细胞数量很少，但在极少数情况下可能会导致嵌合体现象。

血型嵌合体在临床上具有重要意义：

（1）输血与移植。对于需要输血或器官移植的患者，准确的血型鉴定至关重要。血型嵌合体可能会对输血和移植匹配产生影响，需要特别注意。

（2）血型鉴定的复杂性。血型嵌合体会增加血型鉴定的复杂性，尤其是在涉及法医鉴定或亲子鉴定时，可能会产生混淆。

（3）遗传研究。研究血型嵌合体可以提供关于人类发育、基因遗传以及免疫反应的宝贵信息。

总之，血型嵌合体是一个复杂且有趣的现象，涉及遗传学、免疫学和临床医学的多个领域。了解和研究血型嵌合体对于确保输血和移植的安全性以及推进遗传学研究具有重要意义。

案例总结

本病例患者因发现肝功能异常等表现入院。经过肝胆胰脾 + 门静脉超声等常规检测后诊断该患者为胰腺占位性病变，拟手术治疗。但在术前备血阶段，临床输血科经输血前相容性检测后发现该患者存疑，沟通后在保障患者安全的情况下推迟手术时间。临床输血科经常规血清学血型鉴定后，该患者血型疑似 AB_3 亚型或者血型嵌合情况。进一步的流式细胞术和基因型分析显示该患者为罕见的血型嵌合情况，即该患者为常见 A 型血型情况下还含有少量的 B 型红细胞。经输血科与肝胆外科沟通后确定了该患者的输血策略为：AB 型红细胞和 AB 型血浆制品。该患者手术过程中输注 AB 型红细胞 2 单位，AB 型血浆 400 mL，无输血反应，且术后恢复正常。

本案例提示，在常规临床治疗过程中，遇到可能需要输血治疗支撑的情况下，需尽可能早进行输血前相容性检测，以制订明确的输血治疗策略；若遇到输血前相容性检测异常的情况，更需要临床医师与输血科保持沟通，为患者提供及时、有效、安全的输血治疗。

专家点评

　　血型嵌合体是一种罕见的特殊血型情况，在临床上存在潜在危害。若血型定型错误且制订了错误的输血策略，可能会引发输血反应、导致严重的健康问题，甚至危及生命。

　　本案例记录了一例外科手术备血前输血相容性检测发现血型嵌合现象。患者血型血清学检测过程中，其红细胞定型表现出与抗 A 血清强反应与抗 B 血清混合反应，而血清定型为 AB 型，存在疑难情况。此时输血科与临床医师的良好沟通习惯体现了重要的作用，在通知临床暂缓手术治疗后，积极采取多种检测手段给予患者正确的血型鉴定，最终保障了患者顺利完成手术治疗。

　　此案例给予我们的思考在于：临床科室的诊疗工作者与检验工作者之间需要密切合作。临床治疗时需要将种种方面均考虑在内，若是遇到检测疑难情况需要保持及时有效的沟通，以确保患者的安全。故临床科室应与临床输血科等检验科室保持紧密的联系，共同为患者提供及时、有效、安全的治疗。

参考文献

［1］ STORRY JR，OLSSON ML. The ABO blood group system revisited：a review and update［J］. Immunohematology，2009，25（2）：48-59.

［2］ HONG X，YING Y，XU X，et al. A dispermic chimera was identified in a healthy man with mixed field agglutination reaction in ABO blood grouping and mosaic 46，XY/46，XX karyotype ［J］. Transfus Apher Sci，2013，48（2）：223-228.

［3］ CHUNG YN，CHUN S，PHAN MT，et al. The first case of congenital blood chimerism in two of the triplets in Korea［J］. J Clin Lab Anal，2018，32（8）：e22580.

多颗粒急性 B 淋巴细胞白血病 1 例　　4

作　　者：林汉杰[1]，李洁[2]（1 佛山市妇幼保健院，检验科；2 南方医科大学南方医院，血液科）
点评专家：徐晓兰（南方医科大学南方医院）

前　言

颗粒性急性淋巴细胞白血病（granular acute lymphocytic leukemia，G-ALL），是一种罕见的急性淋巴细胞白血病（acute lymphocytic leukemia，ALL）亚型，在 1983 年因 Stein 等国外学者最早发现而命名，国内罕有报道。G-ALL 多见于前急性 B 淋巴细胞白血病，属 ALL-L2，占儿童 ALL 的 2%~7%，占成人 ALL 的 1.5%~7.6%。

在 FAB 分型中，G-ALL 中的原幼淋巴细胞区别于 ALL-L1~ALL-L3 型原幼淋巴细胞形态学特点，其细胞胞质中分布较多的粗大嗜天青颗粒，即 5% 以上的原幼淋巴细胞胞质中存在直径 >0.5 μm 的一个或多个类嗜天青颗粒或包涵体，故将其划分为 ALL 的一个特殊形态学亚型。

原始细胞有无胞质颗粒是区分急性髓系白血病与急性淋巴细胞白血病的一个重要形态学特征。ALL 中的原始细胞通常缺乏胞质颗粒，而 G-ALL 因在骨髓形态上极具迷惑性，即在胞浆出现了嗜天青颗粒，试图利用增多的胞浆颗粒来蒙蔽检验者双眼，检验者应将其与原始、早幼粒细胞中的非特异性颗粒，以及嗜碱性粒细胞胞质中的特征性嗜碱性颗粒相鉴别。在临床工作中，必须以形态学为基础，结合细胞化学染色特点，综合 MICM 各项检查，做出准确诊断，以免因误诊而延误治疗。

案例经过

患者，男性，26 岁，反复发热 2 周余。发现全血细胞减少 3 天，待床期间急诊留观，建议给予抗感染治疗，血液科住院总随诊。

入院查体：体温 37.5 ℃，脉搏 117 次 / 分，呼吸 20 次 / 分，血压 125/88 mmHg。右颈部可触及肿大淋巴结，胸骨压痛（－），肝脾肋下未触及，双下肢无水肿。

实验室检查：

（1）自身抗体 14 项、抗 ANA 抗体、高敏肌钙蛋白 T、登革热病毒抗原及抗体、感染八项均无异常。降钙素原（ProCT）0.247 ng/mL↑，血浆凝血酶原时间（PT）12.4 秒↑，血浆 D- 二聚体（D-dimer）43.27 mg/L↑。

（2）血清生化结果显示，肌酐（CR）103 μmol/L↑，肾小球滤过率 85.96 mL/min↓，丙氨酸氨基转移酶（ALT）123 U/L↑，天门冬氨酸氨基转移酶（AST）63 U/L↑，转氨酶比值（AST/ALT）0.5↓，α-羟丁酸脱氢酶（HBDH）274 U/L↑，葡萄糖（GLU）6.56 mmol/L↑，C 反应蛋白（CRP）51.68 mg/L，提示肝功能异常，伴有急性感染存在。

（3）血常规结果显示，白细胞计数 19.21×10⁹/L↑，淋巴细胞百分数 53.1%↑，单核细胞百分数 39.6%↑，红细胞计数 1.33×10¹²/L↓，血红蛋白 46 g/L↓（危急值），血小板计数 54×10⁹/L↓，其中，血涂片复检提示镜下可见原始幼稚细胞。

（4）血涂片结果提示，原幼稚细胞占 84%，胞体较大，染色质粗糙，胞浆量少或中等，胞浆易见紫红色颗粒，核仁易见（图 4.1）。

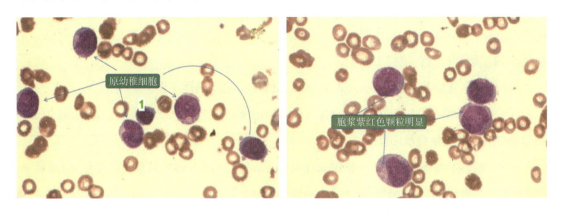

图 4.1　外周血涂片（瑞氏染色，×1000）

（5）骨髓涂片结果提示，胞体大小不等，呈圆形或类圆形，包浆量少或中等，染蓝色，易见瘤状凸起，包浆内易见紫红色颗粒，染色质均匀细颗粒，核仁 1~4 个（图 4.2）。

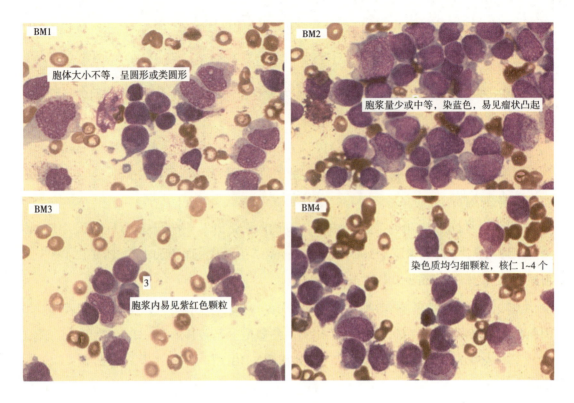

图 4.2　骨髓涂片（瑞氏染色，×1000）

骨髓报告提示：①取材，涂片，染色良好。②骨髓增生极度活跃，粒：红 =0.25 ：1。③粒系占 1%，增生受抑。④红系占 4%，增生受抑。⑤环片一周见到巨核细胞 13 个，其中未见产板型巨核细胞，血小板罕见。⑥淋巴细胞占 1%。⑦原始血细胞占 94%，此类细胞大小不等，以大细胞为主，类圆形或不规则形；胞浆量少或中等，染蓝色，胞浆边可见瘤状凸起或毛刺状凸起，浆内易见紫红色颗粒；胞核圆形或类圆形，可见双核、凹陷，染色质均匀呈细颗粒状；核仁 1~4 个。

（6）过氧化物酶染色（peroxidase stain，POX）结果阴性（图 4.3）。

（7）过碘酸 - 雪夫染色（Periodic Acid-Schiff stain，PAS）结果提示，阳性率 91%，积分值 216，呈粗颗粒状阳性（图 4.4）。

（8）醋酸萘酚酯酶（naphythyol acetate esterase，NAE）染色结果阴性（图 4.5）。

（9）加氟化钠（+NAF）抑制试验阴性（图 4.6）

（10）流式白细胞抗原组合免疫分型报告提示，异常原始 B 淋巴细胞约占全部有核细胞的 85.64%，该群细胞表达 CD34、CD9、CD10、CD19、CD13、HLA-DR、CD33、CD4、cCD79a，考虑急性 B 淋巴细胞白血病可能性大（图 4.7）。

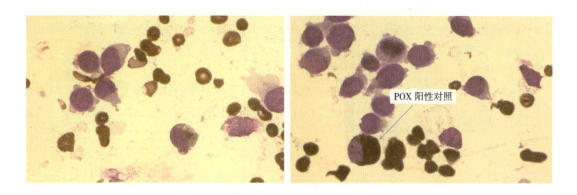

图 4.3　POX 染色（×1000）

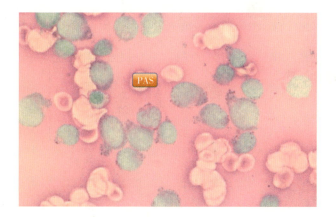

图 4.4　PAS 染色（×1000）

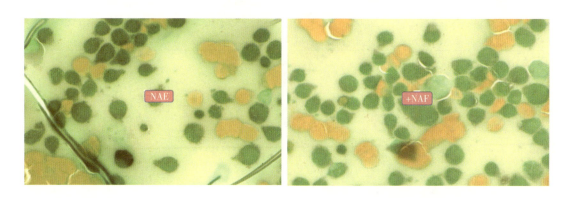

图 4.5　NAE 染色（×1000）　　　　　　图 4.6　+NAF 抑制试验（×1000）

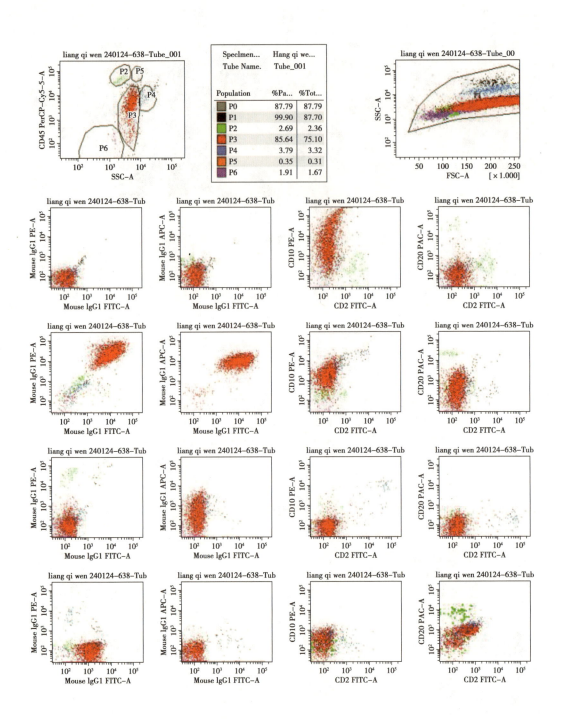

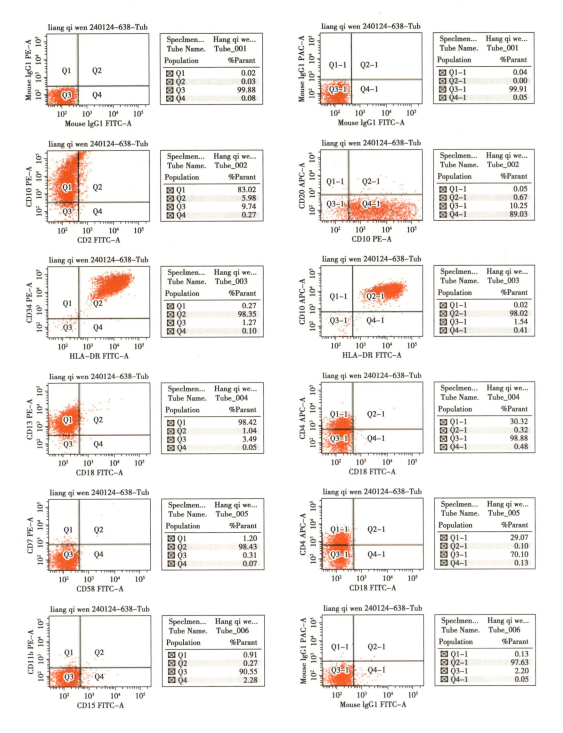

图 4.7　流式免疫分型结果

（11）病理报告提示，见异型细胞，考虑为淋巴造血系统肿瘤，建议行免疫组化（01#、NPO、CD235a、CD61、CD34、CD117、Ki-67、CD38、CD138、Kappa、Lambda、CD3、CD20、PAX-5、CD5、Bc1-2、CD23、网状纤维染色）进一步协助诊断（图4.8）。

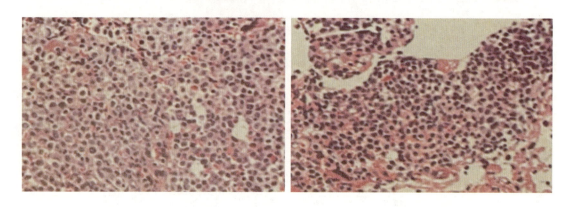

图 4.8　淋巴结穿刺病理活检，HE 染色（×400）

案例分析

1. 检验案例分析

该患者外周血及骨髓涂片中原始细胞均大于 20%，满足急性白血病（acute leukemia，AL）的诊断标准，根据形态呈现，此类细胞胞体较大，胞浆量丰富，染蓝色，胞浆嗜天青颗粒易见，核仁清晰可见。在形态上，虽急性淋巴细胞白血病的原始细胞通常缺乏胞质颗粒，而绝非没有颗粒出现，因此不排除急性淋巴细胞白血病，急性髓系白血病中急性早幼粒细胞白血病（acute promyelocytic leukemia，APL）胞浆也可出现嗜天青颗粒，但 APL 中核型更具特征性，如典型的双核或蝴蝶核等。此时，单纯从形态上辨别细胞已出现局限性，再结合该患者的细胞化学染色、免疫分型结果，做出以下方面剖析：

（1）POX 若阳性 ≥ 3% 阳性，考虑急非淋，如 APL 中 POX 常为强阳性；若阳性 <3%，考虑急淋可能性大，而该患者的 POX 为阴性，考虑急淋可能性大；髓系白血病中原始细胞 PAS 多为细颗粒阳性，异常早幼粒细胞亦可见粗颗粒，而原始幼稚淋巴细胞在 PAS 中更多表现为粗颗粒、块状或环状反应，综合 POX 和 PAS 原始细胞反应结果，考虑 ALL 可能性大，而 ALL 中出现颗粒增大的常见为大颗粒淋巴细胞白血病（large granular lymphocyte leukemia，LGLL）和 G-ALL。

（2）G-ALL 中因原始幼稚细胞胞浆中含有粗大的嗜天青颗粒，单靠形态学很难与 LGLL 区分，需依靠免疫分型来确定。LGLL 是一种罕见的细胞毒性 T 淋巴细胞和自然杀伤细胞的克隆性增生性疾病，免疫表型呈 $CD3^+$、$CD8^+$、$CD57^+$、$CD56^-$、$CD28^-$、$TCRab^+$，而该患者异常原始 B 淋巴细胞免疫表达 CD34，CD9、CD10、CD13、HLA-DR、CD33、CD4、cCD79a，流式分型结果更支持 G-ALL。

（3）G-ALL 还需与急性嗜碱性粒细胞白血病（acute basophilic leukemia，ABL）相鉴别，ABL 中胞质同样含有数量不等的粗大颗粒嗜碱性颗粒，可有空泡，POX 常为阴性，而 PAS 常呈块状或"湖状"阳性，但 CD13、CD33、CD123、CD203c 和 CD11b 通常阳性。

综合该患者已有的资料，病史，骨髓涂片瑞氏染色、细胞化学染色、流式细胞术、病理结果，与临床分析沟通交流后，最终该患者诊断为多颗粒急性 B 淋巴细胞白血病（多颗粒 B-ALL）。

2. 临床案例分析

该患者因反复发热、全血细胞减少查因入院，常引起发热的疾病有：①感染性疾病，如细菌性、真菌性和寄生虫性感染等；②非感染性疾病，炎症如自身免疫性和自身炎症性疾病等；③肿瘤性疾病，如血液系统恶性疾病，实体性恶性肿瘤和一些良性肿瘤等。患者全血细胞减少入院，可引起全血细胞减少的疾病多见于再生障碍性贫血及血液系统肿瘤。入院后查白细胞、C 反应蛋白及降钙素原均增高，说明患者可能伴随感染症状，而自身免疫性指标及登革热抗原抗体等为阴性，暂时排除自身免疫疾病或蚊叮咬引起发热因素，血浆 D- 二聚体明显增高，考虑因肿瘤或感染等因素引起，结合外周血可见原始幼稚细胞，患者的诊断方向应重点放在血液系统肿瘤方面。

结合骨髓形态、细胞化学染色、流式免疫分型及病理结果，该患者满足 G-ALL 的诊断标准：①骨髓中原始及幼稚淋巴细胞 ≥ 20%；② >5% 的原始淋巴细胞中存在直径 >0.5 mm 的 1 个或多个粉红色至红色嗜天青颗粒或包涵体。

该患者采用 DVLP（长春新碱、柔红霉素、泼尼松）方案，化疗期间出现骨髓抑制现象，血常规三系均减低，其间输注新鲜血小板和悬浮红细胞均未见明显疗效，合并感染后更换高级别抗感染治疗药物，治疗效果欠佳要求出院。回访预后不良。

知识拓展

细胞颗粒为形态工作者观察的重要鉴别点之一，粒细胞颗粒常分以下两种：①非特异性颗粒（又称为 A 颗粒、嗜天青颗粒、嗜苯胺蓝颗粒），颗粒从 Ⅱ 型原始粒细胞开始出现；②特异性颗粒（即 S 颗粒）从中幼粒细胞开始出现，有三种：（嗜）中性颗粒、嗜酸性颗粒及嗜碱性颗粒。而 G-ALL 原始幼稚淋巴细胞胞质内颗粒性质不明，被认为是非典型线粒体溶酶体颗粒、受损的染色质、髓样颗粒，或者是发育异常的细胞器生成、融合或退化的结果。也有部分患者的颗粒或棒状（Auer）小体通过电镜及免疫组化证实是免疫球蛋白聚集而成。

G-ALL 常与急性早幼粒细胞白血病相鉴别，APL 在细胞形态上，核常为肾形或双叶形，胞质颗粒染红或紫红色，Auer 小体常见，其 POX 呈强阳性，非特异性酯酶强阳性，且不被氟化钠抑制。APL 遗传学显示 t（15;17）（q22;q12），核型异常和 / 或 PML-RARa 融合基因。变异有 t（11;17）（q23;q21）（PLZF-RARa）或 t（11;17）（q13;q21）（NuMA-RARa）和 t（5;17）（q23;q21）（NPM-RARa）。

急淋和急非淋巴细胞白血病在治疗上有明显不同，如果诊断方向错误，将影响患者预后。急性白血病完整治疗分三步：诱导、巩固和维持治疗，通过对遗传学预后、临床表现和对治疗药物反应进行危险程度评估后选择治疗药物。急性 G-ALL 一般按照 ALL 方案治疗，诱导缓解方案 VP 为基本方案，DVLP 为常用诱导方案，诱导缓解后再化疗或靶向治疗，如用长春新碱、蒽环类和糖皮质激素等，但 G-ALL 与普通 ALL 的发展转归有明显的不同，是否与 G-ALL 中的颗粒有一定关联作用，各研究报道不一。儿童 G-ALL 的总体预后和其他类型无显著差异，但成人 G-ALL 总体预后较差，完全缓解率仅为 29.4%（5/17），中位生存期 8（0.5~27）个月。

案例总结

传统上，急性白血病的初步诊断仍主要依靠外周血或骨髓涂片的形态学和细胞组织化学去分析，而 G-ALL 发病率低，并且原始淋巴细胞胞质中存在大量嗜天青颗粒，极易被误诊为髓系白血病，但 AML 和 ALL 在治疗上有明显不同。G-ALL 应重点与急性髓系白血病、大颗粒淋巴细胞白血病和急性嗜碱性粒细胞白血病相鉴别。

从形态学上看，因白血病细胞形状各异，给形态学诊断带来了极大的挑战，但万变不离其宗。因此，在临床工作中，如果发现外周血涂片或骨髓中有大量原始幼稚细胞，胞体大小不一，形态不规则，细胞质丰富呈灰蓝色，染色质偏碱性，细胞核不规则扭曲折叠，核仁明显，且胞浆中含有嗜天青颗粒，且细胞组织化学染色大部分为阴性时，应考虑G-ALL 的可能性。

在血液系统疾病诊断中，需紧密结合细胞化学染色、流式细胞学免疫表型、染色体核型分析及融合基因检测来综合得出结论。

专家点评

本病例分享可为检验工作者提供良好的诊断思路和借鉴。临床医学检验是患者诊断中的重要环节，检验医师在形态观察发现典型细胞时，应及时提醒临床进行补充检查，方能尽早诊断，让隐匿的、罕见的疾病现出原形，掌握对患者最有利的治疗时机。但检验医学属于循证医学重要的一环，也不能够单凭形态学"很像"或"典型"来对疾病进行确诊，通过补充免疫组化等证据才能够诊断疾病。

总体来说，本案例在为检验工作者提供罕见病例的形态学学习的同时，也让我们认识到形态学的局限性，临床工作中，检验工作者应多思考，多参与临床的诊疗工作，做好临床的"火眼金睛"，为检验诊断贡献重要力量。

参考文献

［1］ XU J，LI S. Blasts with abundant cytoplasmic granules：acute myeloid leukemia or granular acute lymphoblastic leukemia？［J］. Blood，2017，129（4）：537.

［2］ 李晞苇，禹崇飞，陈祖聪，等.颗粒性急性淋巴细胞白血病1例报道并文献复习［J］.检验医学，2021，36（12）：1292-1294.

［3］ 尤艳玲，杨桂玲.大颗粒淋巴细胞白血病的诊断与治疗进展［J］.实用临床医学，2021，22（5）：102-106.

［4］ PUI CH，ROBISON LL，LOOK AT. Acute lymphoblastic leukaemia［J］. Lancet，2008，371

（9617）：1030-1043.

［5］ ULLAH F，MARKOULI M，ORLAND M，et al. Large granular lymphocytic leukemia：clinical features，molecular pathogenesis，diagnosis and treatment［J］. Cancers（Basel），2024，16（7）：1307.

［6］ 肖继刚，田欣，蔡文宇，等 . 颗粒性急性淋巴细胞白血病的实验室检查及诊断分析二例［J］. 中华临床实验室管理电子杂志，2015，3（4）：253-256

眼结膜吸吮线虫感染1例

5

作　者：王黎[1]，茅希颖[2]（南京医科大学第一附属医院／江苏省人民医院，1检验学部；2眼科）
点评专家：张丽霞（南京医科大学第一附属医院／江苏省人民医院）

前　言

　　寄生虫感染对人类健康水平的危害并不亚于心脏病、癌症等疾病，我国虽然在丝虫病、血吸虫病和疟疾防治工作中取得重要进展，但社会上对寄生虫病防治工作的长期性、复杂性、反复性认识不足，因此出现对寄生虫病诊治和教学淡化的倾向。世界上许多重要寄生虫病仍有扩大蔓延趋势，且新的寄生虫病在不断增加，而目前在临床上，少见的、散发的寄生虫病常被误诊或漏诊。

　　本案例通过对1例少见的眼部结膜吸吮线虫感染进行分析与总结，以期使结膜吸吮线虫感染得到更加精确的诊断与治疗，同时也能深化大家对结膜吸吮线虫乃至眼部寄生虫防治的认识。

案例经过

　　患者，女性，67岁，因左眼胀痛有肿物在外院就诊，发现数条白色线状虫体，遂至我院眼科就诊，查左眼结膜轻度充血，取虫体一条送检验科行寄生虫检查。该患者长期生活在农村，有与猫狗的肢体接触史。

入院诊断：眼部寄生虫待查。

入院后相关检查：寄生虫检查，虫体外观呈白色、细长弯曲状，长约 10 mm（图 5.1）。经过显微镜形态识别，确定为结膜吸吮线虫。

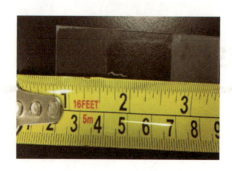

图 5.1　结膜吸吮线虫成虫形态图

治疗方案和措施：用 1%~2% 可卡因或丁卡因溶液滴眼，刺激虫体，使之从眼角爬出，或用镊子取出可见的所有虫体，开立左氧氟沙星滴眼液防止二次感染。

做好预防措施，防止再次感染：加强犬、猫等动物管理；做好环境卫生，防蝇、灭蝇；注意眼部清洁。

治疗后的变化：治疗后随访无复发。

最终诊断：眼结膜吸吮线虫病。

案例分析

1. 检验案例分析

虫体形态观察：肉眼观察成虫，体细长，线性圆柱状，乳白色，半透明，长约 10 mm，外形似结膜吸吮线虫。显微镜下继续观察，可见虫体尾部弯曲，有刺状突起（图 5.2 A），应该为偏短的右交合刺，高倍镜下可见体面明显呈锯齿状排列（图 5.2 C 黑色箭头），尾感器（图 5.2 C 红色箭头）。头部口囊呈圆形（图 5.2 D 黑色箭头），可见食管（图 5.2 D 红色箭头），未见阴口。根据以上形态特点，初步怀疑为结膜吸吮线虫雄虫。

生活史询问：患者因结膜肿物就诊。生活在农村，长期务农，与猫狗有肢体接触，具备感染条件。综合以上，报告临床为结膜吸吮线虫。

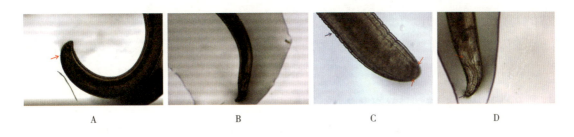

图 5.2　结膜吸吮线虫形态图

注：A 尾部（×200，未染色）；B 头部（×200，未染色）；C 尾部（×400，未染色）；D 头部（×400，未染色）

2. 临床案例分析

本案例为在外院眼部肿物治疗时，发现寄生虫，遂至我院进一步诊治。

结膜吸吮线虫主要寄生于犬、猫、兔、鼠、貉、赤狐、狸、猿和猴等，同时也寄生于人眼，引起结膜吸吮线虫病。当含有结膜吸吮线虫感染期幼虫的果蝇叮附人眼将幼虫接种后，眼部症状随之出现并逐渐加重。成虫主要寄生在人眼结膜囊内，以外眦侧多见。人体病例于 1917 年首见于我国北京及福建，因本虫多发现于亚洲地区，故又称东方眼虫。

结膜吸吮线虫其致病作用与虫体数量和发育阶段有关。发育早期的童虫阶段，由于童虫的蠕动等刺激，眼结膜轻度充血；轻度感染时早期症状体征轻微。主要临床症状包括眼内异物感、发痒、畏光、疼痛、流泪、眼分泌物增多、眼睑浮肿、结膜充血、眼压增高、视力下降、黄斑处白色液体渗出、视网膜血管少许渗漏、急性视神经视网膜炎等，重度患者可造成眼功能失去代偿，继发青光眼或引起大泡性角膜病变导致失明。

本病诊断和治疗主要为眼部取虫。虫体取出后，常用硝酸银液、0.9% 生理盐水、庆大霉素液等进行眼部冲洗。

本病防治主要在于犬、猫等动物管理，做好环境卫生，防蝇灭蝇。注意眼睛卫生，养成良好的卫生习惯，勤洗手，特别在接触动物之后。

知识拓展

结膜吸吮线虫病主要分布在亚洲的朝鲜、日本、菲律宾及中国。在我国已有人体病例报告的有 28 个省、自治区、直辖市。一般为散发，但也有较多病例发生的局部流行区。截至 2020 年，总共报告了 653 例病例，其中湖北省 135 例、山东省 103 例、安徽省 80

例、江苏省 69 例、河南省 64 例。

人体感染与性别、年龄无显著关系，主要决定于感染机会。感染人群以婴幼儿较多见，农村较城市多见，夏秋季较多见，安徽淮北流行区幼犬感染本虫的调查结果表明，流行季节为 5~10 月，高峰季节为 6~9 月。

结膜吸吮线虫成虫寄生在终宿主犬猫等动物的眼结膜囊及泪管内，偶可寄生于人眼。雌虫直接在终宿主眼内产出具有鞘膜的初产蚴，当中间宿主蝇类在舐吸终宿主眼分泌物时，初产蚴随眼分泌物进入蝇的消化道，穿过中肠进入血腔，经两次蜕皮发育为感染期幼虫，逐渐移行到蝇喙。当感染蝇再舐吸人和动物的眼部分泌物时感染期幼虫自蝇喙逸出侵入人眼，经 15~20 天内两次蜕皮发育为成虫，成虫寿命两年以上（图 5.3、图 5.4）。

结膜吸吮线虫活虫体为淡红色，死后呈乳白色、半透明。口囊发达，呈角质性，口孔在光镜下呈圆形或椭圆形，扫描电镜下呈六边形，口囊外周具有两圈乳突（外圈 4 对，内圈 3 对），无唇。体表密布由角皮形成明显的环纹，光镜观察虫体两边的环纹上下排列好像锯齿状；在扫描电镜下观察，环纹呈带状，游离缘锐利如刀片，上下环纹呈叠瓦状排列。雌虫阴孔在食管与肠管结合处之前的腹面。雄虫肛前乳突为 8~10 对；肛后乳突 4 对（第 1 对前腹乳突，第 2 对中腹乳突，第 3 对后腹乳突，第 4 对侧腹乳突），接近尾端腹

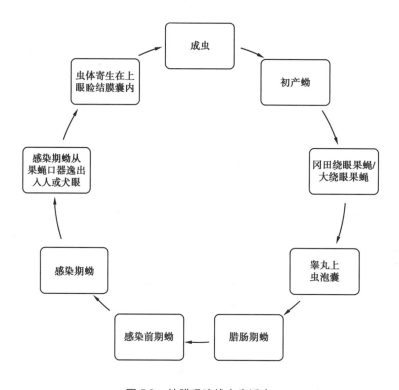

图 5.3　结膜吸吮线虫生活史

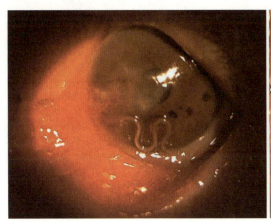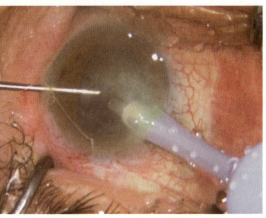

图 5.4　寄生于人眼部的结膜吸吮线虫

侧面有 1 对尾感器。

　　结膜吸吮线虫雌虫子宫内充满虫卵，宫内卵为椭圆形，卵壳薄而皱，无色、透明，大小为（54~60）μm×（34~37）μm，雌虫直接产出幼虫，称为初产蚴。幼虫大小为（350~414）μm×（13~19）μm。外被鞘膜，盘曲状，尾部连一大的鞘膜囊。

　　结膜吸吮线虫感染期蚴，中间宿主体内为（2.524~3.156）mm×（0.091~0.098）mm；终宿主体内为 2.755 mm×0.093 mm。果蝇感染后第 14~17 天幼虫经过 2 次蜕皮，已变成典型的线形，体表环纹和消化道都清晰可见，食管后方腹侧可见条状的生殖原基。

　　吸吮线虫隶属旋尾目，吸吮科，吸吮属，该属虫种较多，大部分为动物寄生。其中只有结膜吸吮线虫和加州吸吮线虫等 6 种有人体寄生报道。我国报道的皆为结膜吸吮线虫。结膜吸吮线虫与加州吸吮线虫的鉴别要点见表 5.1 和图 5.5。

表 5.1　结膜吸吮线虫与加州吸吮线虫的鉴别要点

	鉴别点	结膜吸吮线虫	加州吸吮线虫
雄虫	大小 /mm	（7.7~17.0）×（0.2~0.7）	（7.7~13.0）×（0.34~0.50）
	口腔宽 /μm	28~38	27~45
	口腔深 /μm	—	21~27
	食管长 /mm	0.54~0.60	0.409~0.541
	神经环距头端 /mm	0.28~0.32	—
	颈乳突距头端 /mm	—	0.365~0.460
	尾部长	0.071~0.087 mm，弯向腹面	0.138~0.163 mm
	交合刺	左右交合刺不等长	左右交合刺不等长

续表

鉴别点		结膜吸吮线虫	加州吸吮线虫
雄虫	左交合刺	（1.37~1.87）mm×（8~9）μm	（1.91~2.45）mm×（8~14）μm
	右交合刺	（0.131~0.168）mm×（12~19）μm	（0.16~0.18）mm×（21~36）μm
	肛乳突数	肛前乳突 5~12 对，肛后乳突 2~5 对	肛前乳突 6~8 对，肛后乳突 3~4 对
雌虫	大小 /mm	（7.9~20.0）×（0.3~0.7）	（12.8~18.8）×（0.36~0.53）
	口腔大小 /μm	30×36	（25~30）×（33~51）
	食管长、宽	（0.56~0.72）mm×（90~100）μm	（0.554~0.604）mm×（66~68）μm
	神经环距头端 /mm	0.29~0.36	0.289~0.327
	颈乳突距头端 /mm	—	0.353~0.480
	尾部长	70~100 mm，尾端钝直，电镜下尾部有一对丘状乳突和一对新月形开口的尾感器	0.100~0.138 mm
	阴门距头端 /mm	0.350~0.680 mm，阴门位于体前部，开口于食管末端之前的腹面	0.637~0.945 mm

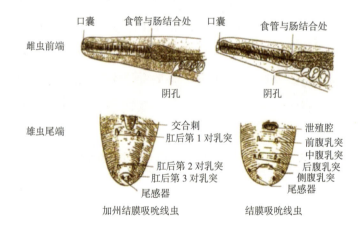

图 5.5　结膜吸吮线虫与加州吸吮线虫的形态区别

结膜吸吮线虫的诊断方法：

（1）取眼内眦处分泌物，压片镜检。据病史，对于眼部具有异物感等刺激症状长达 40 天或以上患者，可先取其眼内眦处分泌物，压片镜检发现有卷曲的幼虫（初产蚴）。

（2）用小镊子取出可疑物，于镜下观察。可采取提起上眼皮，并暴露结膜囊上侧、外侧腔隙，仔细观察结膜囊内有无活动的或卷曲成团的虫体，用小镊子将可疑物取出，置有生理盐水的平皿中，于镜下观察蠕动的虫体，可明确诊断。

（3）在眼内滴 2% 可卡因或 1% 丁卡因药水，对于幼小儿童用 2% 可卡因或 1% 丁卡因药水，滴入眼内 2~3 滴，5 分钟左右，虫体受药水作用后，可随药水及泪液的溢出而外露，用镊子取下虫体镜检即可诊断。

感染结膜吸吮线虫的犬（图 5.6）、猫是人体感染的主要传染源。蝇类为本虫的中间宿主。故加强对动物宿主的管理及防治；做好环境卫生，防蝇灭蝇；注意个人卫生，特别注意儿童眼部的卫生，即可防止本病的传播。本病的主要治疗方法是摘除虫体、对症治疗，症状多能很快消失。可用 0.5%~2% 丁卡因滴眼 3 次，用眼科镊子或湿棉球取出。然后滴入消毒眼药水和涂眼药膏。由于本虫常可有多条寄生，一次不易取尽，故需加强随访。

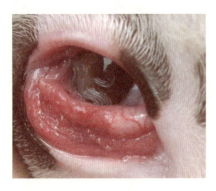

图 5.6　犬眼部大面积感染

其他人体眼部可能发现的寄生虫有：猪囊尾蚴、裂头蚴、少节棘球蚴、棘球蚴、结膜吸吮线虫、颚口线虫、旋毛虫、蛔虫、犬弓首线虫、马来丝虫、班氏丝虫、罗阿丝虫、犬恶丝虫、匐行恶丝虫、弓形虫、棘阿米巴、蝇蛆、阴虱和蠕形螨等，其具体致病及感染途径见表 5.2。

表 5.2　其他眼部寄生虫病

眼寄生虫病	寄生虫	感染途径
眼结膜吸吮线虫病	结膜吸吮线虫	含感染期蚴的果蝇舔食正常人或其他宿主眼部分泌物时，感染期蚴随其唾液从蝇喙逸出，侵入终宿主眼结膜囊内或泪管内发育。
眼猪囊尾蚴病	猪囊尾蚴	人误食含囊尾蚴的猪肉或者随粪便排出的猪带绦虫孕节、虫卵等。
眼裂头蚴病	裂头蚴	局部敷贴生蛙肉或蛇肉、蛇皮，其中的裂头蚴经皮肤、黏膜、伤口等处进入人体。食入生的或未煮熟的含裂头蚴的蛙、蛇、鸡、猪肉等。吞活蝌蚪及生饮蛇血、生吞蛇胆，饮用水或游泳时误吞湖、塘水，使原尾蚴随误食的剑水蚤侵入人体，在组织中发育为裂头蚴。

续表

眼寄生虫病	寄生虫	感染途径
眼眶内棘球蚴病	少节棘球蚴 / 棘球蚴	人常因卫生习惯不良误食虫卵或孕节而招致感染。猎人可因处理野猪、猫等尸体而受感染。主要分布在中美洲热带低洼地区和南美洲北部，国内尚未发现。
眼颚口线虫病	颚口线虫	（1）经口感染：生吃或半生吃了含有幼虫的淡水鱼、鸡、鸭肉而感染。饮用含有幼虫或体内感染幼虫剑水蚤的水而感染。（2）经皮肤感染：幼虫也可经皮肤侵入人体。（3）经胎盘感染：通过胎盘传播。
眼旋毛虫病	旋毛虫	囊包幼虫的抵抗力较强，不仅能耐低温，熏、烤、腌制及暴晒等也不能杀死囊包幼虫。吃生肉或吃腌肉、酸肉、腊肠、香肠、煮饺、涮肉和烤肉等如加温不够，均可引起感染。切生肉的刀或砧板如污染了旋毛虫幼虫，也可成为传播的因素。
眼蛔虫病	蛔虫	经口误食或误饮被感染性卵污染的食物或生水。
眼弓首线虫病	犬弓首线虫	感染性卵经口感染。
眼丝虫病	马来 / 班氏 / 罗阿 / 犬恶 / 匐行恶丝虫	媒介蚊叮咬人吸血经皮肤感染。
先天性 / 获得性眼弓形虫病	弓形虫	垂直传播，或者获得性感染。各感染阶段随污染的肉、奶、蛋类等食物经口感染。速殖子可经损伤的皮肤、黏膜、输血、器官移植等途径感染。
棘阿米巴角膜炎	棘阿米巴	柯氏棘阿米巴滋养体或包囊从破损或溃疡的皮肤、损伤的角膜、眼结膜、呼吸道及泌尿生殖道等侵入人体，可经血行播散至颅内，引起肉芽肿性阿米巴脑炎。卡氏阿米巴包囊耐干燥，可存在于空气的浮尘中或接触镜冲洗液中。亦可污染隐形眼镜。随着隐形眼镜的使用，棘阿米巴角膜炎的发病率逐年增多。
眼内 / 外蝇蛆病	蝇蛆	蝇幼虫寄生于人或动物的组织、器官引起蝇蛆病。
眼阴虱病	阴虱	接触含有阴虱人和物品传播。
蠕形螨睑缘炎	蠕形螨	通过直接或间接接触传播。直接接触感染方式是蠕形螨病患者鼻部痒、耳痒，患者以手揉鼻子、挖耳道，螨虫粘在手上，如果此时再与健康人握手，极易酿成直接感染。接吻是人与人之间主要的传播方式，婴儿感染来源是感染蠕形螨的父母。传播可能通过枕头、被褥的交叉使用。盥洗用具也起传播作用，不能排除修面时，用剃刀等理发工具传染蠕形螨的途径。

案例总结

这是一例少见的眼部结膜吸吮线虫感染案例。吸吮线虫寄生人眼可以引起吸吮线虫病，在我国报道的基本为结膜吸吮线虫。其终宿主为犬、猫和人等，中间宿主在中国为冈田绕眼果蝇和大绕眼果蝇。结膜吸吮线虫可以寄生于终宿主的眼部，通过含感染期蚴的果蝇舔食正常人或其他宿主眼部分泌物感染。诊断手段主要是取出虫体进行鉴别。

本案例患者在眼部肿物术后发现异常虫体，经过检验人员精准地识别和报告，确定结膜吸吮线虫感染，通过积极与临床沟通，助力疾病确诊。这提示检验人员在日常工作中，应牢固掌握少见寄生虫病的形态学知识，为寄生虫相关疾病的临床诊断提供参考和方向。

眼部寄生虫的感染与个人卫生生活习惯密切相关。随着生活观念的转变，人们饲养宠物和亲近自然、野外探险等活动频繁，增加了罹患动物源性及媒传寄生虫病的可能与风险。因此，应该加大相关知识科普，深化人们对结膜吸吮线虫乃至眼部寄生虫防治的认知，降低感染率。

专家点评

结膜吸吮线虫感染人体引起的眼部吸吮线虫病比较少见。迄今为止，全国报告不到1000例，因此检验人员对吸吮线虫的形态特点、生活史以及致病性了解不多。通过本案例的分享及文献复习，有助于检验人员熟悉眼部寄生虫感染知识，在临床工作中遇到时能快速识别，为临床提供准确的报告。此外，本案例的科普，也可让大众了解眼部寄生虫的感染途径，在日常生活中注意加强个人卫生习惯，从而减少不必要的感染。

参考文献

［1］许隆祺.图说寄生虫学与寄生虫病［M］.北京：北京科学技术出版社，2016.
［2］OTRANTO D，DUTTO M. Human thelaziasis，Europe［M］. Emerg Infect Dis，2008，14（4）：647-649.

［3］HARLIMTON LMK，WAHYUNI S，REZA A，et al. Human ocular thelaziasis：a case report from indonesia［J］. Case Rep Ophthalmol，2022，13（2）：446-452.

［4］LIU SN，XU FF，CHEN WQ，et al. A case of human thelaziasis and review of Chinese cases［J］. Acta Parasitol，2020，65（3）：783-786.

［5］PAL A，ATREYA A，MAHARJAN N，et al. Human ocular thelaziasis：a case report［J］. JNMA J Nepal Med Assoc，2021，59（242）：1060-1062.

［6］MA L，ZHANG J，GAO L. Annoying conjunctival thelaziasis in a patient aged 81 years［J］. JAMA Ophthalmol，2023，141（3）：e226297.

［7］LUO B，XIANG N，LIU R，et al. Phthiriasis palpebrarum, thelaziasis, and ophthalmomyiasis［J］. Int J Infect Dis，2020，96：511-516.

非肌性肌球蛋白重链 9 相关疾病 1 例

6

作　　者：周永梅[1]，朱穆玛[2]（贵州省人民医院，1 检验科；2 小儿外科）

点评专家：冉飞（贵州省人民医院）

前　言

　　非肌性肌球蛋白重链 9 相关疾病（nonmyosin heavy chain 9-related disorder，MYH9-RD）是一种罕见的常染色体显性遗传病，是编码非肌肉肌球蛋白重链 Ⅱ A（NMMHC-Ⅱ A）的 MYH9 基因突变所致，临床常表现为先天性血小板减少、巨大血小板综合征、中性粒细胞蓝色包涵体三联征，可伴或不伴有肝、肾、眼耳等器官受累。该病发病率低，常累及多系统受损，临床常因认识不足导致漏诊、误诊，目前尚无特异性治疗，有些患者仅表现为轻度皮肤瘀点、瘀斑，常被误诊为免疫性血小板减少性紫癜而经受不必要的激素、切脾治疗。

案例经过

　　患者，女性，3 岁，反复睡眠打鼾伴张口呼吸 3 年，感冒时加重，伴反复扁桃体发炎，约每个月 7 次，就诊于我院耳鼻喉门诊，口咽部检查见"左侧扁桃体 3 度肥大，右侧 1 度肥大"，行鼻咽部平片提示"腺样体肥大，腺样体堵塞鼻孔 75%"，与家属沟通后建议行手术治疗，家属采纳，以"腺样体肥大、扁桃体肥大"收治入院。

既往史：患者于外院出生时诊断"先天性血小板减少"，行输注血小板治疗，具体量不详，无输血不良反应，父母非近亲结婚。

入院后行相关检查。专科检查咽部无充血，左侧扁桃体 3 度肥大，右侧 1 度肥大，无充血，无脓性渗出，隐窝口稍扩大，会厌无红肿，颈部未扪及明显肿大淋巴结。双侧鼻黏膜稍充血，下鼻甲肿胀，总鼻道可见黏涕，鼻咽部未窥及。双侧耳廓无畸形，耳道通畅，双耳鼓膜完整，标志清晰，无内陷。实验室检查外周血常规血小板数 25.0×10^9/L，明显减低，形态学镜检见巨大血小板，中性粒细胞未见明显蓝色包涵体（图 6.1），检验科与临床及家属沟通得知患儿父亲及祖母均有血小板减少史，经知情同意后均采集静脉血行血常规检测，患儿母亲血小板 272×10^9/L，形态大致正常（图 6.2），患儿父亲血小板 14×10^9/L，血小板及白细胞形态和患儿相似（图 6.3）。

检验科医生综合分析病史和家族史、外周血涂片结果及形态学特征，发现该家系三代共有 3 人 PLT 减少，通过形态学检查得知患儿和父亲均存在血小板减少、巨大血小板等特征。该家系非近亲结婚，三代均有患者，符合常染色体显性遗传规律，初步推测可能的家系图见图 6.4。但为进一步明确病因，与临床医生及患儿父母沟通，建议患儿及其父母行基因测序检查。测序结果证实患儿和父亲均存在 MYH9 基因杂合突变（图 6.5），即 101 号核苷酸由胸腺嘧啶 T 变为鸟嘌呤 G（c.101T>G）的杂合突变，导致第 34 号氨基酸由缬氨酸变为甘氨酸（p.Val34Gly），母亲该位点无变异，诊断为 MYH9-RD。为避免术中出血，患儿术前补充治疗量血小板 2 单位，血小板升高至 171×10^9/L 后在全身麻醉下行鼻内镜低温等离子下腺样体射频消融术 + 双侧扁桃体消融切除术，手术顺利，术中未见出血，术后恢复良好。

案例分析

1. 检验案例分析

患者因腺样体肥大拟择期手术，术前实验室检查外周血血常规发现血小板重度减少，触犯复检规则，形态学镜检见血小板分布少，可见大血小板及巨大血小板，重点关注中性粒细胞，未见明显蓝色包涵体，考虑原发性免疫性血小板减少症？感染？特殊用药？血液病？罕见的遗传病？为明确病因，检验科医生及时与临床沟通，得知患儿出生就查出血小

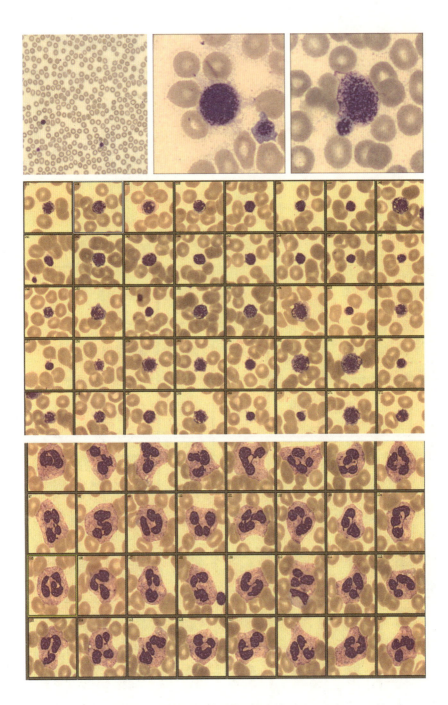

图 6.1　患儿外周血形态

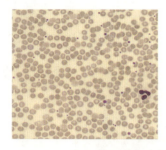

图 6.2 ──── 图 6.2　患儿母亲外周血形态

图 6.3 ──── 图 6.3　患儿父亲外周血形态

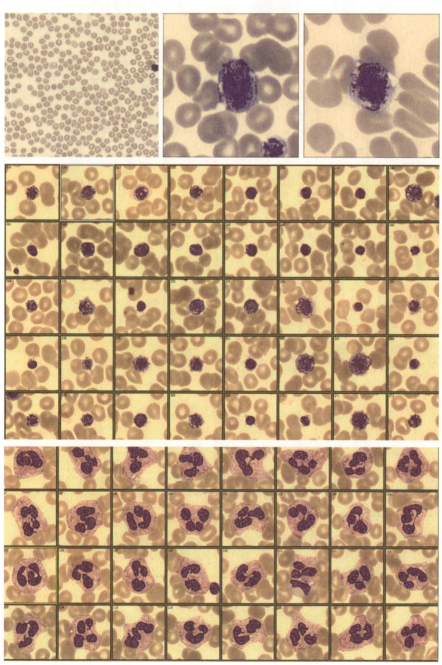

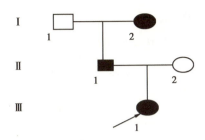

注：□健康男性；○健康女性；■患病男性；●患病女性；↗先证者

图 6.4　MYH9-RD 患者家系图

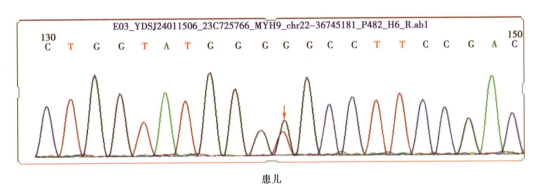

患儿

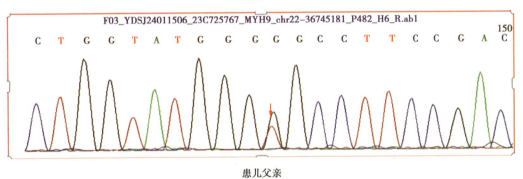

患儿父亲

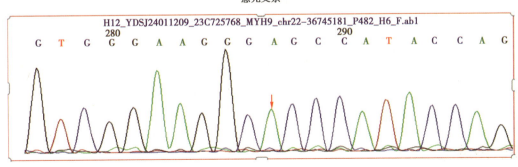

患儿母亲

图 6.5　患儿及其父母基因测序图谱

板减少，辗转多家医院未明确病因，医生继续询问家族史，患儿父亲及祖母均有血小板减少史，检验科进一步与临床沟通建议患儿父母检测外周血血常规及形态学分析，根据检测结果、形态推测患儿血小板减少符合常染色体显性遗传规律，于是建议外周血送检基因测序，经知情同意后，患儿外周血采用高通量测序，父母外周血行 Sanger 测序方法验证，测序结果提示 MYH9 基因有 1 个杂合突变：101 号核苷酸由胸腺嘧啶 T 变为鸟嘌呤 G（c.101T>G）的杂合突变，导致第 34 号氨基酸由缬氨酸变为甘氨酸（p.Val34Gly），患儿父亲该位点杂合变异，母亲该位点无变异，最终确认患儿为 MYH9-RD。

2. 临床案例分析

患者，女性，3 岁，反复睡眠打鼾伴张口呼吸 3 年，感冒时加重，伴反复扁桃体发炎，约每个月 7 次，就诊于我院耳鼻喉门诊，口咽部检查见"左侧扁桃体 3 度肥大，右侧 1 度肥大"，行鼻咽部平片提示："腺样体肥大，腺样体堵塞鼻孔 75%"，与家属沟通后建议行手术治疗，家属采纳，以"腺样体肥大、扁桃体肥大"收治入院。

既往史：患者于外院出生时诊断"先天性血小板减少"，行输注血小板治疗，具体量不详，无输血不良反应，父母非近亲结婚。

专科检查结果如下。咽：咽部无充血，左侧扁桃体 3 度肥大，右侧 1 度肥大，无充血，无脓性渗出，隐窝口稍扩大，会厌无红肿，颈部未扪及明显肿大淋巴结。鼻：双侧鼻黏膜稍充血，下鼻甲肿胀，总鼻道可见黏涕，鼻咽部未窥及。耳：双侧耳廓无畸形，耳道通畅，双耳鼓膜完整，标志清，无内陷。辅助检查：外周血血常规血小板计数 25.0×10^9/L，明显降低，血小板减少可能会引起术中出血，检验科发现外周血血小板形态异常，进一步与家属沟通，得知家里三代人中 3 人有血小板减少，推测符合常染色体显性遗传规律。在检验科的建议下，及时送检患儿父母血常规及外周血形态分析，血常规结果及形态进一步验证了遗传规律，遂与患者家属沟通，送检基因测序，最终诊断为 MYH9-RD。明确病因后，为避免术中出血，患儿术前补充治疗量血小板 2 单位，血小板升高至 171×10^9/L 后在全身麻醉下行鼻内镜低温等离子下腺样体射频消融术 + 双侧扁桃体消融切除术。手术顺利，术中未见出血，术后恢复良好。

知识拓展

MYH9-RD 是 MYH9 基因突变引起的常染色体显性遗传病，是遗传性血小板减少症的主要原因。MYH9 基因编码 NMMHC- ⅡA，该蛋白表达于巨核细胞、血小板、中性粒细胞、耳蜗、肾等，是血小板唯一的非肌肉肌球蛋白，在细胞运动、胞质分裂、吞噬作用及形态维持中起重要作用。MYH9 基因突变导致血小板骨架成分改变及重组，促进未成熟的血小板释放入血，引起巨大血小板伴血小板数量减少。根据是否合并血液系统疾病以外症状，MYH9-RD 可分为 Sebastian 综合征、May-Hegglin 异常、Fechtner 综合征和 Epstein 综合征 4 种类型。研究显示，该病患病率为 1/（2 万 ~2.5 万），对该病认识不足常常导致误诊，目前仍有部分患者被误诊为原发性免疫性血小板减少症。

MYH9 基因位于染色体 22q12-13，包含 41 个外显子，第一个外显子不编码氨基酸，NMMHC- ⅡA 由 2-41 号外显子编码的含 1960 个氨基酸的蛋白质，每个 NMMHC- ⅡA 分子均有两个不同的结构域：N 端头部结构域（包含球状运动结构域及颈部结构域）和 C 端尾部结构域，2-19 号外显子编码球状运动结构域，20 号外显子编码颈部结构域，尾部结构域由 21-41 号外显子编码，MYH9-RD 临床表现具有明显异质性，与 MYH9-RD 基因型密切相关，突变位点位于头部，出血倾向重，非血液学表现风险高，临床症状重，位于尾部则情况相反。本例患儿 101 号核苷酸由胸腺嘧啶 T 变为鸟嘌呤 G（c.101T>G）的杂合突变，导致第 34 号氨基酸由缬氨酸变为甘氨酸（p.Val34Gly），目前仅见 1 例报道与该患儿同一突变位点，影响 NMMHC- ⅡA 的运动结构域。

案例总结

本案例患者腺样体肥大拟择期手术，在行术前检查时发现，血小板重度减少，镜检发现血小板形态异常，通过与临床沟通得知病史及家族史，进一步建议查验患者父母血常规及外周血形态，初步验证了血小板减少因遗传所致，建议临床送检基因测序，明确病因。

回顾本病例的临床特征、实验室检查及基因检测确诊过程，血涂片镜检、异常形态的识别及家族史中血小板减少史的了解及推断是关键环节。规范外周血分析报告、重视形态学检验及夯实检验医生的临床知识储备，有助于提高 MYH9-RD 及更多相关罕见疾病的检出率。

专家点评

　　MYH9-RD 是一种 MYH9 基因突变引起的罕见常染色体显性遗传病，临床常表现为先天性血小板减少、巨大血小板综合征、中性粒细胞蓝色包涵体三联征，可伴或不伴有肝、肾、眼耳等器官受累，临床诊断较困难。该案例中，作者在血常规形态学复检中发现患者存在血小板减少合并巨大血小板，此特征引起检验人员的重视，考虑血小板减少合并巨大血小板可能为遗传所致，并与临床医生及患者家属沟通，建议采集患者及其父母的血常规样本，检测后发现患者和父亲均存在血小板减少合并巨大血小板，而患者母亲正常。进一步建议送检基因测序，证实是由于 MYH9 基因突变所致的遗传病，并初步对遗传家系及遗传机制作出分析。作者以简单的血常规形态学异常特征为切入点，通过分析血常规特征及家族史，并结合基因测序结果，最终使困扰患者多年的血小板减少问题得到明确诊断，并助力临床手术的顺利进行，获得了患者及临床医生的认可。本案例体现了检验人具有扎实的理论基础及扩散的临床思维的重要性，也展现了检验人积极主动与临床及患者沟通的必要性。检验与临床的深度沟通、密切配合，将能为患者提供更加优质的临床诊疗服务。

参考文献

［1］ PECCI A，MA X，SAVOIA A，et al. MYH9：structure，functions and role of non-muscle myosin IIA in human disease［J］. Gene，2018，664：152-167.

［2］ THURLAPATI A，GUNTUPALLI S，MANSOUR R. Myosin Heavy Chain 9（MYH9）-Related Congenital Macrothrombocytopenia［J］. Cureus，2021，13（8）：e16964.

［3］ ANTOINE B，BOISSEAU P，DRILLAUD N，et al. MYH9-related disease：Assessment of the pathogenicity of a new mutation［J］. EJHaem，2023，4（3）：869-871.

［4］ 靳远萌，张春丽，徐静，等. MYH9 基因突变伴肾小球轻微病变一例［J］. 罕见病研究，2024，3（1）：131-135.

［5］ PALMA-BARQUEROS V，REVILLA N，SÁNCHEZ A，et al. Inherited Platelet Disorders：An Updated Overview［J］. Int J Mol Sci，2021，22（9）：4521.

［6］ 周虎，徐佩佩，李梦娟，等. 伴血小板减少 MYH9 相关性疾病一例并文献复习［J］. 中华血液学杂志，2020，41（4）：334-335.

［7］　刘震宇，王利纯，邓明依，等 . 遗传性非肌性肌球蛋白重链 9 基因相关疾病 1 例［J］. 实用医学杂志，2023，39（12）：1593-1594.

［8］　FERNANDEZ-PRADO R，CARRIAZO-JULIO SM，TORRA R，et al. MYH9-related disease：it does exist，may be more frequent than you think and requires specific therapy［J］. Clin Kidney J，2019，12（4）：488-493.

［9］　康慧，程艳丽，郝国平，等 . 伴三联征的儿童 MYH9 相关疾病 2 例［J］. 中国小儿血液与肿瘤杂志，2024，29（1）：53-56.

［10］　连晓强，刘小军，郝冀洪 .MYH9 相关疾病基因型与表型相关性及治疗策略的研究进展［J］. 疑难病杂志，2020，19（4）：428-432.

［11］　DE ROCCO D，ZIEGER B，PLATOKOUKI H，et al. MYH9-related disease：five novel mutations expanding the spectrum of causative mutations and confirming genotype/phenotype correlations［J］. Eur J Med Genet，2013，56（1）：7-12.

低钙血症诊断急性胆源性胰腺炎、肝门部胆管癌并肝内多发转移1例

7

作　　者：乔维洲[1]，栾晓峰[2]（大连理工大学附属中心医院 / 大连市中心医院，1检验科；2肝胆外科）
点评专家：贾友鹏（大连理工大学附属中心医院 / 大连市中心医院）

前　言

　　本案例为一例首诊为胆总管结石伴胆管炎的患者，同时伴有低钙血症，检验科主动排除病因并与临床沟通，通过主动加做胰腺功能发现该患者低钙来源于胆源性胰腺炎，随后临床补充了急性胰腺炎诊断。同时，检验通过患者肿瘤标志物的显著升高提示肿瘤可能，后联合循环肿瘤细胞（circulating tumor cell，CTC）计数分型检测及增强核磁，最终明确该患者实际患有肝门部胆管癌Ⅳ期伴肝转移癌，临床及时终止手术。通过检验与临床协作，及时避免了漏诊，为患者明确诊断争取了时间，为后续的治疗指明了方向，减轻了患者承受不必要的痛苦和经济负担。

案例经过

　　在某检验报告审核中，一个诊断为胆总管结石伴胆管炎患者的生化结果引起了笔者的注意。该患者血浆离子检测结果显示低钾低钙，谷丙转氨酶、碱性磷酸酶、总胆红素、γ-谷氨酰基转移酶升高。肝功异常可能由于患者胆道梗阻、肝细胞轻度破坏所致，而低钾为

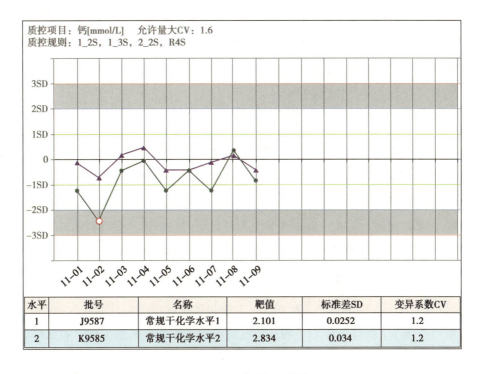 第一篇 血液篇 / 053

患者恶心呕吐，同时伴 K^+ 补充不足所致，但不明原因的低钙让笔者对这份检测报告产生了疑惑。

为了确保结果准确，排查人机料法环，排除检测系统问题，并查看当日质控，显示血钙质控在控（图 7.1），同时复查血钙为 1.82 mmol/L↓，证明低钙结果准确。

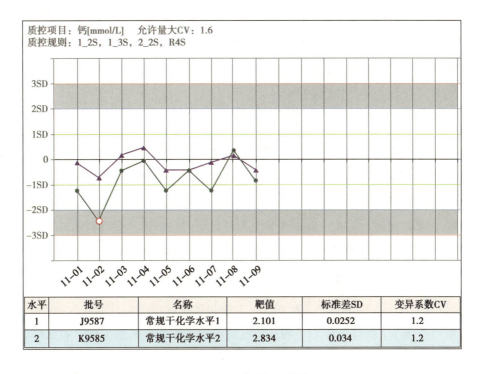

水平	批号	名称	靶值	标准差SD	变异系数CV
1	J9587	常规干化学水平1	2.101	0.0252	1.2
2	K9585	常规干化学水平2	2.834	0.034	1.2

图 7.1 急诊生化血钙质控结果

低钙血症是指血清蛋白浓度正常时，血清钙低于 2.2 mmol/L（8.5 mg/dL）。血钙以离子钙和结合钙（各占 50%）的形式存在于血浆中，而结合钙绝大部分与白蛋白结合，临床应用时需要依据白蛋白水平进行校正。该患者在低钙的同时，白蛋白也低于参考区间下限，为得到准确的血清钙水平，采用陈家伦教授主编《临床内分泌学》中的校正公式进行血清钙浓度校正：

$$校正后血清总钙（mmol/L）= 测得的血清总钙（mmol/L）-0.02×$$
$$[血清白蛋白（g/L）-40 g/L]$$

校正后的血清钙浓度为 1.96 mmol/L，仍属低钙血症范畴。此时，检验与临床医生共同回顾了这名患者的基本情况。

患者，女性，58 岁，右上腹痛伴皮肤巩膜黄染 1 天。

现病史：伴有右肩背部放射痛、恶心呕吐、食欲减退，偶有胸闷气短，睡眠不佳，小便颜色呈酱油色。

既往史：高血压病史 20 余年，胆管结石病史 10 余年。

体格检查：体温 36.9 ℃，血压 110/80 mmHg，心率 73 次 / 分，右上腹压痛，有反跳痛无肌紧张。皮肤巩膜黄染，无肝掌及蜘蛛痣，其余心肺腹及神经系统查体未见明显异常。

影像检查：胆囊增大，胆囊结石，胆囊炎。肝左叶肝内胆管多发结石、胆总管内多发结石，大者位于下段，伴低位胆道梗阻。

实验室检查：WBC $16.78 \times 10^9/L$，NEU 93.9%，ALT 567 U/L，AST 442 U/L，ALP 349 U/L，GGT 1104 U/L，总胆红素（total bilirubin，TBil）137.9 μmol/L。

初步诊断：胆总管结石伴胆管炎、胆囊结石伴胆囊炎、肝内胆管结石、梗阻性黄疸、肝功能不全、脂肪肝、高血压。

随即对患者病情进行分析。临床中常见的低钙原因包括甲状旁腺功能减退、肾功能不全、肠道吸收不良、维生素 D 缺乏等，但该患者并没有基础疾病病史和相关实验室检查。因此建议临床对患者甲状旁腺功能减退、维生素 D 缺乏以及肾小管重吸收功能障碍进行排查。检测结果显示，该患甲状旁腺激素（parathyroid hormone，PTH）、维生素 D 及血 β_2- 微球蛋白、尿 α_1- 微球蛋白水平均在正常值范围。随后，回顾了该患者住院期间的检查结果，发现患者血钙呈现持续下降趋势（图 7.2），为什么一名胆总管结石伴胆管炎患者会出现血钙的持续降低呢？

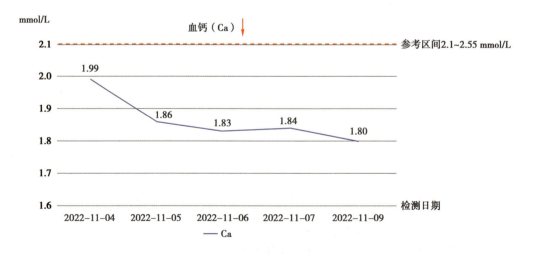

图 7.2　患者住院期间血钙持续降低

临床上，胰腺炎也可导致血钙减低，急性胰腺炎发生时，脂肪酶提前被激活分解脂肪产生大量的脂肪酸，与钙离子结合产生脂肪酸钙；另外 α 细胞受刺激分泌胰高血糖素，促使甲状腺分泌降钙素，抑制骨钙的释放。急性胰腺炎时，血钙一般 <2 mmol/L，钙离子降低得越多，胰腺炎越严重。另外，相关指南和文献提示，在我国，胆石病是急性胰腺炎主要病因，又称"胆源性胰腺炎"或是"胆石性胰腺炎"，高甘油三酯血症性及酒精性急性胰腺炎更常发生于年轻男性患者，而老年患者以胆源性居多。结合该患者多年胆石病的病史，怀疑该患者的低血钙可能由"胆源性胰腺炎"而来。但临床提示，该患者急诊腹部影像学检查未见胰腺炎改变，且未出现胰腺炎的临床表现，因此，并不考虑胰腺炎。

那患者低钙血症的病因究竟为何？胆源性胰腺炎能够完全排除吗？有没有可能患者入院较早，病情较轻，此时急诊普通 CT 没有捕捉到胰腺炎影像学表现。相关的指南和文献证实了笔者的猜想。相关文献表明，病程早期，胰腺实质和胰周改变很少，影像学不易发现病变，而血清淀粉酶和脂肪酶在急性胰腺炎发生 2 小时后即可升高，且在血中持续时间较长。

那么此时患者淀粉酶和脂肪酶的结果会不会成为解开低钙血症迷雾的关键呢？带着这份执着，也本着为患者负责、避免漏诊的态度，检验科主动加做了胰腺功能。结果显示该患者已经达到了急性胰腺炎的诊断标准（淀粉酶 423 U/L，脂肪酶 962 U/L），于是在检验意见栏标注"怀疑胆源性胰腺炎"，并将检测结果紧急通知了临床医生。

临床医生也表示依据患者胰腺功能、白细胞、CRP、PCT 结果，高度怀疑急性胰腺炎的可能，因此为患者再次进行了增强 CT 检查，结果提示胰腺周围有渗出。最终，临床补充了"急性胰腺炎"的诊断，并增加抑酸抑酶等相关治疗。

经过几天保守治疗之后，患者各项指标好转，胰腺炎症状减轻。患者以肝内外胆道结石为主，且增强 CT 未提示恶性肿瘤，因此临床拟第二天对患者进行肝部分切除术、胆管切开取石、胆囊切除术。

然而，在患者完善相关检查时，免疫室回报患者 CA199>1000 U/mL↑。而在消化道肿瘤如胰腺癌、肝胆及胃肠道肿瘤患者中，CA199 浓度常显著增高。这又给疾病诊断带来了新的疑问，患者的梗阻性黄疸是否由消化系统肿瘤所致呢？此时对患者进行手术治疗是否合适呢？就此问题，临床医生表示，患者之前的影像学检查并未提示恶性肿瘤，且因患者憋气困难，暂未行增强核磁检查。因此，检验科进一步建议临床为患者进行循环肿瘤细胞计数分型检测。

经过加急检测，CTC 计数分型结果显示，患者每 4 mL 血液有 43 个 CTC，分型以间质型为主，提示肿瘤恶性程度较高和转移能力较强，且 CTC 的上 PD-L1 表达结果为阳性（48% 阳性）。

经过临床科室治疗组的讨论，决定取消患者第二天的手术，待患者肺功能好转后进一步完善增强核磁检查。最终核磁结果回报，肝门部胆管癌并肝内多发转移，患者已无手术机会，遂转入周围介入科，行紫杉醇化疗联合赛帕利单抗治疗。

案例分析

1. 临床案例分析

患者因腹痛来我院急诊就诊，行腹部 CT 提示：胆总管结石、肝内胆管结石、胆囊结石伴胆囊炎，胆管扩张。据检验科回报结果，血清淀粉酶、脂肪酶水平显著升高。后增强 CT 提示胰腺水肿或胰周渗出积液，为临床急性胰腺炎的典型影像学表现。至此，该患者基本可诊断为胆源性胰腺炎，并行抑酸抑酶等针对性治疗。但该患者 CA199 显著升高，提示消化道肿瘤高风险，同时检验科回报 CTC 计数分型检测结果异常升高，后增强 MRI 等检查结果表明该患者实际患有肝门部胆管癌。为延长生存期，给予患者全身抗肿瘤治疗，并按期化疗。

2. 检验案例分析

该患者被诊断为胆总管结石伴胆管炎，却出现了异常的血钙持续降低。经过检验科的仔细排查，最终通过主动加做胰腺功能，发现患者低血钙的原因为胆源性胰腺炎。另外，该患者为梗阻性黄疸，不排除肿瘤占位所致，且 CA199>1000 U/mL，为完善诊断，检验通过加做 CTC 明确实体肿瘤的存在，临床完善增强核磁最终确诊"肝门部胆管癌"，及时终止了手术计划，保障了患者生命财产安全，避免了患者承受不必要的痛苦和经济负担。

知识拓展

研究显示，25% 的急性胆源性胰腺炎（acute biliary pancreatitis，ABP）患者血清

CA199 水平显著升高。导致这一现象的原因可能为：生理状态下，CA199 在胆汁、胰液中呈一定程度高水平，当发生炎症和梗阻时，胆汁及胰液不能顺利排出，同时血管通透性增加，管腔内容物进入血管的速度加快，血清 CA199 水平升高。

急性胆源性胰腺炎的诊断首先应符合急性胰腺炎诊断标准：①临床症状表现为急性、持续、剧烈的上腹部疼痛，可向背部放射。②血清淀粉酶和（或）脂肪酶活性至少高于正常上限值 3 倍。③腹部影像学检查呈急性胰腺炎典型改变（胰腺水肿或胰周渗出积液）。上述 3 项标准中有两项符合即可诊断为急性胰腺炎。

《急性胰腺炎急诊诊断及治疗专家共识》（2021）指出，对于伴有胰周积液的重症急性胆源性胰腺炎，应推迟胆囊切除术直至炎症缓解，胰周液体积聚消退或者推迟 6 周后再行手术。

循环肿瘤细胞是指从肿瘤病灶（原发灶或转移灶）脱落并进入外周血液循环的肿瘤细胞，在肿瘤转移过程中发挥重要的作用。CTC-EMT 分型与生存率相关，可辅助肿瘤分期，复发风险评估，预后预测，CTC 分子分型（靶蛋白检测）可评估肿瘤状态、提供精准诊疗信息，提供治疗决策。

CTC-EMT 分型：上皮 - 间质转化（epithelial-mesenchymal transition，EMT）是肿瘤细胞获得侵袭和转移能力的关键生物学过程。根据 EMT 标志物的表达可将 CTC 分为上皮型、间质型、混合型。目前普遍认为间质型 CTC 与肿瘤转移及较差预后显著相关。

PD-L1 称程序性死亡配体 1，是程序性死亡受体 1（PD-1）的配体。癌细胞的表面表达 PD-L1，与 T 细胞表面的 PD-1 结合，削弱了机体的抗肿瘤免疫应答，从而导致肿瘤免疫逃逸的发生。目前，PD-1/PD-L1 抑制剂作为免疫治疗药物在各个癌种的治疗中均取得突破。

案例总结

肝门部胆管癌（hilar cholangiocarcinoma，HCCA）是临床最常见的肝外恶性肿瘤，占胆管肿瘤的 50%~60%。HCCA 起病较隐匿，早期无特异性临床症状，主要表现为进行性加重的无痛性黄疸、皮肤瘙痒、腹痛等，而此时多数 HCCA 患者已处于中晚期阶段，导致患者根治性切除手术治疗机会小，长期生存率较低。而 CA199 高表达是影响 HCCA 患者预后的独立危险因素，CA199 水平异常升高往往提示肿瘤的淋巴结转移或术后复发。

在本案例中，检验人员通过临床知识及临床思维的运用，从检验的视角出发，多次主动联系临床：

（1）通过血钙的降低建议临床加做 PTH、维生素 D 及血 β_2- 微球蛋白、尿 α_1- 微球蛋白检测，排除患者甲状旁腺功能减退、维生素 D 缺乏及肾小管重吸收功能障碍等病因。

（2）通过主动加做淀粉酶、脂肪酶，协助临床明确了该患者"胆源性胰腺炎"的诊断。

（3）通过 CA199 升高提示临床考虑肿瘤导致梗阻的可能，并加做循环肿瘤细胞计数分型检测明确实体肿瘤的存在，临床完善增强核磁最终确诊为"肝门部胆管癌"。

临床医生在该患者入院早期即进行了胆汁引流，患者进全流食及注射胰岛素，并进行了积极的抗炎治疗，血钙降低是急性胰腺炎导致，并未进展为急性胰腺坏死。令人欣慰的是临床医生在每次接到沟通电话的时候，都能够认真听取检验人员意见和建议并积极采纳。检验专业能够主动参与到临床工作中来，面对临床问题，勇于提问，主动参与临床，发现异常，积极思考，大胆求证，这是一种进步，也充分证明了检验与临床主动沟通的重要性。检验是临床的眼睛，检验人应该在保证检验质量的同时，从检验医学的角度去帮助临床医生和患者，实现检验医学守护人民健康、助力医疗质量高速发展的目标。

专家点评

本案例报告者具有扎实的临床专业素养，全面的检验专业知识，敏锐的头脑，极强的责任心，通过胆总管结石伴胆管炎患者低钙血症主动排除病因并与临床主动沟通，从检验角度提出建议，最终发现了患者罹患肝门部胆管癌。检验人员协助临床，应用实验室检查逐步完善患者诊断，及时终止手术计划，成功避免了医疗事故的发生。临床结合患者病史、影像学以及检验科的建议，及时调整治疗方案，为患者明确诊断争取了时间，为后续的治疗指明了方向，避免患者承受不必要的痛苦和经济负担。临床和检验结合紧密，互为配合，根据检验结果迅速明确诊断，调整治疗方案，并且取得治疗效果。这是临床与检验密切合作的典范案例，值得报道和推广。

参考文献

[1] 曹锋，李非，赵玉沛.《中国急性胰腺炎诊治指南（2021）》解读［J］.中国实用外科杂志，2021，41（7）：758-761.

[2] ZHENG Y，ZHOU Z，LI H，et al. A multicenter study on etiology of acute pancreatitis in Beijing during 5 years［J］.Pancreas，2015，44（3）：409-414.

[3] 雷若庆，张圣道.胆石性急性胰腺炎的外科治疗问题［J］.中华肝胆外科杂志，2002，8（2）：31-32.

[4] 王铁功，郭逸飞，边云.急性胰腺炎影像学评估规范及影像学结构化报告［J］.中国实用外科杂志，2024，44（5）：588-593.

[5] 李碧雯.急性胆源性胰腺炎患者血清CA199的表达水平及其临床价值［D］.扬州：扬州大学，2022.

[6] 冯秋实，杨尹默.急性胆源性胰腺炎合并急性重症胆管炎处理策略［J］.中国实用外科杂志，2020，40（11）：1282-1285.

[7] 中华医学会急诊分会，京津冀急诊急救联盟，北京医学会急诊分会，等.急性胰腺炎急诊诊断及治疗专家共识［J］.临床肝胆病杂志，2021，37（5）：1034-1041.

[8] 中华医学会检验医学分会分子诊断学组.循环肿瘤细胞临床应用与实验室检测专家共识［J］.中华检验医学杂志，2021，44（11）：1008-1020.

[9] 吴介恒，杨安钢，温伟红.PD-1/PD-L1参与肿瘤免疫逃逸的研究进展［J］.细胞与分子免疫学杂志，2014，30（7）：777-780.

[10] CHEN P，LI B，ZHU Y，et al. Establishment and validation of a prognostic nomogram for patients with resectable perihilar cholangiocarcinoma［J］.Oncotarget，2016，7（24）：37319-37330

毛细胞白血病 1 例

8

作　　者：胡鑫 [1]，郭梦琪 [2]（中山大学附属第一医院贵州医院 / 贵州医科大学附属医院贵安院区，
　　　　　1 检验科；2 血液内科）
点评专家：程树强（中山大学附属第一医院贵州医院 / 贵州医科大学附属医院贵安院区）

前　言

　　患者，男性，40 岁，主因"腹部胀痛 5[+] 天"就诊，近半年体重下降 5 kg，院外病程中无发热、盗汗。当地卫生院腹部 X 线提示脾脏区域密度增高影。腹部超声胰尾显示不清，内回声稍低，脾脏长 178 mm、厚 50 mm，脾周见 7 mm 液性暗区，提示肝大、脾大、胰腺体积增大。腹部 CT 初步疑为淋巴瘤。为明确诊断及治疗入院。查体见脾脏肋下 3 横指可触及，质地中等，无压痛；余无特殊。

　　淋巴瘤是一种源于淋巴组织的恶性肿瘤，包括霍奇金淋巴瘤（Hodgkin lymphoma，HL）和非霍奇金淋巴瘤（non-Hodgkin lymphoma，NHL）两大类型；淋巴瘤可以侵犯身体任何部位，临床表现多样，通常以淋巴结肿大、发热、消瘦、盗汗等为特征。尽管淋巴瘤的确切病因不明，但一般认为与感染、免疫、环境因素和遗传有关。淋巴瘤可以粗略分为 HL 和 NHL 两类，但具体种类繁多，应当先与淋巴结炎、淋巴结转移癌等可引起淋巴结肿大的疾病，以及结核病、坏死性淋巴结炎、结缔组织病等可引起长期发热的疾病鉴别，再进行淋巴瘤的具体诊断。

案例经过

患者入院症见腹胀。既往否认其他慢性病史，否认疾病遗传史。查体见脾大，余无特殊。入院后完善三大常规、凝血、生化、免疫、肿瘤标志物、传染病筛查等常规检查，进行腹部 X 线、腹部 B 超、血淀粉酶、尿淀粉酶等腹胀病情评估检查。

首次查血常规，异常结果如下：中性粒细胞百分比 24.90%↓，淋巴细胞百分比 73.50%↑，单核细胞百分比 0.10%↓，中性粒细胞绝对值 1.11×10^9/L↓，淋巴细胞绝对值 3.29×10^9/L↑，单核细胞绝对值 0.00↓，红细胞计数 3.68×10^{12}/L↓，平均红细胞体积 108.70 fL↑，平均红细胞血红蛋白含量 36.50 pg↑，血小板计数 51.00×10^9/L↓。

血常规数值提示白细胞数量正常但淋巴细胞比例及数值增高且几乎未检测到单核细胞，血小板计数 $<100 \times 10^9$/L；DIFF 图（图 8.1）提示淋巴细胞群和单核细胞群未区分，仪器报警提示"血小板减少"和"原始细胞？"。根据复检规则，人工推片复检，镜检如图 8.2 所示。

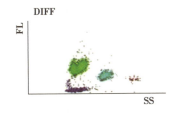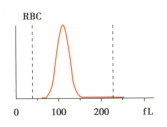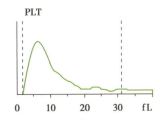

图 8.1　血常规示意图

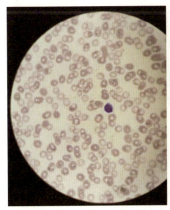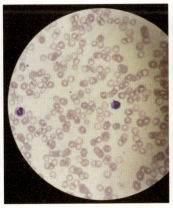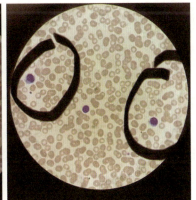

图 8.2　血常规形态学人工推片复检

这些细胞边缘不整齐，呈锯齿状或伪足状，有许多不规则纤绒毛突起，初步考虑毛细胞。为排除人工推片造成的影响，使用仪器推片染色（图 8.3）。

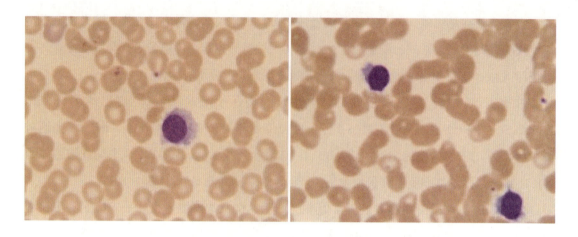

图 8.3　血常规形态学机采检查

检验科出具了一份血常规分析报告。报告将白细胞分类计数为：中性杆状核粒细胞 6.00%，中性分叶核粒细胞 26.00%，淋巴细胞 64.00%，嗜酸性粒细胞 3.00%，嗜碱性粒细胞 1.00%。报告描述了细胞数量与形态学特征：①红细胞数量正常，形态大致正常。②白细胞数量正常，淋巴细胞比例高占 64.00%，其中异常淋巴细胞占 24.00%，其特点为胞体中等大小，呈圆形或不规则；胞浆量中等偏少，呈蓝色或灰蓝色，边缘可见明显毛刺状突起；胞核呈圆形或椭圆形，可见凹陷、切迹，核染色质粗块状。③血小板数量减少，形态大致正常。

临床医生根据当前检查作出入院诊断：①血常规异常、腹膜后淋巴结肿大原因，考虑淋巴瘤？②脾大。③腹痛原因待查。拟与毛细胞白血病、脾边缘区淋巴瘤、骨髓增生异常综合征鉴别。

因患者外院腹部 CT 提示淋巴瘤，且本院血常规发现异常淋巴细胞，提示慢性淋巴细胞增殖性疾病不除外毛细胞白血病，乙肝三抗体阳性，临床进一步完善：①骨髓形态学检查和骨髓活检，外周血淋巴细胞免疫分型、细胞及分子遗传学检查明确异常淋巴细胞比例、鉴定异常淋巴细胞类型（B 细胞来源、NK 细胞来源、T 细胞来源）、淋巴瘤诊断及脾大原因。②脾脏活检明确脾脏组织增生或肥大情况、淋巴瘤与脾大有无因果关系。③ EB 病毒、巨细胞病毒、乙肝病毒等病原体核酸明确淋巴瘤诱因及感染病原体情况。④ PET-CT 明确全身转移情况。

案例分析

1. 检验案例分析

一般检查结果中，血常规指标显示患者血小板减少，白细胞不高，几乎未检测到单核细胞，红细胞数量减少，涂片可见异常淋巴细胞（考虑毛细胞）。本次血常规检验提示：根据形态特点考虑慢性淋巴细胞增殖性疾病可能性较大，不排除毛细胞白血病的可能。其他检查结果：PT 12.80 秒，TT 17.3 秒，DD 1.724 μg/mL，FDP 6.65 μg/mL。CRP 17.1 mg/L，TBil 7.07 μmol/L，GGT 128.10 U/L，LDH 114.60 U/L，总渗透压 277.85 mOsm/L，碳酸氢根 19.04 mmol/L。CA125 177.74 U/mL。乙肝 5 项（定量）：HBsAb >1000.00 mIU/mL，HBeAb 0.90COI，HBcAb 0.04COI，尿淀粉酶增加。尿常规、心肌标志物、Coombs 试验及亚型、铁蛋白、大便常规、免疫球蛋白及补体、ANA 抗体谱、血淀粉酶、心电图未见异常。

为明确诊断，继续完善检查，结果如下。

（1）骨髓涂片：异常淋巴细胞占 37%，胞体大小较一致，多呈类圆形或椭圆形，胞浆量不等，呈淡蓝色，部分见长度不一的毛刺样凸起，胞核多呈类圆形或椭圆形，染色质粗糙，呈"荷包蛋样"改变（图 8.4），检验意见为慢性淋巴增殖性疾病，不排除毛细胞白血病。

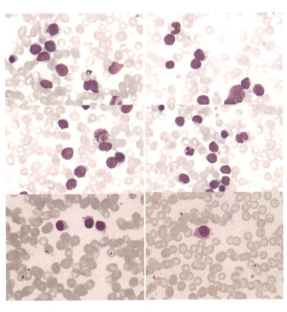

图 8.4　骨髓涂片形态学检查结果

（2）骨髓活检：骨髓活检是诊断淋巴瘤浸润骨髓的金标准。该患者检查可见小淋巴样细胞浸润骨髓（图 8.5），根据免疫组化结果［CD20$^+$、CD79a$^+$、CD3$^-$、CD5$^-$、CD43$^-$、CD23$^-$、CD56$^-$、SOX10$^-$、Bcl-6$^-$、CD10$^-$、CD8$^-$、CD4$^-$、Bcl-2$^+$、Lambda$^+$、Kappa$^-$、Ki-67（约 10%+）、MPO$^-$、CD235a$^-$、CD34$^-$、CD61$^-$、网状纤维 2 级］，诊断为小 B 细胞淋巴瘤（图 8.6）。

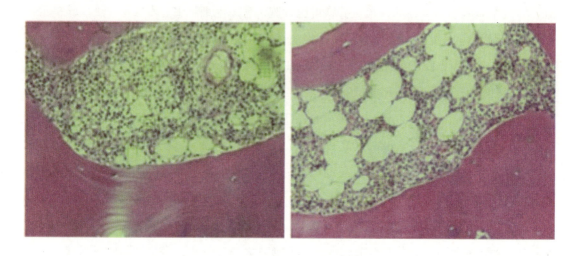

图 8.5　骨髓活检形态学检查结果

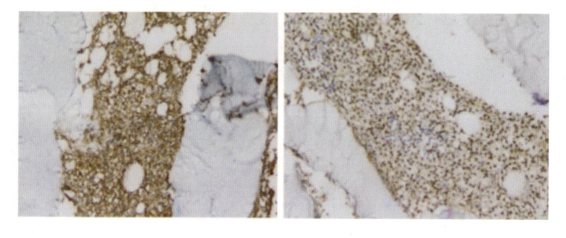

图 8.6　骨髓活检免疫组化检查结果

根据目前检查结果，该患者可确诊为非霍奇金淋巴瘤中的 B 细胞慢性淋巴增殖性疾病。该疾病是一组以外周血 / 骨髓中成熟 B 细胞克隆性增殖为主要特征，并通过外周血 / 骨髓形态学、细胞免疫表型、细胞 / 分子遗传学检测可以诊断的疾病，包括淋巴浆细胞淋巴瘤（LPL）、慢性淋巴细胞白血病 / 小淋巴细胞淋巴瘤（CLL/SLL）、毛细胞白血病

（HCL）、边缘区淋巴瘤（MZL）、套细胞淋巴瘤（MCL）、滤泡性淋巴瘤（FL）、B细胞幼淋巴细胞淋巴瘤（B-PLL）、脾B细胞淋巴瘤/白细胞不能分类（SBCL/L-U）。结合外周血异常淋巴细胞形态学特点，应与HCL、MZL、毛细胞白血病变异型（HCL-V）进行鉴别。

（3）外周血基因重排及分子遗传学检测：外周血基因重排检测结果显示IGH、IGL单克隆重排，提示患者为B细胞淋巴瘤。外周血t（14；18）IGH/BCL2-FISH、C-MYC（8q24）重排、IGH-CCND1融合基因、13q/p53检测结果阴性可在一定程度上排除滤泡性淋巴瘤、伯基特淋巴瘤、套细胞淋巴瘤、弥漫性大B细胞淋巴瘤等。

（4）外周血淋巴细胞免疫分析：外周血淋巴细胞占全部有核细胞的56.75%，FSC不大，强表达CD20，表达CD19、CD11c、CD22、CD200、FMC-7，不表达CD5、CD10、CD123、CD34、CD7、CD13、CD15、CD16、CD23、CD33、CD36、CD38、CD43、CD58、CD117、CD279，流式考虑CD5$^-$/CD10$^-$小B细胞淋巴瘤，不除外MZL可能。根据脾脏组织活检初步结果，应临床要求，外周血补做的CD25（+）、CD103（±）。

（5）脾脏组织活检：脾脏组织病理活检形态学提示非霍奇金淋巴瘤（图8.7），初步免疫组化结果提示小B细胞淋巴瘤，不除外毛细胞白血病，且CD23、Bcl-6阴性（图8.8），补充免疫组化CD20阳性，CyclinD1部分阳性，CD23、CD123阴性，BRAFV600E突变阳性，提示小B细胞淋巴瘤，倾向毛细胞白血病，惰性（图8.9）。

综上，检验考虑毛细胞白血病诊断。

临床考虑HCL，但暂时没在病历中明确为毛细胞白血病，原来是病程发展像侵袭性淋巴瘤。临床述患者每天有600~700 mL腹水，还找到了"异性细胞"，且高热不退，不

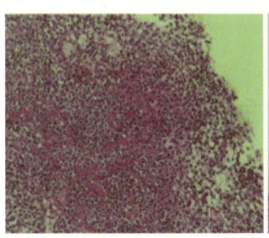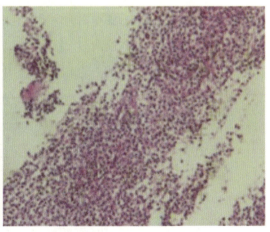

图8.7 脾脏病理活检的形态学结果

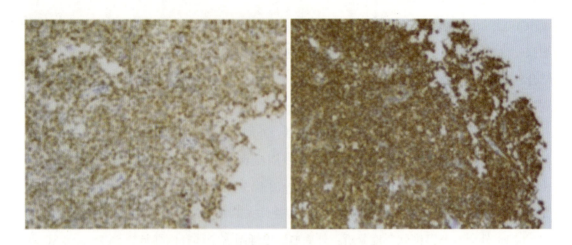

图 8.8　脾脏病理活检免疫组化初步结果

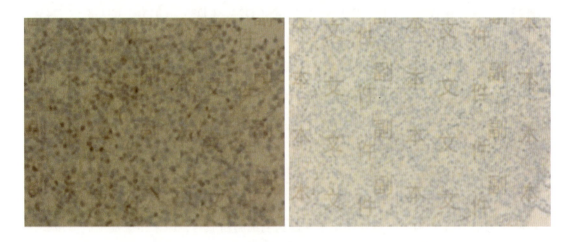

图 8.9　脾脏病理活检免疫组化补充结果

符合惰性白血病指征。毛细胞白血病确实是惰性白血病的一种，但送检腹水，且腹水中发现异性细胞的具体情况尚未掌握。

（6）腹水细胞免疫分析：患者反复发热伴腹胀，查体腹部膨隆，叩诊鼓音；进一步完善超声提示腹腔中等量积液。行穿刺抽取腹水送检流式细胞分析，结果显示异常细胞占全部有核细胞的 55.48%，表达 CD19、CD20、CD25、CD103、CD11c、FMC7，不表达 CD5、CD10、CD23、CD123，提示符合 HCL 细胞表型。

（7）腹水病理检查：患者腹水分子病理结果提示 BRAF 基因 Exon-15 发生 V600E 突变。

（8）病毒载量检测：EB 病毒 DNA 阳性，高敏乙肝 DNA 小于最低检出限，人类巨细胞病毒 DNA 未见异常。

（9）PET-CT：全身多发肿大淋巴结，部分融合成团，代谢增高，脾大，考虑淋巴瘤可能性大，请结合临床；其余影像学检查未见明显异常。

本患者在一般检查和骨髓细胞形态学、骨髓活检诊断为非霍奇金淋巴瘤中的 B 细胞慢性淋巴增殖性疾病的基础上，外周血及腹水流式细胞分析、脾脏组织活检结果中都报告了 CD5⁻、CD10⁻，支持 CD5⁻CD10⁻ 小 B 细胞淋巴瘤，这类淋巴瘤主要考虑滤泡性淋巴瘤、套细胞淋巴瘤、弥漫性大 B 细胞淋巴瘤、毛细胞白血病、毛细胞白血病变异型、边缘区淋巴瘤、Waldenström 巨球蛋白血症等疾病。基因重排及分子遗传学检测结果一定程度上排除滤泡性淋巴瘤、套细胞淋巴瘤、弥漫性大 B 细胞淋巴瘤等疾病。结合血常规形态学检查见异常淋巴细胞（考虑毛细胞），考虑毛细胞白血病、毛细胞白血病变异型、脾边缘区淋巴瘤鉴别诊断，为避免漏检，也可将 Waldenström 巨球蛋白血症暂时纳入考虑。

Waldenström 巨球蛋白血症患者血涂片可见浆细胞样淋巴细胞，红细胞呈缗钱状排列。骨髓涂片可见一定数量浆细胞样淋巴细胞、浆细胞，红细胞呈缗钱状排列，肥大细胞常较易见。患者血清 IgM 增高，免疫表型 CD103 阴性，MYD88L265P 突变发生率很高。该疾病诊断是一个排他性诊断，需与多发性骨髓瘤、慢性淋巴细胞白血病 / 小淋巴细胞淋巴瘤、套细胞淋巴瘤、滤泡性淋巴瘤等鉴别。本例患者血涂片、骨髓涂片特征与之不符，且 IgM 不高，外周血加做的 CD103±，腹水渗出的异常淋巴细胞 CD103⁺，与之不符，应予排除。

脾边缘区淋巴瘤属于边缘区淋巴瘤，原发于脾，常累及骨髓和外周血，多发于老年人，外周血白细胞多增高，常大于 20×10^9/L，也可正常或减少。血涂片中淋巴细胞胞体稍大，可出现特征性的极性绒毛（绒毛突起位于胞体一端），骨髓涂片成熟淋巴细胞增多，可见极性绒毛突起，免疫表型 CD103⁻、CD123⁻、CyclinD1⁻，染色体常见 del（7q）、+3 异常。本例患者血涂片异常淋巴细胞绒毛呈四周散发状，外周血 CD103±，脾脏活检 CyclinD1（+，部分），与之不符，且 BRAFV600E 突变（HCL 特征性突变）阳性，故予以排除。

毛细胞白血病变异型尽管名称里面有"毛细胞白血病"，但实际上与毛细胞白血病关系并不紧密。现已由脾 B 细胞淋巴瘤 / 白血病伴明显核仁（SBLPN），替代了毛细胞白血病变异型（HCL-V）及 CD5 阴性的 B-PLL。其与毛细胞白血病鉴别要点主要是 CD25、BRAFV600E 突变、Annexin A1 均呈阴性。本例患者外周血加做的 CD25⁺，腹水细胞 CD25⁺，脾脏活检 BRAFV600E 突变阳性，与之不符，故予排除。

2. 临床案例分析

该患者主要表现为腹部疼痛、脾大、腹膜后多发淋巴结肿大，最先由影像学提示可能存在淋巴瘤。

临床常根据淋巴瘤的生物学行为将其分为三大类：惰性淋巴瘤、侵袭性淋巴瘤和高度侵袭性淋巴瘤。惰性淋巴瘤包括滤泡性淋巴瘤（FL）、边缘区淋巴瘤（MZL）、慢性淋巴细胞白血病 / 小淋巴细胞淋巴瘤、淋巴浆细胞淋巴瘤、蕈样霉菌病等；侵袭性淋巴瘤包括弥漫大 B 细胞淋巴瘤、NK/T 细胞淋巴瘤鼻型及其他多数外周 T/NK 细胞淋巴瘤类型；高度侵袭性淋巴瘤有淋巴母细胞淋巴瘤、Burkitt 淋巴瘤等。

患者血常规淋巴细胞比例及计数升高，伴血小板减少、单核细胞减少、白细胞不增多，整个检查过程最先在血常规中发现异常淋巴细胞（考虑毛细胞），这提示临床需要考虑在外周血中可见到毛细胞形态的疾病，如 HCL、HCL-V、SMZL。骨髓常规提示毛细胞白血病待排，外周血和腹水流式结果略有冲突，但都提示 CD5⁻CD10⁻ 淋巴细胞比例增高，且 CD11c 均阳性。骨髓活检、脾脏活检等多个报告提示属于小 B 淋巴瘤（惰性淋巴瘤），倾向于毛细胞白血病。根据《毛细胞白血病诊断与治疗中国指南（2023 年版）》中免疫分型鉴别图（图 8.10），联系检验部门，对外周血加做 CD25 和 CD103，以鉴别 SMZL 和 HCL。

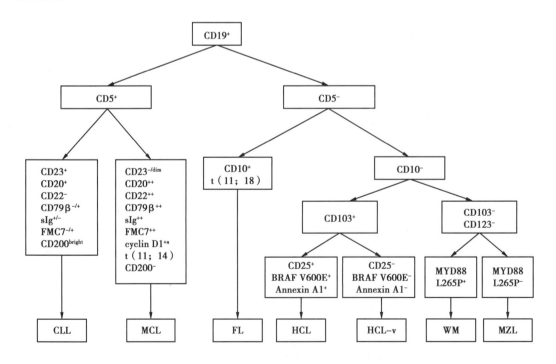

图 8.10　毛细胞白血病与其他疾病免疫分型鉴别

患者外周血 t（14；18）IGH/BCL2-FISH、C-MYC（8q24）重排、IGE-CCND1 融合基因、13q/p53 检测结果阴性。外周血免疫分型中 CD5$^-$CD10$^-$CD19$^+$CD20$^+$CD22$^+$CD11c$^+$CD25$^+$CD103$^\pm$CD123$^-$，毛细胞积分 2.5/4，患者腹水流式细胞免疫分型中 CD5$^-$CD10$^-$CD19$^+$CD20$^+$CD22$^+$CD11c$^+$CD25$^+$CD103$^+$CD123$^-$，毛细胞积分 3/4。对临床诊断疾病更重要的是脾脏活检和腹水病理报告中显示分子 BRAFV600E 突变阳性（HCL 的标志性遗传学异常）。结合细胞形态学、免疫学、细胞遗传学、分子生物学四方面检查，最终诊断患者为毛细胞白血病，并明确写入病历。

知识拓展

毛细胞白血病是一种少见的 B 细胞慢性淋巴增殖性疾病，常见的临床表现有疲劳、乏力、出血、体重减轻等，发热和盗汗少见。约 25% 患者无症状，80%~90% 患者存在可触及的脾肿大，肝脏和淋巴结肿大患者分别占 20% 和 10%。与 CLL 不同的是脾大而无浅表淋巴结的肿大特征。60%~80% 的患者表现为全血细胞减少，仅 10%~20% 患者外周血白细胞计数超过 10×10^9/L，多数患者伴有单核细胞减少（可协助毛细胞白血病的诊断），LDH 水平正常。90% 患者外周血涂片可见毛细胞，骨髓活检往往呈现中至重度的网状纤维增生，肿瘤细胞呈特征性"煎蛋"样形态，具有成熟 B 细胞表型，表达一种或多种免疫球蛋白重链，限制性表达 κ 或 λ 轻链。BRAF V600E 突变存在于 95% 以上的毛细胞白血病患者中，其他脾脏小 B 细胞淋巴瘤通常缺乏 BRAF 突变，80%~90% 患者存在 IGHV 基因体细胞突变。此外，在组织病理学中，"血湖"的形成是经典型毛细胞白血病典型特征，但该病例未见到。

国际血液学标准委员会（International Council for Standardization in Haematology, ICSH）把形态异常淋巴细胞分为反应性和肿瘤性。在血常规中首次发现毛细胞，记为异常淋巴细胞并形态描述，根据 CD20^{bright} 和毛细胞积分（CD11c/CD25/CD103/CD123）免疫分型后再计为毛细胞。毛细胞白血病、毛细胞白血病变异型、脾边缘区淋巴瘤都是属于非霍奇金淋巴瘤。这三种疾病中可以见到毛细胞，在毛细胞白血病中的毛细胞主要特点是胞浆量多，细长的毛发状，分布在细胞的周围，核呈椭圆，可见凹陷，咖啡豆样，偶见核仁。在毛细胞白血病变异型中的毛细胞多不典型，其胞浆多，绒毛细，具有幼淋巴细胞的形态特点，染色质浓集，核仁清晰。在脾边缘区淋巴瘤中的毛细胞胞浆少，常伴有分布不均的短粗绒毛，常呈极性分布。毛细胞白血病和边缘区淋巴瘤的鉴别特点是 MZL 多数无 CD23 表达，可同时部分存在浆细胞分化而表达 CD138、CD38^{str}、cIg，没有联合 CD11c、CD103、CD25 表达，缺乏 CD20^{str}、CD22^{str}、CyclinD1、Annexin A1 表达。毛细胞白血病较特征性表达 CD20^{str}、CD25、CD11c、CD103、CD123，后四个一般作为毛细胞积分，可计（3~4）/4 分；毛细胞白血病 CD19$^+$、FMC7$^+$、HLA-DR$^+$、CD79b$^+$、CD22$^+$，一般不表达 CD5、CD10，但有 10% 毛细胞白血病患者可表达 CD10。

在免疫组化结果中，毛细胞白血病患者 TRAP 和 Annexin A1 常阳性，这两个检测比较特异，但阴性不能排除毛细胞白血病。

ICSH 对不典型淋巴细胞建议分为两类描述：用反应性淋巴细胞来描述良性病因引起的淋巴细胞变化；用异常淋巴细胞（abnomal lymphocyte）来描述怀疑恶性和单克隆性病因引起的淋巴细胞变化。欧洲白血病网络（ELN）形态学工作组则将其分为三类报告：①不典型淋巴细胞，疑为反应性；②不典型淋巴细胞，疑为肿瘤性；③不典型淋巴细胞，性质不确定。而机体在感染（多为病毒、原虫）、药物反应、结缔组织病、过敏原刺激状态下，淋巴细胞增生并发生形态学上改变的淋巴细胞群则称为异型淋巴细胞。

目前认为，毛细胞白血病的病因主要有两类：①各种原因导致的造血干细胞内的某些基因突变，进而激活了某种信号通路，从而导致异常造血干细胞，这些干细胞容易增殖，并且存活周期长，不易凋亡；②某些遗传学的改变导致了造血干细胞分化受阻或者分化紊乱。而其诱因则是病毒感染、免疫功能异常、物理因素、化学因素、遗传因素、不良的生活习惯等。本例患者 EB 病毒阳性，EB 病毒感染也有可能是导致毛细胞白血病的诱因之一。

毛细胞白血病患者预后不良与以下因素有关：①外周血白细胞计数 >10 × 10^9/L、毛细胞计数 >5 × 10^9/L、淋巴结肿大；② β$_2$- 微球蛋白大于 2 倍正常值、LDH 升高；③免疫表型表达 CD38；④分子遗传学异常，如 IGHV4-34 重排及 MAP2K1 突变常提示患者对嘌呤类似物耐药，而 IGHV 无突变及 TP53 突变常与不良预后及原发性耐药相关。

毛细胞白血病的治疗可遵循《毛细胞白血病诊断与治疗中国指南》（图 8.11）进行。

流式细胞术在一些淋巴瘤中的诊断价值。流式细胞术可以明确诊断以白血病形式存在并具有特征表型的淋巴瘤，比如毛细胞白血病。本例患者因临床表现进展较快，出现发热、胰腺炎、腹股沟疝、腹水、肺炎等多种表现而使临床难以以惰性白血病作单一解释病情，再加上异常细胞免疫表型并不十分经典，好在腹水和脾脏分子病理学检出了 BRAFV600E 这一特征性突变，综合各方面因素，最终确诊毛细胞白血病。此外，值得注

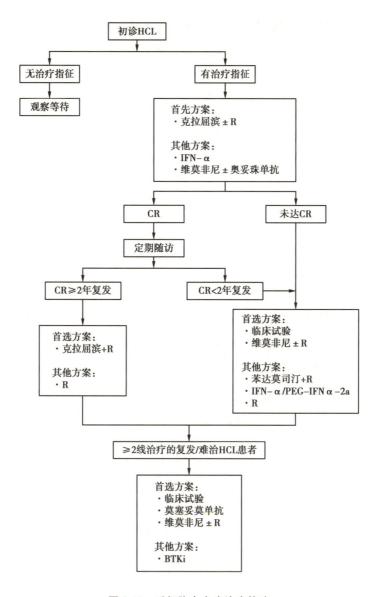

图 8.11　毛细胞白血病治疗策略

意的是，BRAFV600E 是毛细胞白血病特征性突变，其存在于 95% 以上的毛细胞白血病患者中，其他脾脏小 B 细胞淋巴瘤通常缺乏 BRAF 突变。

案例总结

本例患者以"腹部胀痛"等表现入院，由于影像学提示淋巴瘤，以血常规复检涂片为切入点，发现疑似毛细胞的异常淋巴细胞，遂完善骨髓涂片与活检、外周血基因重排、分子遗传学、脾脏组织及腹水病理、外周血及腹水流式细胞分析等检查，综合分析后明确诊断为毛细胞白血病。

质量是检验的生命，临床是检验的灵魂。本案例提示，在外周血发现特征细胞的时候，检验应与临床反复沟通，基于客观事实和证据进行分析，才能有助于尽早为患者作出合理诊断。

专家点评

毛细胞白血病是一种较少见白血病，属于成熟 B 淋巴细胞的慢性淋巴增殖性疾病，临床多表现为乏力、腹胀、皮肤及黏膜出血、易感染等，脾脏明显肿大，该病原来分为经典型（HCL-C）和变异型（HCL-V），后来因临床表现、免疫表型、分子特征的不同将 HCL-V 归在脾 B 细胞淋巴瘤 / 白血病，不能分类中。当脾大、外周血和骨髓中成熟淋巴细胞增多，多数淋巴细胞似毛细胞时，需要考虑该病，进一步完善免疫分型、病理活检、分子检测等检查。典型 HCL 毛细胞积分为 3~4 分，HCL-C 常有 BRAFV600E 突变，无此突变的 HCL-C 及半数 HCL-V 常有 MAP2K1 突变。综合细胞形态学、免疫学、病理组织活检、分子检测可以诊断该病。本案例提供了一例毛细胞白血病，从临床和检验两个角度出发，完整叙述了该病例的临床和检验诊断经过。在实际工作中，检验人员和临床医生就该病例保持密切沟通，充分体现了检验在临床诊断中的重要性，共同为患者健康保驾护航。

参考文献

［1］ 葛均波，徐永健，王辰 . 内科学［M］.9 版 . 北京：人民卫生出版社，2018.
［2］ 陈灏珠，林果为，王吉耀 . 实用内科学［M］.15 版 . 北京：人民卫生出版社，2017.
［3］ 王霄霞，夏薇，龚道元 . 临床骨髓细胞检验形态学［M］. 北京：人民卫生出版社，2019.
［4］ 中国抗癌协会血液肿瘤专业委员会，中华医学会血液学分会，中国慢性淋巴增殖性疾病工作组 . 毛细胞白血病诊断与治疗中国指南（2023 年版）［J］. 中华血液学杂志，2023，44（12）：969-976.

［5］ 岳保红，高晓娟，袁小庚 . 血液病流式细胞术临床应用 100 例［M］. 北京：人民卫生出版社，2020.

［6］ 刘艳荣 . 实用流式细胞术：血液病篇［M］. 北京：北京大学医学出版社，2010.

［7］ FALINI B, TIACCI E. Hairy-Cell Leukemia［J］. N Engl J Med，2024，391（14）：1328-1341.

"洋葱皮"样细胞协助诊断戈谢病合并地中海贫血1例

9

作　　者：谢珊珊[1]、王文天[1]、吴维颢[2]（福建省龙岩市第一医院，1 检验科；2 血液科）

点评专家：郭笑如（福建省龙岩市第一医院）

前　言

　　患者，女性，36 岁，以"体检发现脾大 1 年，腹胀 3 个月"收入肝胆外科住院。血常规检查提示三系减低。骨髓涂片显示骨髓增生明显活跃，巨系明显增生伴产板巨产板不良，溜片易见"洋葱皮"样的戈谢细胞明显增多。骨髓活检病理提示镜下见少量造血组织，造血组织之间见片状体大的组织细胞，未见明确噬血现象。外周血戈谢病 GBA 基因测序检测到 GBA 基因 2 个杂合的基因变异。戈谢病（Gaucher disease，GD）亦称"家族性脾性贫血症"，属溶酶体糖脂贮积病。该病为常染色体隐性遗传，发病率很低，其临床表现多样，患者多系统受累，代谢过程复杂，全面的评估和诊治需要多学科的团队协作。目前该病的治疗方法有特异性药物治疗，包括酶替代疗法、底物减少疗法以及外科手术治疗、干细胞移植治疗等。

案例经过

　　患者于入院前 1 年于外院体检时发现脾大，平素轻微磕碰后即有皮下瘀青，损伤出血后止血时间较长，3 个月前出现腹胀，为求进一步治疗于 2023 年 4 月 15 日就诊我院，门诊拟 "脾大" 收入肝胆外科。

血常规提示：白细胞计数 2.88×10^9/L，血红蛋白 60 g/L，血小板 14×10^9/L，其他检查总胆红素、尿酸略增高，血清铁、总铁结合力略低，铁蛋白正常，抗甲状腺球蛋白抗体（TG-Ab）明显增高，肿瘤标志物等未见异常。常规心电图：①窦性心律；②T 波改变。患者自述发病以来精神、食欲、睡眠可，大小便正常，今年体重下降 4~5 kg，乏力感明显。

查体：体温 36.2 ℃，脉搏 90 次/分，呼吸 20 次/分，血压 112/84 mmHg，中年女性，神志清楚，发育正常，营养中等，皮肤色泽正常，未见黄染，未见皮下出血，未见瘀斑，颈部可触及淋巴结，胸骨无压痛，腹部膨隆，脾肋下可触及，质硬。

全腹部 CT 平扫 + 增强显示：①巨脾；②胆囊小结石，胆囊底壁腺肌症；③左侧附件区生理囊可能。超声检查结果显示：肝实质回声稍增粗，胆囊息肉样病变，巨脾，胰、门静脉未见异常声像改变。完善骨髓形态学、免疫组化、基因检测、酶学检查等相关检查后，最终诊断为戈谢病。

案例分析

1. 检验案例分析

患者入院前 1 年于外院体检时发现脾大，来我院后，完善了相关检查，结果如下。

（1）血常规：三系减低，小细胞低色素性贫血。血涂片镜检提示：白细胞数量减少，分类大致正常；成熟红细胞明显大小不等，部分中心淡染区明显扩大，可见大红、小红、环状、靶形、泪滴、椭圆、破碎红细胞等；血小板重度减低，未见聚集（图 9.1）。

（2）患者脾大、脾亢，致血细胞三系减少，予请血液内科排除其他疾患。血液科会诊结果：脾大、全血细胞减少待查，恶性血液病待排除等，建议检测骨髓常规 + 活检、血清铁、血清铁蛋白、总铁结合力、血红蛋白电泳、地中海贫血基因等。结果显示：血清铁蛋白正常，血清铁（6.89 μmol/L）和总铁结合力（47.47 μmol/L）略低，血红蛋白电泳大致正常，α - 地贫基因检测出杂合子（α-SAE 缺失）。

（3）骨髓常规结果显示：骨髓增生明显活跃，粒系明显减低，红系明显增生，巨系明显增生伴产板巨产板不良，溜片易见可疑戈谢细胞明显增多。此类细胞胞体较大分布涂

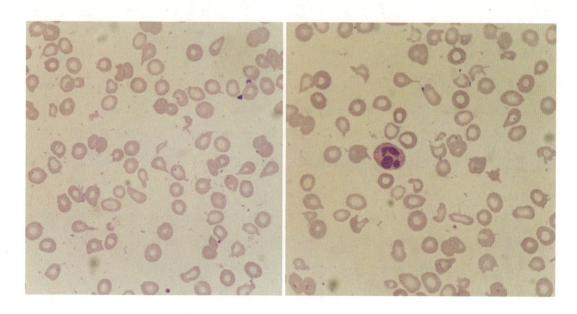

图 9.1 血涂片镜检（瑞氏染色，×1000）

片尾部和上下两侧，部分成堆出现，为圆形、卵圆形、不规则形，有 1~4 个胞核，核仁固缩，胞质量丰富，灰蓝色，含有许多波纹纤维样物质，呈"洋葱皮"样排列。

细胞化学染色显示：① PAS 染色显示可疑戈谢细胞呈强阳性反应，阳性率 100%，积分 222 分（+13，++52，+++35）；②铁染色：细胞外铁 2+，细胞内铁阳性率 42%。如图 9.2 所示。

（3）骨髓活检结果显示：镜下见少量造血组织，造血组织之间见片状体大的组织细胞，未见明确噬血现象。考虑：①遗传性糖脂代谢性疾病；②组织细胞增生性病变。请结合临床、实验室骨髓涂片及基因检测。如图 9.3 所示。

（4）由于检验科骨髓常规发现可疑戈谢细胞，经与血液科医生沟通后，建议患者完善基因及酶学等相关检测。临床上继续予患者输血小板等一般支持治疗。

（5）患者在我院出院后于厦门金域医学检验检测酶学提示 β - 葡萄糖苷酶活性正常；在北京协和医院检测基因结果提示 GBA 基因第 7 号外显子检测到杂合改变。

2. 临床案例分析

本例患者为中年女性，有家族性贫血病史和体外输尿管碎石病史。其否认高血压、糖尿病、心脑血管疾病或精神病史，也没有外伤或输血的经历，且无药物或食物过敏史。患者首发症状为脾大，为求进一步诊治来我院肝胆外科住院。行血常规检查后，提示三系减低，红细胞呈小细胞低色素性，于是请血液科会诊，补充检测骨髓常规 + 活检、血清铁、

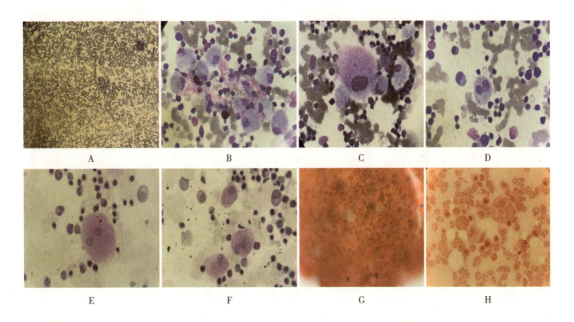

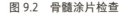

注：A 显示骨髓增生明显活跃，G ：E=0.21 ：1；B~D 为瑞氏染色显示可疑戈谢细胞明显增多；E、F 为 PAS 染色显示可疑戈
　　谢细胞呈强阳性反应；G、H 为骨髓铁染色（细胞外铁 2+，细胞内铁阳性率 42%）

图 9.2　骨髓涂片检查

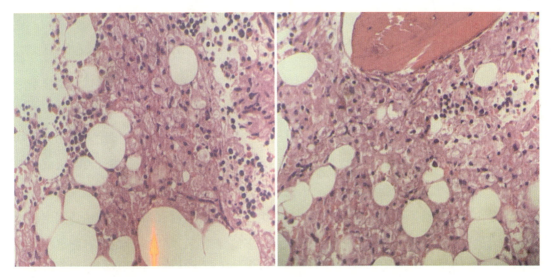

图 9.3　骨髓活检

血清铁蛋白、总铁结合力、血红蛋白电泳、地中海贫血基因等。后经检验人员在骨髓中发现大量可疑戈谢细胞，提醒临床医生高度怀疑戈谢病，建议患者进一步检测细胞酶学和戈谢病基因检测，最终诊断为Ⅰ型戈谢病合并地中海贫血。

戈谢病是罕见的一组遗传性家族糖脂代谢性疾病，由 β - 葡萄糖苷酶减少或缺如，导

致 β-葡萄糖苷脂在单核-巨噬细胞内大量沉积所致，本病临床可分为三种类型。Ⅰ型戈谢病，也称成人型或慢性型，起病隐匿。由于患者有家族性贫血病史，因此并没有对此病症给予足够的重视。当她发现脾大并就诊时，血常规已显示三系血细胞减少，尤其是血小板仅为 14×10^9/L，已对患者的生命安全构成了威胁。因此，早期发现和诊断对于改善患者的预后和生活质量至关重要。

本例患者诊断方向明确，在厦门金域医学检验中，酶学检测提示 β-葡萄糖苷酶活性正常，其原因可能是临床症状较轻的成人患者保留了较高的酶活性。北京协和医院的基因检测结果显示 GBA 基因外显子 7 内有杂合改变。结合所有检测结果，最终确诊为Ⅰ型戈谢病合并地中海贫血。戈谢病属于罕见病，在福建省目前仅确诊了 4 例。2024 年 5 月对该患者进行随访时，患者转达了北京协和医院医生的意见：尽管患者脾大，但外科手术切除脾脏可能会导致其他器官的葡萄糖苷脂蓄积骤增，从而引起感染、血栓、肿瘤等并发症。因此，医生建议采用"酒石酸艾格司他胶囊"进行酶替代疗法。经过一个多月的治疗，患者的症状有所改善，目前仍在随访中。

知识拓展

戈谢病属于一种罕见的常染色体隐性遗传病，有报道称该病在世界范围内的发病率为 1/10 万~1/40 万，而在中国的发病率约为（0.2~0.5）/10 万，目前大部分文献都是个案报道。该病的特点是受累的骨髓、肝、脾及淋巴结中可见到特征性的戈谢细胞。据相关文献报道，慢性粒细胞白血病、多发性骨髓瘤、急性早幼粒细胞白血病、特发性血小板减少性紫癜等疾病也可引起类戈谢细胞出现，因此须注意与本病相鉴别。一般认为类戈谢细胞的出现不是由葡萄糖苷酶缺乏而导致的脑苷脂在组织细胞内的沉积，而是由白血病细胞破坏过多或者幼红细胞无效造血破坏增加，产生了过多的脑苷脂，导致多余的脑苷脂沉积在细胞中。因此在骨髓中发现戈谢细胞时，需结合患者的临床症状以及其他检查结果，以进一步排除戈谢病。

案例总结

本例患者以脾大为首发症状于肝胆外科就诊，经血常规检查发现三系减低，予请血液科医生会诊，完善骨髓形态学等相关检查。经骨髓细胞形态学检查发现易见可疑戈谢细胞，并建议临床进一步进行细胞酶学和基因检测，最终确诊为Ⅰ型戈谢病合并地中海贫血。本病以找到戈谢细胞为诊断依据，可见检验科细胞形态学在戈谢病的诊断中具有重要价值。

　　检验科是服务于临床和患者的科室，是临床医生的"千里眼"，在疾病诊疗过程中，检验科与临床医生及时沟通，往往能提高临床医生的诊断准确性，指明下一步的检查方向，尽量减少诊疗的失误。作为合格的检验科技师，应该重视细胞形态学的基本工作，同时多阅读文献，积累经验，并和临床医生、护士进行经常性的交流沟通，从而提高自身的检验水平，更好地服务于患者和临床！

专家点评

　　本病例报告详细记录了一位戈谢病患者的诊断之旅，从最初的肝胆外科就诊到最终的确诊，凸显了检验科在诊断罕见疾病中的核心作用。戈谢病是一种遗传性糖脂代谢疾病，其临床表现多样，容易被误诊或漏诊。本例中，患者因脾大和血常规异常而转诊至血液科，检验科通过骨髓常规检查发现的"洋葱皮"样细胞成为诊断的关键线索。这一发现引导了后续的基因和酶学检测，最终确认了Ⅰ型戈谢病的诊断。

　　此案例强调了跨学科团队合作的重要性，尤其是检验科在早期诊断中的价值。通过及时的沟通和信息共享，检验科技师能够为临床医生提供关键信息，从而确保患者接受适当的治疗和管理。此外，本病例的治疗方案和随访记录也为我们提供了宝贵的经验，有助于提高对戈谢病这种罕见病的认识和理解。

参考文献

［1］　北京协和医院罕见病多学科协作组．戈谢病多学科诊疗专家共识（2020）［J］.协和医学杂志，
　　　　2020，11（6）：682-697.
［2］　张达利，臧红，周霞，等．Ⅰ型戈谢病1例报告［J］.临床肝胆病杂志，2016，32（10）：

1982-1983.

［3］ 张博健，乔海泉 . 戈谢病的外科研究进展［J］. 腹部外科，2019，32（2）：144-147.

［4］ LUKINA E，WATMAN N，ARREGUIN EA，et al. A phase 2 study of eliglustat tartrate（Genz-112638），an oral substrate reduction therapy for Gaucher disease type 1［J］. Blood，2010，116（6）：893-899.

［5］ 于旭红，戴荣源 . 依利格鲁司他治疗戈谢病（孤儿药）［J］. 中国临床药理学杂志，2022，38（23）：封 2.

［6］ 王海燕，黄倩，张颖 . 慢性粒细胞白血病伴戈谢细胞增多 1 例报告［J］. 山东医药，2013，53（35）：107.

［7］ 王洁，吴茅，林慧君 . 多发性骨髓瘤伴类戈谢细胞明显增多 1 例［J］. 实验与检验医学，2013，31（2）：198-199.

儿童溶血性尿毒症综合征 1 例　　10

作　　者：何昕[1]，吴迪[2]（哈尔滨医科大学附属第六医院，1 检验科；2 重症监护室）
点评专家：徐艳霞（哈尔滨医科大学附属第六医院）

前　言

　　外周血细胞涂片是传统常规的临床检验方法，该方法简单且费用低廉，却可以帮助医生诊断多种疾病。通过观察各类细胞的形态、数量和比例，可协助医生初步判断患者的病情。对于红细胞形态，除了常见的小细胞低色素、大细胞等形态异常，一些细微的、少量的形态学变化往往被忽视，而这些容易被忽视的形态学改变往往是诊断疾病的关键。

案例经过

　　患儿，男性，4 岁 8 个月，主因"咳嗽、声嘶、发热四日，呕吐一日"于 2024 年 2 月 25 日入院。患儿入院前四日出现声音嘶哑、犬吠样咳嗽，为干咳，不伴有痰液，无胸闷、气短、呼吸困难。病程中伴有发热，体温最高至 38.3 ℃，不伴寒战及皮疹，在家口服退热药治疗，体温可降至正常，数小时后体温再次升高。近一日患儿出现呕吐，呕吐物为胃内容物，每日呕吐 4~5 次，伴尿量减少，尿色深（红茶色），精神略萎靡。病程中饮食及睡眠欠佳，无稀便，尿量减少。

患儿门诊生化结果显示多项指标异常，AST（120.00 U/L）、尿素（16.35 mmol/L）、肌酐（75.00 μmol/L）、乳酸脱氢酶（2197.54 U/L）以及 α 羟基丁酸脱氢酶（1587.00 U/L）异常升高。

患儿门诊血常规、C 反应蛋白检测结果显示仅血小板减少（27×10⁹/L），其余相关检测指标基本正常。由于血小板显著降低，且血小板直方图尾部翘起，遂行血涂片镜检复查（图 10.1、图 10.2）。镜检：血小板减少，大小不等，可见大血小板；偶见异常小球形红细胞，同时偶见破碎红细胞。虽然患者红细胞相关参数正常，但鉴于患者血小板显著减少，遂与临床联系，建议加做网织红细胞计数（图 10.3），结果显示网织红细胞计数及绝对值正常，但未成熟网织红细胞比例（IRF%）稍高。IRF% 是评价红系增生的有用指标，其增高是骨髓造血功能增强的早期标志，结合患者镜下红细胞形态，考虑患者有溶血倾向。

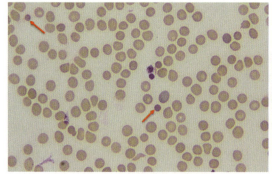

图 10.1　外周血涂片镜检　　　　　　　图 10.2　外周血涂片镜检
（箭头所指为小球形红细胞）　　　　　　（箭头所指为破碎红细胞）

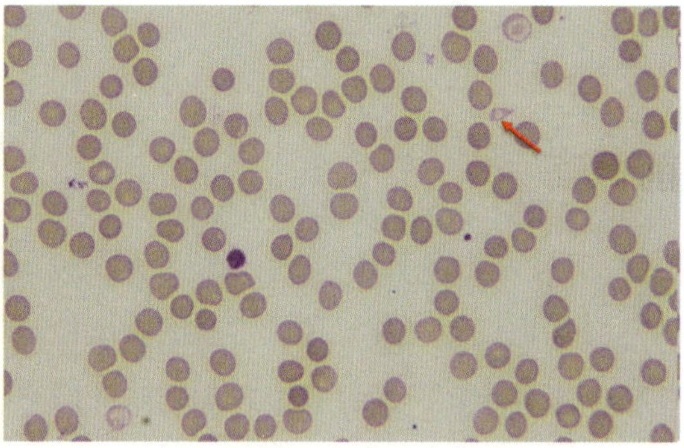

项目	英文名称	结果	单位	参考范围
网织红细胞绝对值	RET#	0.04	10¹²/L	0.024~0.084
网织红细胞百分比	RET%	1.11	%	0.59~2.07
高荧光网织红细胞比率	HFR%	1.30	%	0.00~2.40
中荧光网织红细胞比率	MFR%	19.80↑	%	1.80~14.40
低荧光网织红细胞比率	LFR%	78.90↓	%	87.80~99.50
未成熟网织红细胞比率	IRF%	21.10↑	%	2.10~17.50

图 10.3　网织红细胞计数结果

完善尿液检查。尿液干化学显示尿蛋白 3+，尿胆原 2+，胆红素 1+，尿隐血 3+；尿沉渣结果显示红细胞 62 个 /μL，白细胞 68 个 /μL，透明管型 4 个 /μL，未分类管型 4 个 /

μL。尿沉渣离心镜检结果红细胞数与干化学隐血不相符，考虑红细胞破碎；未分类管型易见颗粒管型、蜡样管型及红细胞管型。

呼吸道六项病原体检测报告显示，呼吸道合胞病毒阳性。

根据实验室检查结果及患者临床症状体征，初步诊断急性喉气管炎、肾功能不全？呼吸道合胞病毒感染、心肌酶谱异常。

患儿当日入院并完善相关检查，结果如下。

（1）体格检查：体温 36.9 ℃，脉搏 88 次 / 分，呼吸 22 次 / 分，血压 98/64 mmHg。口唇干燥，咽部充血，扁桃体 I° 肿大，浅表淋巴结未触及肿大；双肺呼吸音粗，未闻及干湿啰音，未闻及病理性杂音及额外心音；腹软，肝脾肋下未及；双下肢无明显浮肿；生理反射存在，病理反射未引出。

（2）影像检查：肝胆胰脾彩超显示肝肋下 2.8 cm，脾肋下未及。泌尿系超声显示双肾实质回声明显增强，考虑弥漫性病变；右肾囊肿；左肾静脉未见受压。心脏超声显示各房室大小及心功能未见明显异常。

案例分析

1. 检验案例分析

患者入院次日复查血常规、尿常规，同时完善相关实验室检查。直接 / 间接抗人球蛋白试验、红细胞渗透脆性试验结果均为阴性，排除自身免疫性溶血性贫血及遗传性球形红细胞增多症等溶血性疾病。病原学相关检测均为阴性；入院后尿素氮、肌酐进行性升高，提示肾功恶化。免疫球蛋白 IgG 降低，提示患儿有免疫功能减低。纤维蛋白原与 D- 二聚体升高，提示患儿有高凝或血栓的倾向。

入院后复检尿常规，外观已呈类红茶色（图 10.4），结果较前次红细胞进一步增多（RBC 949 个 /μL）。尿沉渣离心镜检，低倍镜下可见各种类型管型满视野（图 10.5）。综合生化结果提示患者肾功损害。

血常规结果显示患儿出现贫血，且血红蛋白时隔一天降低较快（104 g/L），血小板仍然减少（43×10^9/L），但较之前检测结果轻度升高。

此时再次涂片镜检（图 10.6），发现破碎红细胞明显增多，可见盔形、三角形、小碎片等，小球形红细胞也非常易见。这类体积小、深染的小球形红细胞，在与上述破碎红细

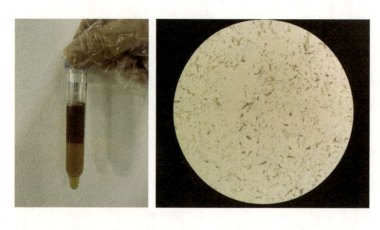

图 10.4　尿常规标本外观　　图 10.5　尿沉渣镜检低倍镜（×100）

胞同时出现时，应计数为破碎红细胞。最终该患者破碎红细胞比例为 14%；破碎红细胞会干扰血小板计数，引起血小板计数假性升高，经校正血小板计数为 20×10^9/L，报告血小板危急值，因检出大量破碎红细胞，报告临床形态学危急值。患者复测网织红细胞绝对值 0.22×10^{12}/L（$0.024 \times 10^{12} \sim 0.084 \times 10^{12}$/L），比例 7.73%（0.59%~2.07%），以及未成熟网织红细胞比例 51.80%（2.10%~17.50%）均显著升高，以上实验室检查结果支持微血管病性溶血性贫血的诊断。

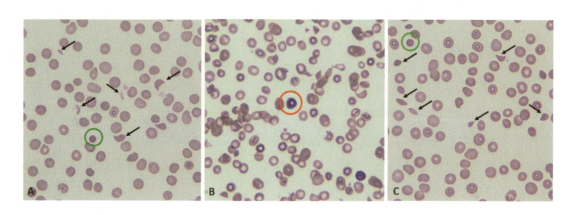

注：黑色箭头为破碎红细胞，绿圈为球形红细胞，红圈为晚幼红细胞

图 10.6　外周血红细胞形态

至此，通过检验结果判断患者存在微血管病性溶血性贫血、血小板减少和肾损伤临床三联征，患者溶血性尿毒症综合征（hemolytic uremic syndrome，HUS）的诊断基本可以确定。

血栓性微血管病（thrombotic microangiopathy，TMA）的实验室诊断主要包括贫血、血小板减少、破碎红细胞增多，以及 Coombs 试验阴性。其中查获破碎红细胞是诊断的关键。当血涂片中异常红细胞的形态以破碎红细胞为主时，此时其计数才具有临床诊断价值。此外，当破碎红细胞为主要的形态学异常时，如果同时出现小球形红细胞，此时小球形红细胞应计数为破碎红细胞。国际血液标准化委员会（ICSH）建议将破碎红细胞分级报告，计数 1000 个红细胞，分别报告少许（<1%）、中等（1%~2%）、较多（>2%），但在实际工作中，破碎红细胞准确计数对临床判断病情的严重程度，以及治疗监测更具实际意义。

本例患者门诊检查血红蛋白正常，仅有血小板减少，外周血涂片偶见破碎红细胞及小球形红细胞，结合尿常规、网织红细胞计数，怀疑患者有溶血可能。第二日入院后复查血常规，血红蛋白显著降低，提示患者有急性失血或溶血。此时外周血涂片的破碎红细胞及小球形细胞明显增多，当具有诊断意义的破碎红细胞比例高于 1%（早产儿 ≤ 5%）时，即有临床意义。破碎红细胞增多主要见于机械性因素，如心脏、大血管异常，包括心脏瓣膜病变、人工血管假体植入、体外循环等；也见于血栓性微血管病，主要包括弥散性血管内凝血、血栓性血小板减少性紫癜、溶血尿毒综合征、血管炎相关疾病等。

2. 临床案例分析

本例患儿因"咳嗽、声嘶、发热四日，呕吐一日"入院，门诊检查发现血小板减少、肾功损害、心肌酶异常、呼吸道合胞病毒 DNA 阳性，临床初步诊断为"急性喉气管炎、肾功能不全？呼吸道合胞病毒感染、心肌酶谱异常"。患者入院后次日复查血红蛋白由 132 g/L 降至 104 g/L，尿常规标本外观由黄色变为类红茶色，且尿中红细胞显著增加。外周血涂片发现破碎红细胞占 14%，网织红细胞计数明显增高，生化胆红素升高，加做直接抗人球蛋白试验、间接抗人球蛋白试验等，排除其他溶血性疾病，患儿微血管病性溶血性贫血诊断成立。患儿生化结果提示肝肾功损伤，乳酸脱氢酶显著升高；尿常规尿蛋白强阳性、尿红细胞增多；尿微量白蛋白升高。B 超显示双肾实质弥漫性病变，提示患儿急性肾损伤。患儿亦有肝大，前驱感染，以上均支持 HUS 的诊断。

该患儿无腹泻，排便量少，粪便常规检测正常，除呼吸道合胞病毒外，各项病原体检测呈阴性，且未捕获大肠埃希菌感染证据，故考虑为非典型溶血性尿毒症综合征（atypical haemolytic uraemic syndrome，aHUS）。aHUS 属于血栓性微血管病，2018 年纳入罕见病范畴，其临床症状复杂，可累及神经、消化、呼吸等多个器官系统，尤其以肾受累为重，病情危重，急性期死亡率高，如不及时明确诊断将延误救治，甚至危及生命。而 aHUS 缺乏特异性与敏感性诊断指标，目前仅能依靠排除性诊断，依据 2024 年发布的《补体相关性肾病诊断和治疗专家共识》，aHUS 的诊断需首先根据三联征确诊血栓性微血管病，并进一步除外血栓性血小板减少性紫癜及志贺毒素大肠杆菌相关溶血尿毒综合征，才能最终确诊。因此早期准确识别微血管病性溶血性贫血成为快速诊断抢占治疗先机的关键。

该患儿入院后血红蛋白持续降低，最低达 80 g/L，且尿液颜色逐渐变为浓茶色，肝肾功指标持续恶化，病程进展极为迅速，故将患儿转至 ICU 进一步行血浆置换。经过两次血浆置换及成分输血后，患儿各项指标明显好转，尿液颜色由浓茶色变为澄清黄色。

知识拓展

血栓性微血管病（thrombotic microangiopathy，TMA）是一组以微血管病性溶血性贫血、血栓性血小板减少以及血管内皮损伤导致的缺血性器官损伤为主要表现的临床病理综合征，其发病的关键环节为内皮细胞损伤引发微血栓形成。HUS 属于 TMA，微血栓主要分布于肾脏。HUS 成人及小儿均可发病，但主要发生于婴幼儿和儿童。感染、多种毒素、抗内皮细胞抗体、药物等因素使内皮损伤是发病的关键。重症 HUS 患儿如未能得到及时治疗，预后较差。

HUS 曾分为腹泻型和非腹泻型。腹泻型也称为典型 HUS，主要是由产志贺氏毒素大肠埃希氏菌（Shiga toxin-producing Escherichia coli，STEC）感染引起，少数由痢疾志贺菌 1 型感染所致。所有其他原因导致的 HUS 则称为不典型 HUS 或非腹泻型 HUS，但部分非 STEC 相关 HUS 患者也有腹泻表现。

临床表现：多数患儿有乏力、恶心、呕吐、纳差的一般表现，典型 HUS 伴有腹泻或者血性腹泻，少数患儿有上呼吸道感染症状。微血管病性溶血性贫血可表现为面色苍白，黄疸，肝大，血尿或者酱油色尿，腰背部酸痛。消耗性血小板减少表现为皮肤黏膜的出血点，血小板计数减少，部分血小板可在正常范围。凝血功能检查基本正常。90% 以上的患儿会出现急性肾功能衰竭，表现为少尿、无尿、氮质血症，少数伴有高血压，典型 HUS 高血压常为一过性，随肾功能好转可恢复。

实验室检查：贫血，血小板计数降低，网织红细胞计数升高，外周血涂片见红细胞碎片；间接胆红素升高，乳酸脱氢酶增高；肾功能异常，血尿素氮及肌酐异常增高，电解质异常或酸中毒。非典型 HUS 可有 CFH 及其抗体、CFI、C3 肾炎因子的基因异常或蛋白含量异常。尿可有不同程度的蛋白尿及血尿，严重溶血者有血红蛋白尿。超声检查显示双肾体积增大。肾脏病理活检不具特异性。外周血涂片查获有诊断意义的破碎红细胞是确定微血管病性溶血的关键。

本病主要需与弥散性血管内凝血、血栓性血小板减少性紫癜、系统性红斑狼疮引起的贫血和肾功不全，以及其他可导致 TMA 的疾病相鉴别。

治疗方法主要为一般治疗、病因治疗、血浆治疗，其他如脾切除等。

案例总结

HUS 的临床诊断是基于存在典型三联征：微血管病性溶血性贫血、血小板减少和急性肾损伤。确诊需要行实验室检查，包括全血细胞计数和外周血涂片检出破碎红细胞、肾功能检查和尿液分析等。该患儿因上呼吸道感染入院，短短一天时间血红蛋白快速下降，说明起病急、进展快、病情重，通过最简单快速且最廉价的外周血涂片，结合其他检查快速明确诊断，可以为患儿治疗赢得宝贵时间。该患儿进行了两次血浆置换、两次输注洗涤红细胞、一次血小板输注，以及抗感染等支持治疗，血常规、尿常规、生化指标恢复正常，治疗效果令人满意。

在本例 HUS 的临床诊断中，血涂片显微镜下破碎红细胞的发现起到了至关重要的作用。经典的形态学对很多疾病尤其是血液系统疾病的诊断无可替代。检验医生在日常工作中要打好基本功，不应局限于检验结果的一串串数字，而是要关注数字背后深层次的内容。通过这些隐藏的信息为临床诊治提供重要提示，帮助临床医生缩短诊断鉴别时间，同时也为患者诊疗起到更加积极的作用。

专家点评

HUS 是一种以微血管病性溶血性贫血、血小板减少及急性肾功能衰竭为主要特征的临床综合征，起病急、病情重、病死率高。多认为 HUS 病因与感染有关，其典型病例发生前常有胃肠炎、上呼吸道感染等前驱症状。该患儿发病表现为上呼吸道感染、呕吐症状，其临床表现以贫血、血小板减少、急性肾衰为主，故 HUS 诊断明确。本病治疗关键在于早期诊断和早期综合治疗，及时启动针对性治疗可以改变临床转归。对重症患者尽早进行血浆置换和腹膜透析或血液透析，以降低死亡率。该病例报告从外周血涂片发现破碎红细胞的角度出发，结合临床特点，分析了检验结果的细节，以及该患者可能的病因以及发病机制，为 HUS 的诊断提供了重要的支持依据。

参考文献

［1］ 北京大学医学部肾脏病学系专家组 . 补体相关性肾病诊断和治疗专家共识［J］. 中华内科杂志，2024，63（3）：258-271.

［2］ BROCKLEBANK V，WOOD KM，KAVANAGH D. Thrombotic microangiopathy and the kidney［J］. Clin J Am Soc Nephrol，2018，13（2）：300-317.

［3］ GEORGE JN，NESTER CM. Syndromes of thrombotic microangiopathy［J］. N Engl J Med，2014，371（7）：654-666.

［4］ NORIS M，CAPRIOLI J，BRESIN E，et al. Relative role of genetic complement abnormalities in sporadic and familial aHUS and their impact on clinical phenotype［J］. Clin J Am Soc Nephrol，2010，5（10）：1844-1859.

［5］ 刘小荣 . 溶血尿毒综合征的诊治进展［J］. 中华肾病研究电子杂志，2016，5（2）：61-64.

典型的阵发性睡眠性血红蛋白尿症1例

11

作　　者：张蕾[1]，吴萍[2]（广东省人民医院，1检验科；2血液科）

点评专家：毕燕玲（广东省人民医院）

前　言

　　患者，男性，47岁，因"反复胸闷痛1年，再发伴血尿1个月"就诊。患者1年前提重物，爬楼后出现心前区闷痛，伴心悸气促。1个月前再次出现胸闷痛，伴血尿，呈暗红色，后为淡红色，伴乏力黄疸，于潮州市某医院就诊，查血常规示 RBC 1.87×10^{12}/L，Hb 61g/L，PLT 97×10^9/L，尿常规示红细胞计数12个/μL，对症治疗后患者胸闷好转，无血尿。现为进一步诊治收入我院。患者首发症状为气促、心悸、乏力等贫血的症状，后演变为血细胞减少，血红蛋白尿，初步怀疑阵发性睡眠性血红蛋白尿（paroxysmal nocturnal hemoglobinuria，PNH），不能排除再生障碍性贫血、缺铁性贫血等。

　　PNH是由于造血干细胞PIG-A基因突变引起一组通过糖基磷脂酰肌醇（glycosylphosphatidylinositol，GPI）锚连在细胞表面的膜蛋白的缺失，引起细胞性能发生变化，GPI锚连接蛋白CD55和CD59是机体免于补体旁路途径攻击、形成自身耐受的因子，当缺乏CD55和CD59时，红细胞对补体敏感度升高，是PNH发生血管内溶血的基础。

　　我国制订的PNH诊断标准如下：临床表现包括全血细胞减少，血红蛋白尿，血栓形成，黄疸和肝脾肿大；实验室检查包括Ham试验、糖水试验、蛇毒因子溶血试验、尿隐血异常和流式细胞术检测发现外周血中CD55或CD59阴性中性粒细胞或红细胞>10%。

案例经过

患者入院可见气促、心悸、乏力等贫血的症状，血尿，精神、胃纳、睡眠可，大便正常。既往史无特殊。

入院体检：体温 36.1 ℃，脉搏 87 次 / 分，呼吸 20 次 / 分，血压 126/74 mmHg，体重 60 kg，身高 176 cm，体表面积 1.689 m^2，PS 评分 0 分。神志清楚，发育正常，营养良好，面容与表情安静，体位自主，检查合作。

专科检查：贫血，无皮下出血。浅表淋巴结无肿大。胸骨无压痛；腹部未触及包块；肝脏未触及，脾脏未触及。

辅助检查：（潮州市人民医院）血常规 RBC 1.87×10^{12}/L，Hb 61 g/L，PLT 97×10^9/L；尿常规红细胞计数 12 个 /μL，正形红细胞 16325 个 /mL，畸形红细胞 100 个 /mL；双侧颈动静脉、腹部、心脏、泌尿系彩超未见异常声像；胸腹部 CT 平扫腹部未见病变。（我院门诊）全血细胞减少，补体 C3 含量 645.0 mg/L↓；促红细胞生成素 >770.00 mIU/mL↑；铁蛋白 8.0 ng/mL↓；单核细胞 CD59$^+$12.60%↓；粒细胞 CD59$^+$18.20%↓；红细胞 CD59$^+$47.20%↓。

入院后完善血栓检测，蔗糖溶血试验，FLAER 试验，白血病融合基因分型（FISH）试验，骨髓穿刺检查。FLAER 试验可以区分 GPI 阴性和阳性群体。骨髓穿刺检查可鉴别有无合并再生障碍性贫血。检查结果如下：FLAER 提示检测到 53.93% PNH 克隆红细胞，检测到 77.36% PNH 克隆粒细胞，检测到 91.25% PNH 克隆单核细胞；蔗糖溶血试验阳性；D- 二聚体 570 ng/mL↑；（骨髓活检）送检骨髓可见 10 余个完整的骨髓腔，骨髓增生较活跃，造血细胞约占骨髓腔面积的 80%；粒红比例减小，红系增多，粒红系均以中晚幼阶段细胞为主；巨核细胞数量和形态未见明显异常。

结合患者症状和实验室检查，考虑"阵发性睡眠性血红蛋白尿经典型"。

案例分析

1. 检验案例分析

（1）一般检查：全血细胞减少；血常规白细胞计数 4.32×10^9/L，红细胞计数

$1.86 \times 10^{12}/L \downarrow$，血红蛋白 57 g/L↓，平均红细胞体积 105.9 fL↑，平均红细胞血红蛋白含量 30.6 pg，平均红细胞血红蛋白浓度 289 g/L↓，血小板计数 $85 \times 10^9/L \downarrow$，中性粒细胞比值 0.756↑，淋巴细胞比值 0.169↓，中性粒细胞计数 $3.27 \times 10^9/L$，淋巴细胞计数 $0.73 \times 10^9/L \downarrow$；尿隐血 2+；尿液红细胞 90.00 个 /μL；黄疸肝功异常，直接胆红素 3.7 μmol/L↑；白蛋白 46.50 g/L；丙氨酸氨基转移酶 16 U/L；天门冬氨酸氨基转移酶 67 U/L↑；γ- 谷氨酰基转移酶 <7 U/L↓；碱性磷酸酶 52 U/L；胆碱酯酶 4478 U/L↓；腺苷脱氨酶 8.0 U/L；促红细胞生成素 >770.00 mIU/mL↑；铁蛋白 8.0 ng/mL↓。

（2）明确贫血的类型：RBC、Hb、HCT 均降低，RET 增多，平均红细胞体积和血红蛋白体积正常提示溶血性贫血、再生障碍性贫血或失血性贫血。转氨酶、胆红素、乳酸脱氢酶活性升高均提示溶血，患者尿隐血阳性，综合考虑血管内溶血可能性大。

（3）筛选试验：蔗糖溶血试验阳性，本试验敏感性高，少数再生障碍性贫血、细胞性贫血、遗传性球形红细胞增多症和自身免疫性溶血性贫血也可出现阳性。故本试验为阵发性睡眠性血红蛋白尿症的诊断筛选试验。

（4）确诊实验：单核细胞 CD59+12.60%↓；粒细胞 CD59+18.20%↓；红细胞 CD59+47.20%↓；该检测手段发现 CD59，CD55 低表达的异常细胞群，为 PNH 的确诊实验。

（5）PNH 可合并其他骨髓衰竭疾病，包括再生障碍性贫血和骨髓增生异常综合征，因此骨髓穿刺检测可以鉴定有无合并其他骨髓性疾病。（骨髓活检）送检骨髓可见 10 余个完整的骨髓腔，骨髓增生较活跃，造血细胞约占骨髓腔面积的 80%；粒红比例减小，红系增多，粒红系均以中晚幼阶段细胞为主；巨核细胞数量和形态未见明显异常（图 11.1）。

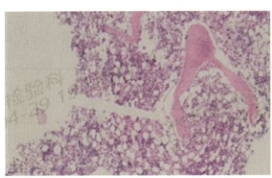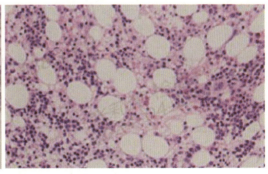

图 11.1　骨髓涂片

（6）分型：FLAER 提示检测到 53.93% PNH 克隆红细胞，检测到 77.36% PNH 克隆粒细胞，检测到 91.25% PNH 克隆单核细胞。可见 >50% 的 PNH 克隆红细胞，考虑为经典型。

2. 临床案例分析

患者 47 岁，为中年男性，因"反复胸闷痛 1 年，再发伴血尿 1 月"就诊。患者 1 年前提重物，爬楼后出现心前区闷痛，伴心悸气促，患者并未重视，未就诊，结合患者年龄和症状，考虑心血管疾病可能性大，1 个月前患者再次出现胸闷痛，伴血尿，呈暗红色，后为淡红色，伴乏力黄疸，患者此时出现胸闷气促，伴血尿，胆红素升高，检查发现全血细胞减少，尿隐血阳性，动态心电图提示窦性心律，短阵窦性心动过缓，短阵窦性心动过速，偶发房性早搏，T 波改变（间歇出现），胸腹部 B 超暂未见异常，结合患者症状和检查结果，初步考虑患者胸闷气促由红细胞、血红蛋白减少导致血氧减少引起，结合患者典型的临床症状和尿隐血阳性，初步考虑血管内溶血可能性大，为进一步明确患者的病因住院治疗。患者 RBC、Hb、HCT 均降低，RET 增多，提示为增生性贫血，平均红细胞体积和血红蛋白体积正常提示溶血性贫血、再生障碍性贫血或失血性贫血，患者的异常生化检验结果提示肝功能异常，胆红素代谢异常、乳酸脱氢酶活性升高均提示溶血，EPO 的升高与患者贫血有关，患者尿隐血阳性，综合考虑血管内溶血可能性大；患者 D- 二聚体升高，活化部分凝血活酶时间 28.8 秒↓；彩超并未提示血栓形成。为明确病因，进行糖水试验，糖水试验阳性初步考虑 PNH、再生障碍性贫血、细胞性贫血、遗传性球形细胞增多症或自身免疫性溶血性贫血。单核细胞 CD59$^+$12.60%↓；粒细胞 CD59$^+$18.20%↓；红细胞 CD59$^+$47.20%↓；FLAER 提示 53.93% PNH 克隆红细胞，77.36% PNH 克隆粒细胞，91.25% PNH 克隆单核细胞，此时患者确诊经典型 PNH；骨髓提示骨髓增生较活跃，在大多数 PNH 患者可见到该正常骨髓象，此外 PNH 还包括骨髓衰竭象，称为 PNH 骨髓象。本例患者诊断 PNH 明确，骨髓病理提示未合并再生障碍性贫血等其他骨髓衰竭疾病，因此归为经典型，使用激素和免疫抑制剂治疗 PNH 后病情稳定出院，但需注意血栓形成。

知识拓展

全球 PNH 发病率为（1~1.5）/100 万，该病在亚洲国家（如日本、韩国和中国）比在西方国家（美国、西班牙和英国）更常见。其是一种罕见的骨髓衰竭疾病，表现为溶血性贫血、血栓形成和外周血血细胞减少。两种糖基磷脂酰肌醇锚定蛋白 CD55 和 CD59 的缺失导致不受控制的补体激活，从而导致溶血。PNH 常合并其他骨髓性疾病，因此需要对其进行分型后治疗。PNH 可分成 3 种类型：①经典型，有典型的显性血管内溶血表现，不伴其他骨髓疾病，PNH 克隆比例常大于 50%；② PNH 合并其他骨髓衰竭性疾病；③亚临床型 PNH，在另一骨髓衰竭性疾病存在 PNH 克隆，但无 PNH 表现，PNH 克隆比例小于 1%。

　　PNH 的治疗：①对症支持治疗。②免疫抑制剂治疗，合并骨髓衰竭的患者可以给予环孢素，甚至联合抗胸腺细胞免疫球蛋白（ATG）治疗。③在无绝对禁忌证情况下，急性血栓事件需要接受肝素抗凝。若无禁忌证，既往有过血栓并发症病史的 PNH 患者应一直持续抗凝治疗（即使患者接受依库珠单抗）。对于需长期抗凝的 PNH 患者，维生素 K 拮抗剂如香豆素较为常用。④依库珠单抗治疗，其是人源化的单克隆抗体，与人 C5 补体蛋白特异性结合，阻止其裂解为 C5a 和 C5b，从而不能形成膜攻击复合物。应用依库珠单抗的指征为：具有中度或重度 PNH 症状（如显著的血管内溶血和生活质量很差）；已经发生或正在发生 PNH 的合并症，如血栓或肾功能不全的患者。⑤骨髓移植是唯一可以治愈该病的方法。PNH 是一种良性的克隆性疾病，部分患者有可能自愈，补体抑制对溶血发作疗效确切，因此骨髓移植需视情况而定。

案例总结

　　本病患者因"反复胸闷痛 1 年，再发伴血尿 1 个月"就诊，门诊见全血细胞减少和尿隐血阳性，蔗糖溶血试验有一定的筛查意义。流式细胞学检测红细胞和白细胞 CD59、CD55 和 FLAER 试验可确诊 PNH。

专家点评

　　本病例患者发病时间长，首发症状为胸闷、气促、乏力等慢性贫血的表现，还可能出现肝脏功能异常，因此该首发症状很难与血液疾病联系。PNH 三联征以慢性血管内溶血、血红蛋白尿、血栓形成为主要表现，但大多数患者常不典型，如该患者并无血栓，且病情轻重不一。该病是少见的血液性疾病，发病年龄集中在 20~40 岁，男性多于女性。本案例患者出现"清晨浓茶色样尿"后检验结果为慢性血管内溶血贫血，筛查试验（糖水试验）以及确诊性检测（流式 PNH 检测、FLAER 检测）最终确诊 PNH，骨髓病理提示未合并再生障碍性贫血等其他骨髓衰竭疾病，归为经典型。PNH 是一种罕见且复杂的疾病，如该病例在首发症状中出现的是心血管、呼吸和肝脏的症状，后出现了血红蛋白尿才指明了大致方向，逐渐指向 PNH。在这一系列递进式的排除诊断过程中，需要临床和检验科反复沟通交流，进一步深度合作，才能实现医疗服务质量的提高。

参考文献

［1］ HILL A，DEZERN AE，KINOSHITA T，et al. Paroxysmal nocturnal haemoglobinuria［J］. Nat Rev Dis Primers，2017，3：17028.

［2］ BRODSKY RA. Paroxysmal nocturnal hemoglobinuria［J］. Blood，2014，124（18）：2804-2811.

［3］ BRAVO-PEREZ C，GUARNERA L，WILLIAMS ND，et al. Paroxysmal nocturnal hemoglobinuria：biology and treatment［J］. Medicina（Kaunas），2023，59（9）：1612.

［4］ MALLENAHALLI NEEEKANTAPPA V，KAMATH A，BHARATHI RAJADURAIVELPANDIAN P. Safety profile of monoclonal antibodies and subsequent drug developments in the treatment of paroxysmal nocturnal hemoglobinuria［J］. Medicina（Kaunas），2024，60（3）：379.

继发于淋巴瘤的噬血细胞综合征1例

12

作　　者：孙萍萍[1]，樊文娟[2]（郑州大学第一附属医院，1检验科；2血液内科）

点评专家：刘帅（郑州大学第一附属医院）

前　言

　　血常规复检时发现不典型淋巴细胞，其报告方式始终是困扰实验室工作人员的难题，尤其是在患者病史资料缺乏的情况下，明确不典型淋巴细胞的性质，更是难上加难。本案例为中年女性患者，反复发热，当地医院诊断为病毒感染，治疗效果欠佳。入院后完善相关检验检查，结果显示贫血，血小板减少，铁蛋白增高，外周血涂片查见少量不典型淋巴细胞。经过与临床沟通，考虑不典型淋巴细胞为肿瘤性的可能性大，建议进一步完善骨穿、活检和其他相关检验检查。最后患者诊断为噬血细胞综合征，继发于淋巴瘤。本案例中外周血涂片发现不典型淋巴细胞，排除病毒感染背景下反应性不典型淋巴细胞的干扰，为临床排查反复发热原因、明确诊断提供了重要线索。

案例经过

　　患者，女性，58岁，1个月余前劳累后出现发热，体温最高37.5 ℃，伴干咳，伴胸闷、乏力，伴全身肌肉酸痛，自行口服"小柴胡口服液、苏黄止咳"治疗，体温可降至正常。15 天前受凉后出现高热，体温最高 39.2 ℃，自行口服"布洛芬"治疗，效果欠佳，遂就诊于当地医院。血凝试验提示纤维蛋白原 4.45 g/L，D- 二聚体 0.78 mg/L；呼吸道合胞病毒 IgM 抗体阳性，流感病毒 A 型 IgM 抗体阳性；IL-6 60.498 pg/mL；LDH 1706 U/L；甘油三酯 2.52 mmol/L；超声提示脂肪肝，胆囊壁毛糙增厚，脾大。布鲁氏菌抗体检测、虎红平板凝集试验阴性；给予抗病毒、抗感染、抗炎、止咳化痰、雾化、升血小板及对症支持治疗，患者仍反复发热，原因不明，建议转至上级医院进一步诊疗。为求进一步诊治，门诊以"发热待查"收入院。

自发病以来，患者食欲正常，睡眠正常，大小便正常，精神正常，体重下降 2 kg。既往高血压病史 10 年，最高血压 160/90 mmHg，口服苯磺酸氨氯地平片 1 片 / 天，血压控制可。冠状动脉粥样硬化性心脏病 10 年余，口服"瑞舒伐他汀钙片"治疗。查体：体温 38.2 ℃，脉搏 109 次 / 分，呼吸 21 次 / 分，血压 133/81 mmHg。贫血面容，全身皮肤黏膜无黄染，腹部无压痛、反跳痛。腹部柔软、无包块。肝脏肋缘下未触及，脾大。入院后完善血常规、外周血细胞形态分析、肝肾功能、凝血功能、肿瘤标志物、影像学等检验检查。

结果显示患者贫血，血小板减少，铁蛋白增高，NK 细胞活性减低，可溶性 CD25 水平明显增高，考虑噬血细胞综合征可能性大。外周血涂片查见不典型淋巴细胞，进一步明确不典型淋巴细胞的性质，完善骨髓细胞形态学、流式免疫表型分析、骨髓活检等检查，寻找原发病。治疗上给予抗感染、退热等对症支持治疗。骨髓涂片可见分类不明细胞，考虑淋巴瘤来源。流式免疫表型分析检测到 FSC 和 SSC 大、高表达 CD5 和 CD10 的异常克隆性 B 淋巴细胞。骨髓活检提示大 B 细胞淋巴瘤累及骨髓。

综合患者临床表现及各项检验检查结果，明确诊断噬血细胞综合征，考虑继发于淋巴瘤。

案例分析

1. 检验案例分析

患者血常规显示白细胞计数 5.60×10^9/L，红细胞计数 3.30×10^{12}/L，血红蛋白 95.0 g/L，血小板计数 48×10^9/L，中性粒细胞绝对值 4.13×10^9/L，淋巴细胞绝对值 0.73×10^9/L，单核细胞绝对值 0.73×10^9/L。炎症指标降钙素原 0.721 ng/mL，C 反应

蛋白 123.57 mg/L，白介素 -6 57.51 pg/mL；生化指标谷丙转氨酶 282 U/L，谷草转氨酶 414 U/L，乳酸脱氢酶 1946 U/L，甘油三酯 3.98 mmol/L，铁蛋白 930.00 ng/mL，可溶性 CD25 4334.87 pg/mL，$CD3^-CD16^+CD56^+NK$ 穿孔素（%）为 21.41%（参考范围 87%~100%），$CD3^-CD16^+CD56^+NK$ 颗粒酶 B（%）为 20.77%（参考范围 85%~100%）。结缔组织病全套、类风湿因子、甲状腺功能、G 试验、GM 试验、T-SPOT、EBV-DNA、CMV-DNA、大便常规、尿常规、抗链球菌溶血素 O、传染病未见明显异常。结合患者反复发热、脾大，考虑噬血细胞综合征的可能性大，需要寻找原发病。

外周血涂片（图 12.1）可见中性中、晚幼稚粒细胞，部分中性粒细胞胞浆颗粒增多增粗；同时可见不典型淋巴细胞，其性质是反应性还是肿瘤性需要明确。患者在当地医院检查结果显示呼吸道合胞病毒 IgM 抗体和流感病毒 A 型 IgM 抗体阳性，结合外周血涂片中不典型淋巴细胞的形态特征，怀疑为病毒感染引起的反应性淋巴细胞。但浏览全片，还可发现细胞胞体大，染色质粗糙，核仁隐约可见，核质比高，形态上判断更倾向于肿瘤性；结合患者为中年女性、反复发热，仅用病毒感染好像不能完全解释。因此，需要进一步完善骨穿、活检协助诊断。

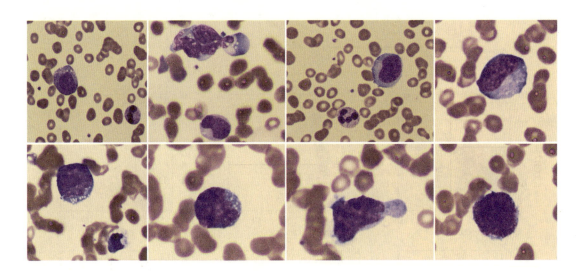

图 12.1　外周血涂片（瑞氏染色，×1000）

患者骨髓涂片（图 12.2）显示有一群胞体大的异常细胞，形态与外周血涂片中的不典型淋巴细胞一致，同时细胞周围还散落一些浆质体。结合患者的临床表现和细胞形态，这群细胞倾向于淋巴瘤来源。而流式免疫表型分析证实这群细胞 CD45 强表达，FSC、SSC

大，高表达 CD5、CD10、CD19、CD20、CD22、HLA-DR、FMC7、cCD79a、Kappa，部分表达 CD23，不表达 CD25、CD200、CD103、CD11c、Lambda，提示为异常克隆性 B 淋巴细胞（图 12.3）。骨髓活检也证实为大 B 细胞淋巴瘤累及骨髓。

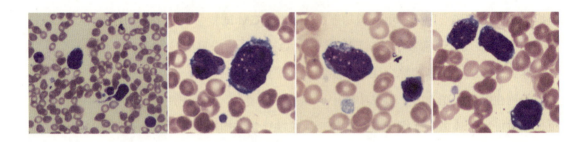

图 12.2　骨髓涂片（瑞氏染色，×1000）

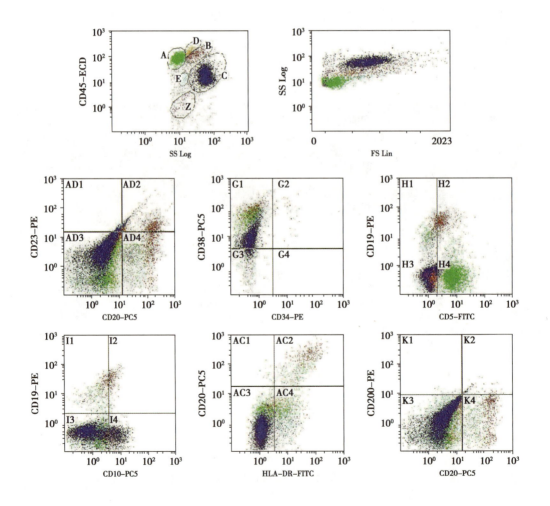

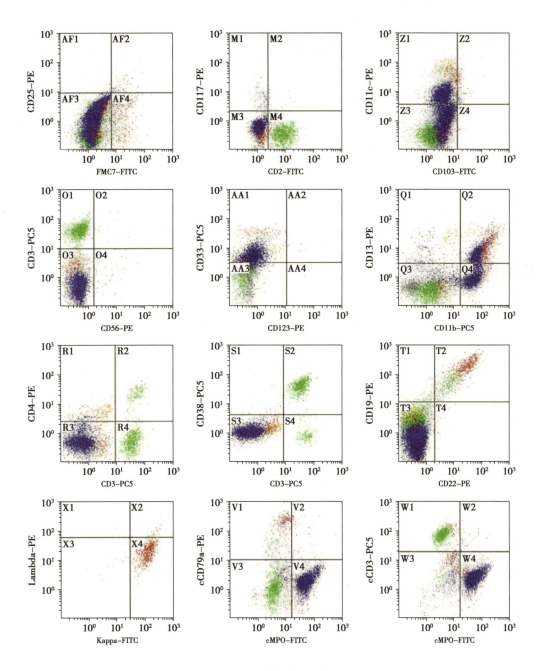

图 12.3　流式免疫表型分析

2. 临床案例分析

中年女性患者，反复发热 1 个月余，当地医院诊断为病毒感染，给予抗病毒等对症支持治疗，疗效欠佳。后至我院，入院后完善相关检查，结果显示贫血、血小板减少，铁蛋白增高。外周血涂片查见少量不典型淋巴细胞，结合患者病史，考虑反应性淋巴细胞可能性比较大，但通过与检验科工作人员的沟通，根据细胞形态，不排除肿瘤细胞来源，需排除淋巴瘤等。遂给予患者完善骨穿、流式免疫表型分析、活检协助诊断，结果提示淋巴瘤累及骨髓。完善 NK 细胞活性、铁蛋白、肝脾超声等，诊断为噬血细胞综合征，继发于淋巴瘤。本案例中外周血涂片发现不典型淋巴细胞，为临床排查发热原因、明确诊断提供了重要线索，使临床诊断更为精准、快速。

知识拓展

噬血细胞综合征（hemophagocytic syndrome，HPS），又称为噬血细胞性淋巴组织细胞增多症（hemophagocytic lymphohistiocytosis，HLH），是一种遗传性或获得性免疫调节功能异常导致的严重炎症反应综合征。其主要临床特征为不明原因的持续发热、血细胞减少、肝脾肿大及肝、脾、淋巴结和骨髓组织发现噬血现象。根据是否存在明确的与 HLH 相关的基因异常，分为原发性 HLH 和继发性 HLH 两类。

国际组织细胞协会于 2004 年修订了 HLH 诊断标准，符合以下两条标准中任何一条时可以诊断 HLH。

（1）分子诊断符合 HLH：存在目前已知的 HLH 相关致病基因，如 PRF1、UNC13D、STX11、STXBP2、Rab27a、LYST、SH2D1A、BIRC4、ITK、AP3β1、MAGT1、CD27 等病理性突变。

（2）符合以下 8 条指标中的 5 条或以上：①发热，体温 >38.5 ℃，持续 >7 天；②脾大；③血细胞减少（累及外周血两系或三系），血红蛋白 <90 g/L（<4 周婴儿，血红蛋白 <100 g/L），血小板 <100×10⁹/L，中性粒细胞 <1.0×10⁹/L 且非骨髓造血功能减低所致；④高甘油三酯血症和（或）低纤维蛋白原血症，甘油三酯 >3 mmol/L 或高于同年龄的 3 个标准差，纤维蛋白原 <1.5 g/L 或低于同年龄的 3 个标准差；⑤在骨髓、脾脏、肝脏或淋巴结中发现噬血现象；⑥NK 细胞活性降低或缺如；⑦血清铁蛋白升高，铁蛋白 ≥ 500 μg/L；⑧ sCD25（可溶性白细胞介素 -2 受体）升高。

当患者出现临床上无法解释的持续发热、血细胞减少、伴有脾大或肝功能异常时应当怀疑 HLH 的可能。疑似 HLH 患者建议按照《中国噬血细胞综合征诊断与治疗指南》中提供的诊疗路径进行诊断（图 12.4）。

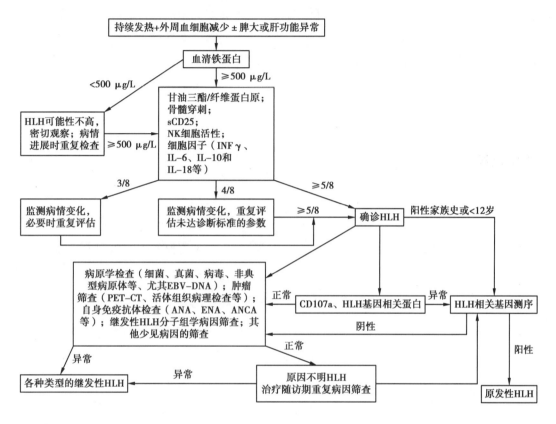

注：ANA 为抗核抗体；ANCA 为抗中性粒细胞胞质抗体；ENA 为可提取性核抗原；HLH 为噬血细胞综合征；IFN γ 干扰素 γ；IL 为白细胞介素；NK 细胞为自然杀伤细胞；PET-CT 为正电子发射断层显像。

图 12.4　噬血细胞综合征诊疗路径

《血细胞分析报告规范化指南》提出使用反应性淋巴细胞和异常淋巴细胞来分别描述因良性病因或因可疑恶性 / 克隆性病而产生形态学变化的淋巴细胞，与《国际血液学标准化委员会（ICSH）关于外周血细胞形态特征的命名和分级标准化建议》中关于淋巴细胞形态改变时的描述一致。欧洲白血病网（European Leukemia Net，ELN）2010 年的共识将不典型淋巴细胞（atypical lymphocyte）划分为不典型淋巴细胞疑为反应性、不典型淋巴细胞疑为肿瘤性和不典型淋巴细胞性质不确定，ICSH 也认可这种命名方法。

炎症性和感染性疾病（特别是病毒性疾病）中的各种免疫刺激会引起反应性淋巴细胞（不典型淋巴细胞疑为反应性）增多，包含但不限于之前所说的异型淋巴细胞。当反应性

淋巴细胞 ≥ 10% 时，应提示临床排查传染性单个核细胞增多症的可能。反应性淋巴细胞多见于儿童、年轻人，患者的红细胞计数、血小板计数多正常。而毛细胞、淋巴瘤细胞如滤泡淋巴瘤、伯基特淋巴瘤、成人 T 细胞白血病 / 淋巴瘤等具有特殊形态学特征的肿瘤性淋巴细胞可用异常淋巴细胞（不典型淋巴细胞疑为肿瘤性）来描述，最后通过免疫表型分析进行确认。异常淋巴细胞多见于中老年人，常伴有两系或多系异常。当不典型淋巴细胞形态特征不明显、患者病史资料不清楚的情况下，报告不典型淋巴细胞 - 性质不确定是比较好的折中方法。

案例总结

本案例中患者以"发热 1 个月余"入院，入院完善各项检验检查，结合患者临床表现，可明确噬血细胞综合征的诊断，难点在于寻找病因。外周血发现不典型淋巴细胞，从形态学判断可疑为肿瘤性而非反应性，是一个很有价值的线索，可以大大缩小临床的排查范围。完善骨髓穿刺涂片，发现骨髓中存在形态学上相似的异常细胞，也说明此类细胞为肿瘤性（淋巴瘤）的可能性大。最终，综合所有检查结果诊断为噬血细胞综合征，考虑继发于淋巴瘤。本案例提示我们，免疫学（immunology，I）、细胞遗传学（cytogenetics，C）、分子生物学（molecular biology，M）在造血与淋巴组织肿瘤诊断和分类中所起的作用越来越大，细胞形态学（cell morphology，M）依然有着不可或缺的位置，它是诊断的"排头兵"，为 I、C、M 指明了方向。作为实验室工作人员，认细胞、识细胞依然是必须掌握的基本功。

专家点评

淋巴瘤的诊断与鉴别诊断和分型应以病理活检为准。在日常工作中，更多的患者在确诊淋巴瘤之前，往往会进行多次的血常规或者外周血细胞形态检查，如果能从外周血细胞形态发现或者提示异常淋巴细胞，能够为临床提供有价值的线索或者方向。该患者诊断为噬血细胞综合征，同时又存在病毒感染，外周血细胞形态发现淋巴细胞形态异常，究竟是反应性还是肿瘤性，往往也是实验室形态报告最纠结之处，因为淋巴瘤细胞的形态千变万化，而要确认是良性还是恶性，需要结合临床和其他实验室检查综合分析，假如异常淋巴细胞 ≥ 3%，如果临床和其他实验室检查均支持，可以报告不典型淋巴（肿瘤性），有噬血可以报伴噬血。如果临床表现和其他实验室检查不支持，则进行描述性报告。

参考文献

［1］ 中国医师协会血液科医师分会，中华医学会儿科学分会血液学组，噬血细胞综合征中国专家联盟 . 中国噬血细胞综合征诊断与治疗指南（2022 年版）［J］. 中华医学杂志，2022，102（20）：1492-1499.

［2］ 中华医学会检验医学分会血液学与体液学组 . 血细胞分析报告规范化指南［J］. 中华检验医学杂志，2020，43（6）：619-627.

［3］ PALMER L，BRIGGS C，MCFADDEN S，et al. ICSH recommendations for the standardization of nomenclature and grading of peripheral blood cell morphological features［J］. Int J Lab Hematol，2015，37（3）：287-303.

［4］ ZINI G，BAIN B，BETTELHEIM P，et al. A European consensus report on blood cell identification：terminology utilized and morphological diagnosis concordance among 28 experts from 17 countries within the European LeukemiaNet network WP10, on behalf of the ELN Morphology Faculty［J］. Br J Haematol，2010，151（4）：359-364.

慢性淋巴细胞白血病伴肺腺癌并多发转移（Ⅳ期）1例

13

作　　者：杨伟[1]，张大燕[1]，辛鹏亮[2]（福建医科大学附属泉州第一医院，1检验科；2血液科）
点评专家：朱雄鹏（福建医科大学附属泉州第一医院）

前　言

　　患者，男性，71岁，以"左侧胸痛1个月余"为主诉入院。门诊查血常规＋异常白细胞形态分类提示：白细胞计数增多，淋巴细胞比例增高，血红蛋白减低，血小板减少。肺部 CT 提示：左肺占位，多发淋巴结肿大，双侧胸腔积液。收住血液科，进一步明确诊断。骨髓涂片提示：①慢性淋巴细胞增殖性疾病；②骨髓转移性肿瘤。流式细胞学提示：符合 CD5$^+$CD10$^-$B 淋巴细胞克隆性增殖性疾病免疫表型。骨髓病理提示：慢性 B 淋巴细胞白血病 / 小淋巴细胞淋巴瘤合并肺腺癌转移。病理基因检测：MET 基因外显子 14 跳跃突变检测，MET-exon-13.MET-exon-15（拼接基因及外显子），检测结果野生型。结合实验室、病理及影像学相关检测，诊断：①慢性淋巴细胞白血病（目前暂无治疗指征）；②肺腺癌并多发转移（Ⅳ期）。结合基因检测结果，予以伏美替尼靶向治疗。

案例经过

　　患者1个月余前无明显诱因出现左侧胸痛，呈阵发性隐痛，遂就诊当地卫生院，查

血常规 +CRP 提示：白细胞计数 62.40×10⁹/L，中性粒细胞百分比 4.3%，淋巴细胞百分比 95.2%，血红蛋白 76 g/L，血小板 67×10⁹/L，C 反应蛋白 21.80 mg/L。胸片提示：左肺占位？左侧胸腔积液。为进一步诊治，拟"①慢性淋巴细胞增殖性疾病？②肺部浸润？"收住血液科。患者自发病以来，精神、睡眠、食欲一般，大小二便如常，体重有所减轻（具体不详）。

入院后完善相关检查。血常规 + 异常白细胞形态分类提示：白细胞计数 66.52×10⁹/L，中性粒细胞百分比 2.9%，淋巴细胞百分比 94.4%，血红蛋白 74 g/L，血小板 63×10⁹/L，C 反应蛋白 21.46 mg/L。骨髓涂片提示：①慢性淋巴细胞增殖性疾病；②骨髓转移性肿瘤。骨髓病理提示：慢性淋巴细胞白血病 / 小淋巴细胞淋巴瘤合并肺腺癌。病理基因检测：MET 基因外显子 14 跳跃突变检测 MET-exon-13.MET-exon-15（拼接基因及外显子），检测结果野生型。肺部 CT 提示：①左肺下叶占位，MT 可能，建议增强进一步检查；双侧锁骨下、腋窝、肺门及纵隔多发肿大淋巴结；②双肺多发小结节，建议随诊复查；双肺气肿；双肺炎症改变，双侧胸腔积液；③脾大，脾脏及肝多发低密度影显示不清；胃底及胃体胃壁增厚，腹膜后、肝胃间隙多发肿大淋巴结。胸腔积液相关检查提示：腺癌，来源肺部可能性大。完善骨髓形态、免疫分型、骨髓病理 + 免疫组化、骨髓病理基因及影像学相关检查，诊断为：①慢性淋巴细胞白血病；②肺腺癌并多发转移（Ⅳ期）。

案例分析

1. 检验案例分析

患者入院完善相关检查，结果如下。

（1）血常规 + 异常白细胞形态分类：白细胞计数 66.52×10⁹/L↑，中性粒细胞百分比 2.9%↓，淋巴细胞百分比 94.4%↑，血红蛋白 74 g/L↓，血小板 63×10⁹/L↓，C 反应蛋白 21.46 mg/L↑。

（2）异常白细胞形态分类（图 13.1）：外周血涂片可见大量成熟小淋巴细胞及退化细胞，血小板少见。

（3）骨髓涂片细胞学检查（图 13.2）：有核细胞增生明显活跃，淋巴细胞占 87.5%，可见大量成熟小淋巴细胞，大量异常细胞，扎堆分布。考虑：①慢性淋巴细胞增殖性疾病；②骨髓转移性肿瘤。

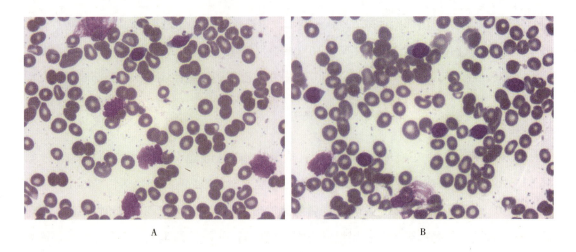

图 13.1　异常白细胞形态分类

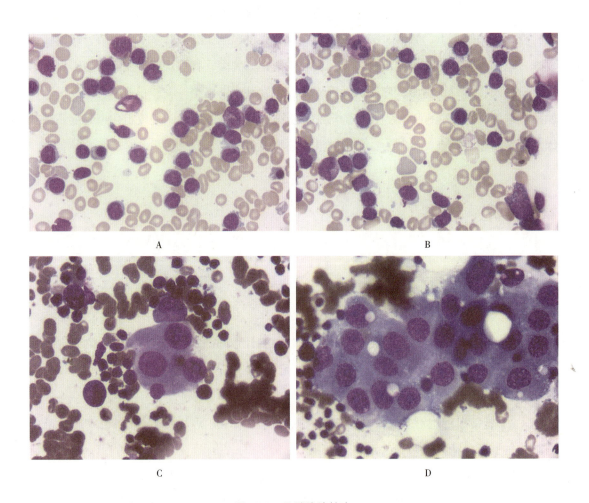

图 13.2　骨髓涂片检查

（4）骨髓流式细胞学检查（图13.3）：异常淋巴细胞占86.71%，表达CD19、Lambda、CD43、CD200、CD5、IgD、CD45，部分表达CD23、CD11c，符合CD5$^+$CD10$^-$B淋巴细胞克隆增殖性疾病免疫表型。

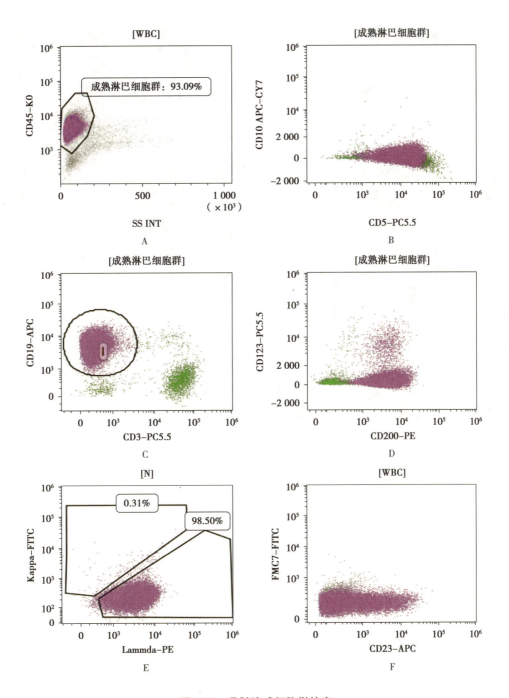

图 13.3　骨髓流式细胞学检查

（5）骨髓病理提示（图 13.4）：骨髓增生活跃，组织中骨小梁可见大量淋巴细胞浸润，结合免疫组化结果及病史，考虑慢性 B 淋巴细胞白血病 / 小淋巴细胞淋巴瘤合并肺腺癌转移。

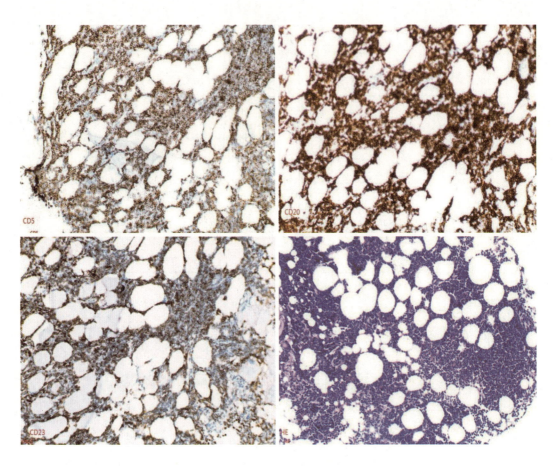

图 13.4　骨髓病理和免疫组化

免疫组化提示：转移癌 CK（个别 +），TTF-1（个别 +）；慢性 B 淋巴细胞白血病 / 小淋巴细胞淋巴瘤 CD3（T 细胞 +），CD5（+），PAX-5（B 细胞 +），CD20（B 细胞 +），CD23（+），CD34（-），CD117（-），TDT（-）；Ag 染色示（+），Masson 染色示（-）。

（6）血清肿瘤标志物检查：癌胚抗原 248.43 ng/mL↑，糖链抗原 CA125 90.4 U/mL↑，糖链抗原 CA15-3 75.4 U/mL↑；细胞角蛋白 19 片段 12.4 μg/L↑，神经元特异性烯醇化酶 17.0 μg/L↑，胃泌素释放肽前体 55.3 pg/mL↑。

（7）肺部 CT 检查提示（图 13.5）：①左肺下叶占位，MT 可能，建议增强进一步检查；双侧锁骨下、腋窝、肺门及纵隔多发肿大淋巴结。②双肺多发小结节，转移不能排除；双肺气肿；双肺炎症改变，双侧胸腔积液。③肝脏多发密度影；胃体、胃底胃壁增厚，腹膜后、肝胃间隙多发肿大淋巴结；建议进一步检查。④主动脉及冠状动脉硬化。

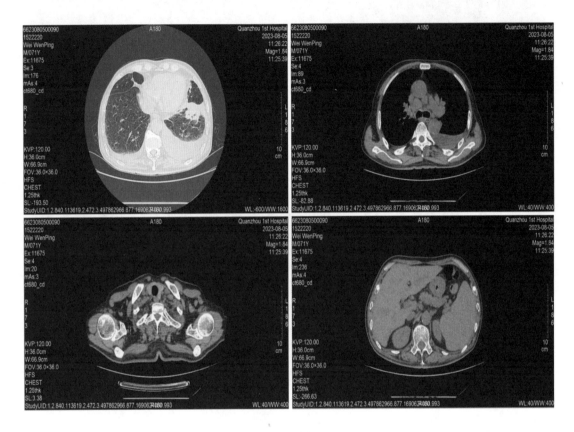

图 13.5　肺部 CT

（8）胸腔积液相关检查：胸腔积液液基薄层细胞制片检查可见异型细胞，符合腺癌，首先考虑肺来源（图 13.6）。胸腔积液常规提示：积液混浊，外观黄色，李凡他试验阳性，细胞计数 4.198×10^9/L，多个核细胞占 1.8%，红细胞计数 0.004×10^{12}/L。胸腔积液肿瘤标志物癌胚抗原 1018.95 ng/mL↑。

（9）腹部彩超提示：双侧颈部、双侧锁骨上窝多发低回声结节（肿大淋巴结可能）；肝内多发高、低回声结节（性质待定，转移性 MT？建议进一步检查）；脾大，脾内多发高、低回声结节（性质待定，转移性 MT？建议进一步检查）；右肾囊性无回声（囊肿可能）；胆、胰头体、脾、左肾、双侧肾上腺区未见明显异常。

（10）病理基因检测：MET 基因外显子 14 跳跃突变检测，MET-exon-13.MET-exon-15（拼接基因及外显子），检测结果，野生型。

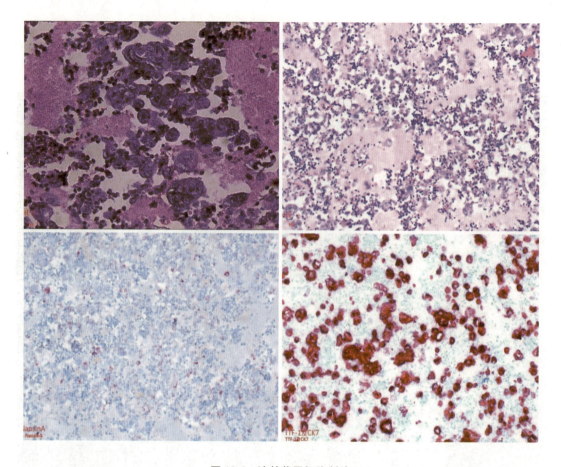

图 13.6　液基薄层细胞制片

2. 临床案例分析

该患者为老年男性，既往无高血压、心脏病、糖尿病等相关病史，无过敏史。查血常规提示白细胞数增多，淋巴细胞百分比明显增高，结合骨髓涂片细胞学检查、骨髓免疫分型及骨髓病理，诊断慢性淋巴细胞白血病。慢性淋巴细胞白血病（chronic lymphocytic leukemia，CLL）是一种 B 细胞来源的惰性淋巴瘤，特征性表现为 CD5+ 的成熟小 B 淋巴细胞在外周血、骨髓、脾脏及淋巴结广泛聚集。CLL 以老年发病居多，发病年龄多为 67~72 岁，男女比例约 2：1。

该患者自发病以来，精神、睡眠、食欲一般，大小二便正常，体重有所减轻（具体不详）。出现左侧胸痛，呈阵发性隐痛，但未出现咳嗽、咳痰、咯血，临床症状结合肺部 CT、彩超、骨髓及胸腔积液病理，诊断为肺腺癌并多发转移（Ⅳ期）。

由于慢性淋巴细胞白血病是一种 B 细胞来源的惰性淋巴瘤，评估后暂无治疗指征；

且骨髓中可见大量肺癌细胞浸润，故考虑贫血及血小板减少原因，可能为肺腺癌骨髓浸润引起，暂时不对 CLL 进行治疗，结合肺腺癌基因检测结果，予以伏美替尼靶向治疗，患者无诉不适，予以办理出院，定期随访。

知识拓展

慢性淋巴细胞白血病是一种 B 淋巴细胞克隆性增殖的肿瘤性疾病，其特点为成熟形态的淋巴细胞在体内积聚，使血液和骨髓中淋巴细胞增多，进而引起淋巴结、肝、脾肿大，并可累及其他组织器官。近年来，随着新药物、新治疗方法在临床上的应用，不仅 CLL 患者的生存期得到延长，大多数其他类型白血病、恶性实体瘤的生存期也较前延长。有关 CLL 或其他类型白血病合并第二肿瘤的报道日益增多，多数为异时性，而同时性较少。研究普遍认为，第二肿瘤的发生与原发恶性肿瘤的治疗相关，包括化疗及放疗。但未经放化疗治疗的原发性肿瘤继发第二肿瘤或二者同时诊断时不能用上述机制解释，提示第二肿瘤的发生还存在其他的发病机制，如生物因素（感染源）、遗传背景及免疫异常等。该患者 CLL 与肺腺癌同时诊断，与治疗无关。因 CLL 本质上属于一种特殊类型淋巴瘤，淋巴瘤与白血病均属血液系统恶性肿瘤，并且淋巴瘤是白血病叠合的实体瘤中最常见类型，该患者为 CLL 同时合并非血液系统恶性实体瘤，较少见，国内外文献多为个案报道。

案例总结

慢性淋巴细胞白血病是一种 B 细胞来源的惰性淋巴瘤，多数起病隐匿，早期常无自觉临床症状，多在体检或诊治其他系统疾病时发现血常规异常而被发现。诊断主要依靠实验室检查，CLL 的特征性表现是成熟的 $CD5^+$ 小 B 淋巴细胞在外周血、骨髓、淋巴结及脾脏中大量聚集，单克隆增殖。根据外周血淋巴细胞计数，典型的骨髓细胞形态学、细胞免疫表型，多数 CLL 病例可以确诊。

该患者以"左侧胸痛 1 个月余"为主诉就诊，发现血常规异常，通过检验科血常规、骨髓涂片及骨髓免疫分型检查考虑：慢性淋巴细胞增殖性疾病；骨髓转移性肿瘤。最终结合骨髓、胸腔积液病理及影像学等相关检查，确诊为慢性淋巴细胞白血病伴肺腺癌并多发转移（Ⅳ期），为临床少见病例。

近年来，随着新的抗肿瘤药物的临床应用，CLL 的预后较前得到改善，生存期得以延长，CLL 伴发第二，甚至第三恶性肿瘤的发病率越来越高，但同时诊断 CLL 及其他恶性肿瘤的病例在临床上相对比较少见，尤其是与非血液系统的恶性肿瘤同时诊断更为少见。淋巴瘤临床表现多样，可以侵犯全身组织及器官，使得对淋巴结外的原发淋巴瘤诊断出现困难。同时多部位淋巴结肿大也并非全部为淋巴瘤侵犯，更要结合影像学检查、实验室检查及临床表现进行仔细鉴别，排除原发实体肿瘤。

在临床诊疗中，检验科与临床的沟通是医疗服务中必不可少的内容，是提高诊断准确度、减少诊疗失误的重要环节。作为一名合格的检验科医生，应当重视血细胞分析及细胞形态的复检工作，同时要有扎实的形态学基础及临床理论知识，加强文献阅读，积累经验，并与临床医生保持良好沟通，从而提高检验工作质量，真正做到检以求真、验以求实，更好地服务于临床及患者。

专家点评

慢性淋巴细胞白血病是一种惰性 B 细胞淋巴瘤，存活期相对较长；CLL 合并第二肿瘤的报道日益增多，但多数为异时性，同时性较少。该患者为 CLL 同时合并非血液系统恶性实体瘤，实为少见，国内外文献多为个案报道。临床上，常规采用一元论来解释肿瘤类疾病，而本病例通过各项检查的展开，迅速打破了一元论的思维，避免误诊、漏诊，充分体现了检验 / 检查对临床诊断的价值。本病例的特殊之处在于，初诊时的血常规是一个典型的慢性淋巴细胞白血病的血常规，肺部 CT 等结果均指向慢性淋巴细胞白血病（CLL 确实可以引起该患者这样的肺部展位、纵隔淋巴结肿大、胸腔积液等影像学结果），但随着后续骨髓涂片检查发现除了慢性淋巴细胞白血病外，尚可发现大量的异常细胞扎堆分布（癌巢），故而结合肺部 CT 才把寻找第二肿瘤的线索指向了肺部（占位和胸腔积液）。当然，最终胸腔积液液基薄层细胞制片病理检查和骨髓病理一致确诊为肺腺癌，再结合病理切片的基因检测，可进一步为后续的治疗提供重要的参考。虽然在诊断过程中，流式细胞学检测为慢性淋巴细胞白血病的诊断贡献极大，但该检测手段也有不足之处，例如对实体肿瘤检测方面的不足，而骨髓涂片恰恰可以弥补这一不足。包括彩超、肿瘤标志物等辅助检查在内的各项检测，也为患者的诊断、病情评估添砖加瓦。在上述一系列检查的协同配合之下，最终完美地诊断了该罕见病例，充分体现了不同检测手段的价值。说明不同检测手段之间并不是对立的，而是有机结合的一个整体。这些检测手段的相互配合、优势互补，既节约了时间与经济成本，又使患者能够尽早得到精准的个性化治疗。

参考文献

［1］　路瑾.慢性淋巴细胞白血病分层治疗［J］.中国实用内科杂志，2015，35（2）：96-98.

［2］　李建勇，邱录贵.中国慢性淋巴细胞白血病诊断与治疗专家共识［J］.中华血液学杂志，2010，31（2）：141-144.

［3］　赵海军.白血病迭合实体瘤105例临床分析并文献复习［J］.安徽医学，2014，35（11）：1524-1527.

［4］　王昭，王欢.慢性淋巴细胞白血病的诊断思路及探讨［J］.中国实用内科杂志，2007，27（10）：728-730.

［5］　高源，吴仕收，尹颖，等.淋巴瘤合并恶性实体肿瘤26例临床特征分析［J］.白血病·淋巴瘤，2022，31（12）：744-747.

［6］　谢晓英，李红玉，邓雅文，等.医学检验师临床沟通能力培养的探讨［J］.中国医学教育技术，2016，30（1）：104-106.

［7］　陆雪冬.检验医师与临床沟通的重要性——附2例病例分析［J］.实用检验医师杂志，2022，14（1）：101-105.

先天性白细胞颗粒异常综合征
1例

14

作　　者：田彦红[1]，安志鹏[2]（山西省阳泉市第三人民医院，1检验科；2血液肿瘤内科）

点评专家：赵志敏（山西省阳泉市第三人民医院）

前　言

先天性白细胞颗粒异常综合征（Chediak-Higashisyndrome，CHS）属罕见的常染色体隐性遗传病，主要是由 CHS1/LYST 基因突变，导致中性粒细胞中溶酶体囊泡不能脱颗粒将吞噬的细菌杀灭，从而在中性粒细胞中大量蓄积所导致细胞吞噬功能下降的一类免疫缺陷病，病理性的黑色素体聚集可致毛发、皮肤和眼底处的色素稀释，同时还会出现视神经和听觉神经的交叉功能减退。CHS 也归属于"银发综合征免疫缺陷性疾病"范畴。目前国内外报道的病例较少。本病例就是检验科医生在形态学检验时发现了淋巴细胞中异常包涵体，进一步追踪，与临床和患者积极沟通，进一步追加必要检查，最终明确诊断，帮助患者及时得到了有效治疗。

案例经过

患者，男性，23 岁，因发现左颈部肿胀不适，局部憋胀疼痛，于外院行左颈淋巴结穿刺活检，病理初步考虑组织细胞坏死性淋巴结炎。我院以"左颈淋巴结增大"收住胸外科，全麻下行"左颈部区域淋巴结清扫术"，标本送术中冰冻切片病理检查，考虑为淋巴造血系统来源的肿瘤，倾向淋巴瘤可能，转移性肿瘤待排。术后病理会诊提示：EB 病毒相关淋巴组织增生性病变，不除外 KiKuchi 淋巴结炎、经典型霍奇金淋巴瘤、富于 T/ 组织细胞的弥漫性大 B 细胞淋巴瘤。术后淋巴结病理会诊提示：结合免疫组化和基因检测结果首先提示 EB 病毒阳性的淋巴组织增生性疾病。

个人史：出生地山西省阳泉市城区，居住于现住址，否认近期外出旅居史，否认疫区久居史，否认有害物接触史，否认放射性物质接触史。

家族史：父母体健，无与患者类似疾病，无家族遗传倾向的疾病，家族否认肝炎、结核等传染性疾病。

体格检查：面部、躯干、四肢可见散在色素脱失。

入院查血常规提示：白细胞计数 2.6×10^9/L，血红蛋白 112 g/L，血小板 231×10^9/L，中性粒细胞百分比 18.0%，淋巴细胞百分比 57.3%，单核细胞百分比 24.3%。5 月 5 日门诊术后复查血常规提示：白细胞计数 2.9×10^9/L，血红蛋白 120 g/L，血小板 232×10^9/L，中性粒细胞百分比 14.5%，淋巴细胞百分比 68.0%，单核细胞百分比 16.5%。

血常规结果提示，白细胞计数减低，淋巴细胞比例明显增高，粒细胞缺乏，依据血细胞分析复检规则及时进行血涂片形态学复检，外周血细胞形态检查白细胞分类，淋巴细胞比例增高，约 40% 淋巴细胞质内可见一个粗大圆形、类圆形深紫红色异常颗粒；中性粒细胞比例减低，约 12% 粒细胞质内可见大小不一，数量不等的灰褐色异常颗粒。提示可能为 CHS，建议进行 LYST 相关基因检测。遂立即联系患者，嘱其于血液科进行详细检查。患者转诊上级医院，结合第三方实验室的相关检测，最终诊断为 EB 病毒阳性多形性B 细胞淋巴组织增殖性疾病，CHS，原发性噬血细胞综合征（LYST，免疫缺陷相关）。

案例分析

1. 检验案例分析

本例患者在门诊复诊查血常规提示，白细胞计数减低，淋巴细胞比例明显增高，粒细胞缺乏，遂进行血涂片形态学复检，发现镜下大多数淋巴细胞质内可见一个粗大圆形、类圆形深紫红色异常颗粒，该异常颗粒体积为 1~2 μm，染色较淋巴细胞核深染浓集（图14.1），不排除淋巴细胞卫星核。卫星核是因为染色体损伤，丧失着丝点的染色单体或其片段在有丝分裂末期，未进入子代细胞遗传物质体系内而形成，常见于接受较大剂量电离辐射、核辐射之后，或其他理化因素、抗癌药物等造成的细胞损伤。常作为致畸、致突变的客观指标之一。经与临床及患者沟通，该患者否认有害物接触史，否认放射性物质接触史，可基本排除淋巴细胞卫星核。

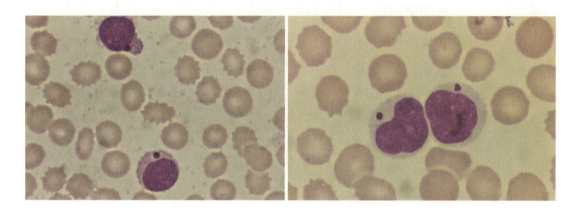

图 14.1　淋巴细胞中的异常颗粒

通过仔细观察，在数量不多的中性粒细胞质内发现灰褐色的包涵体（图 14.2）。经过细胞形态室人员仔细甄别并查阅文献后，推断该类异常颗粒可能为 Chediak-Higashi 异常，遂与临床医生及患者充分沟通，考虑患者可能是疑难罕见病例，建议行骨髓及 Chediak-Higashi 综合征相关基因检测。

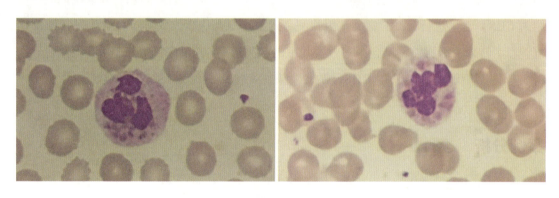

图 14.2　中性粒细胞中的异常颗粒

骨髓细胞形态学检查：增生明显活跃，粒系增生占 65.2%，成熟受阻，中幼粒以下阶段粒细胞多数浆内可见大小不等、数量不一，圆形、类圆形、不规则形的灰褐色异常颗粒，红系占 17.2%，以中晚幼红为主，成熟红细胞大小不等；巨核细胞增生，血小板成簇多见；淋巴细胞占 14.4%，部分浆内可见体积较大的深紫红色异常颗粒，多为单个，偶见多个（图 14.3）；中性中晚幼粒细胞胞质内偶见有宽大空晕样异常包涵体（图 14.4）；骨髓 POX 组织化学染色提示粒细胞胞质内可见异常粗大黑色阳性颗粒（图 14.5）。

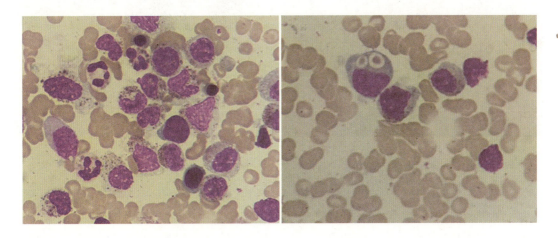

图 14.3　中性粒细胞中异常包涵体　　　　图 14.4　宽大空晕的包涵体

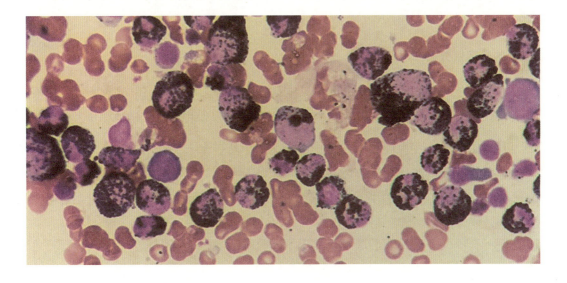

图 14.5　POX 染色可见巨大异常阳性颗粒

典型 CHS 患者有着特征性的白皮肤和银发，患者四肢及躯干可见散在色素脱失（图 14.6），征得患者同意对患者行发干光镜试验，显微镜下见串珠样黑色素颗粒及巨大黑色素颗粒聚集（图 14.7）。

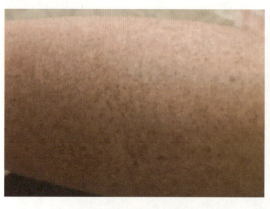

图 14.6　四肢散在色素脱失

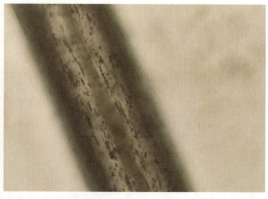

图 14.7　串珠样色素聚集颗粒

患者静脉全血送第三方实验室，全外显子组测序（WES）结果报告：发现 LYST 基因的 2 个杂合无义突变（c.7207C>T 和 c.7031C>G，图 14.8）和 1 个杂合错义突变（c.9520G>A，图 14.9）。LYST 基因突变点验证：患者母亲发现 c.7031C>G 和 c.9520G>A 突变，患者父亲发现 c.7207C>T 突变，最终明确形态学 CHS 的推断。

2. 临床案例分析

本例患者主因"左颈部淋巴结肿大"就诊多家医院，本次入院后结合患者症状体征以及影像学检查提示：双侧颈部多发淋巴结肿大，脾大，淋巴结穿刺活检初步考虑组织细胞坏死性淋巴结炎。全麻下行"左颈部区域淋巴结清扫术"，标本送术中冰冻切片病理检查，考虑为淋巴造血系统来源的肿瘤，倾向淋巴瘤可能，转移性肿瘤待排。术后病理会诊提示：EB 病毒相关淋巴组织增生性病变，不除外 KiKuchi 淋巴结炎、经典型霍奇金淋

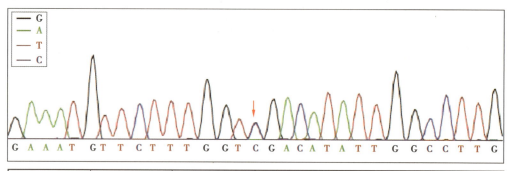

基因	染色体位置	变异位点	样本中变异携带状态		
			先证者	父亲	母亲
LYST	chr1:235918800	c.7207C>T	杂合	—	—

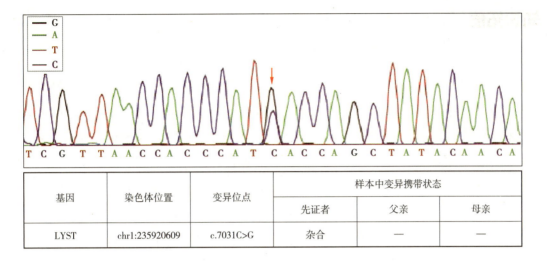

基因	染色体位置	变异位点	样本中变异携带状态		
			先证者	父亲	母亲
LYST	chr1:235920609	c.7031C>G	杂合	—	—

图 14.8 LYST 基因的 2 个杂合无义突变（c.7207C>T 和 c.7031C>G）

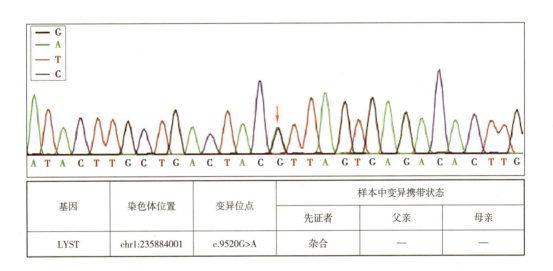

基因	染色体位置	变异位点	样本中变异携带状态		
			先证者	父亲	母亲
LYST	chr1:235884001	c.9520G>A	杂合	—	—

图 14.9 LYST 基因的 1 个杂合错义突变（c.9520G>A）

巴瘤、富于 T/ 组织细胞的弥漫性大 B 细胞淋巴瘤。术后病理会诊，结合免疫组化和基因检测结果首先提示 EB 病毒阳性的淋巴组织增生性疾病，本例主要的鉴别诊断是霍奇金淋巴瘤，建议结合临床情况，包括实验室检查等进一步诊治。患者前后历时半年，主因"淋巴结肿大"多次就诊，多次病理会诊均不排除淋巴瘤可能，给患者和临床医生带来诸多困惑。检验人员通过细胞形态学检查发现白细胞中异常颗粒，继而与患者、临床沟通交流探讨，为这一罕见病例诊断指明方向，使患者得到明确诊断和精准治疗。

知识拓展

Chediak-Higashi 综合征，又称先天性白细胞颗粒异常综合征、遗传性白细胞颗粒异常综合征、先天性过氧化物酶颗粒症、先天性白细胞异常白化综合征等，是罕见的常染色体隐性遗传病，最初被认为属于中性粒细胞、单核细胞和淋巴细胞含有巨大胞质颗粒性疾病。CHS 最早是由一名古巴儿科医生在 1943 年描述的，1952 年 Chédiak 报道了 CHS 的血液学特征，1954 年 Higashi 描述了患者中性粒细胞中存在含过氧化物酶的巨大颗粒。目前，该病被认为是一种以胞质颗粒融合增加为特征的泛化性细胞功能失调性疾病。病理性的黑色素体聚集可致毛发、皮肤和眼底处的色素稀释，同时还会出现视神经和听觉神经的交叉功能减退。该综合征患者从婴儿期开始就出现易感染倾向，最常见于皮肤和呼吸系统，其他特征还包括中性粒细胞减少症、血小板病、自然杀伤细胞异常和周围神经病变。

典型 CHS 患者有着特征性的白皮肤和银发，常常主诉光过敏和畏光。其他的眼部发现包括水平或旋转性眼球震颤。常伴有黏膜、皮肤和呼吸道感染。对于革兰氏阳性菌、革兰氏阴性菌以及真菌均易感，最常见的病原体是金黄色葡萄球菌。患者 NK 细胞功能减弱可能也是易感原因。CHS 的神经系统症状和体征是多种多样的，包括周围和脑神经病变、自主神经功能失调、乏力和感觉缺陷。此外，共济失调也是常见症状之一。CHS 加速期的特点是肝、脾、骨髓以及中枢神经系统中的淋巴细胞增殖。加速期可发生在任何年龄阶段，目前被认为是一种先天性的噬血细胞性淋巴组织细胞增多症，患者通常表现为肝脾大、非细菌性败血症性高热、全血细胞减少加重、开始出现出血并更容易感染。

CHS 患者血液形态学特点是：中性粒细胞中有数个至数十个不等的圆形、卵圆形或规则的过氧化物酶阳性的颗粒，颗粒直径 1~3 μm，呈深暗略带紫色，少数颗粒为深紫蓝色，周围有透明带，形似荚膜菌样，这种颗粒还可见于单核细胞、淋巴细胞、周围神经的细胞、中枢神经系统的神经元、肾小管细胞、血管内皮细胞、成纤维细胞及黑色素细胞、胃肠道、毛发等组织和器官。需要注意与部分急性白血病患儿白细胞胞质内存在假 Chediak-Higashi（Pseudo-Chediak-Higashi，PCH）颗粒、微生物感染造成的 Dohle 小体鉴别，淋巴细胞中 CHS 颗粒还要与淋巴细胞卫星核鉴别。

目前唯一能够确诊 CHS 的实验室检查是颗粒细胞的形态学检查。特异的细胞形态学表现是中性粒细胞中的巨大过氧化物酶阳性颗粒。患者毛发发体的显微镜检查可发现大的带有斑点的色素块，而不像正常的毛发一样具有弥漫性分布于整个毛发发体的完全分离的色素。根据虹膜色素浅淡、眼震、畏光、视力障碍等眼部症状及皮肤、头发色素减淡等特殊外貌和血液学特征可作出诊断。LYST 基因突变检测是确诊 CHS 的有效手段。

案例总结

目前，血常规检查是临床应用最广泛的检验项目之一。本病例患者从 2022 年 12 月发现颈部淋巴结肿大开始就医，多次血涂片镜检发现异常颗粒提示临床注意异常细胞检查，但由于经验不足及与临床沟通未被重视，直到 2023 年 5 月 4 日门诊复查血常规，外周血细胞形态检查再次发现白细胞中的异常颗粒，才得以明确诊断，提示检验人员：血常规报告审核中复检规则的熟练掌握及准确应用至关重要；血细胞形态学检验是血液病诊断的基础，对于形态学检验医师来说必须熟练掌握各类血液病的形态学特点，做到"心中有病"；此外，在强化细胞形态的同时也需要有临床思维，通过与临床积极、高效地沟通，了解患者的临床表现、体格检查及其他检查，并与形态学检查有机结合，才能做到对血液病的明确诊断。

专家点评

Chediak-Higashi 综合征是一种罕见常染色体隐性遗传病，国内少见。该病例患者临床表现不典型，白化症状不明显，仅有面部、四肢皮肤散在色素脱失，容易漏诊，是检验科细胞形态室检验医生通过一张血涂片的形态学检验，发现白细胞中的异常颗粒，及时与临床医师进行沟通，并指导临床作进一步的相关基因检查，最终才得以明确诊断。本案例充分体现了检验与临床沟通的重要性。因临床与检验对同一患者在疾病诊疗上的关注角度不同，只有通过积极有效沟通与协同合作，才能对疾病做出精准诊断和治疗。

参考文献

[1] 丛玉隆，乐家新，袁家颖 . 实用血细胞分析技术与临床 [M]. 北京：人民军医出版社，2011.

［2］ 刘成玉，罗春丽.临床检验基础［M］.5版.北京：人民卫生出版社，2014.

［3］ BOXER LA, SMOLEN JE. Neutrophil granule constituents and their release in health and disease［J］. Hematol Oncol Clin North Am, 1988, 2（1）：101-134.

［4］ CHEDIAK MM. New leukocyte anomaly of constitutional and familial character［J］. Rev Hematol, 1952, 7（3）：362-367.

［5］ HIGASHI O. Congenital gigantism of peroxidase granules: the first case ever reported of qualitative abnormity of peroxidase［J］. Tohoku J Exp Med, 1954, 59（3）：315-332.

［6］ WARD DM, SHIFLETT SL, KAPLAN J. Chediak-Higashi syndrome: a clinical and molecular view of a rare lysosomal storage disorder［J］. Curr Mol Med, 2002, 2（5）：469-477.

［7］ CREEL D, BOXER LA, FAUCI AS. Visual and auditory anomalies in Chediak-Higashi syndrome［J］. Electroencephalogr Clin Neurophysiol, 1983, 55（3）：252-257.

［8］ BOXER GJ, HOLMSEN H, ROBKIN L, et al. Abnormal platelet function in Chediak-Higashi syndrome［J］. 1977, 35（4）：521-533.

［9］ INTRONE W, BOISSY RE, GAHL WA. Clinical, molecular, and cell biological aspects of Chediak-Higashi syndrome［J］. Mol Genet Metab, 1999, 68（2）：283-303.

［10］ LEKSTROM-HIMES JA, GALLIN JI. Immunodeficiency diseases caused by defects in phagocytes［J］. N Engl J Med, 2000, 343（23）：1703-1714.

［11］ FILIPOVICH AH. Hemophagocytic lymphohistiocytosis and related disorders［J］. Curr Opin Allergy Clin Immunol, 2006, 6（6）：410-415.

［12］ 张之南，郝玉书，赵永强，等.血液病学［J］.2版.北京：人民卫生出版社，2011.

血栓性血小板减少性紫癜1例

15

作　者：莫春香[1]，韦丽淑[1]，陆贞妮[1]，曹旭[1]，周永恒[2]（柳州市柳铁中心医院，1检验科；
　　　　2重症医学科）

点评专家：陈贤华，陈翔（柳州市柳铁中心医院）

前　言

　　血栓性血小板减少性紫癜（thrombotic thrombocytopenic purpura，TTP）是由血管性血友病因子裂解酶（ADAMTS13）活性缺乏引起广泛微血管血栓形成，导致微血管内溶血、消耗性血小板减少，心脑肾等脏器功能障碍的一种少见的血栓性微血管病，为临床少见的急危重症，死亡率极高。

　　TTP的发病机制主要涉及血管性血友病因子（VWF）裂解酶（ADAMTS13）活性缺乏，也与血管内皮细胞VWF异常释放、补体异常活化、血小板异常活化等相关。血浆中ADAMTS13活性缺乏导致内皮细胞异常释放的超大分子VWF（UL-VWF）不能及时降解，UL-VWF可自发结合血小板，导致微血管内血栓形成、微血管病性溶血，进而引起相应器官缺血、缺氧及功能障碍，引起临床综合征。

　　而裂片红细胞>1%对于TTP有早期诊断价值，检验人员在遇到血小板减低的结果，熟记复检规则，观察直方图变化，仔细阅片警惕裂片红细胞，结合其他检验结果，查阅病史和临床症状，综合分析便会有所发现。

案例经过

患者，男性，76 岁，因"全身乏力 10 天，意识障碍 1 天"收入院。

既往史：10 天前无诱因出现全身乏力，表现为肢体力量差，步态不稳，伴有头晕，遂至外院住院治疗。住院期间查头颅 MR 示腔隙性脑梗死，脑白质脱髓鞘改变，脑萎缩。检查发现血小板 18×10^9/L，1 天前出现意识障碍，伴有四肢抽搐，无大小便失禁等。现为进一步治疗送我院急诊就诊，急诊拟"意识障碍查因，颅内感染？"收入 ICU，急诊头颅 CT 未见脑出血。

体格检查：体温 37.5 ℃，脉搏 86 次 / 分，呼吸 22 次 / 分，血压 138/63 mmHg。昏迷状，双瞳孔等大等圆，约 3 mm，对光反射存在，全身多处瘀斑。

专科检查：昏迷状，无睁眼，无言语，刺痛棘突屈曲，格拉斯哥评分 5 分，双侧瞳孔无斜视，直径均 3 mm 对光反射存在，生理反射存在，病理反射未引出。

患者血常规标本由迈瑞 BC-6900 血球仪自动进样模式进行检测，仪器报警 RBC 碎片、血小板直方图异常，触发复检规则进行涂片复检，镜下复检 PLT 基本与仪器计数值相符，PLT 直方图翘尾，RBC 直方图左侧多出现矮波峰（图 15.1），镜下发现很多典型裂片红细胞及可见嗜多色性红细胞（图 15.2），发现 RBC 碎片多达 24.3.%（图 15.3），有核红细胞 68%。血常规提示中度贫血（Hb 61 g/L），血小板显著减少（8×10^9/L）。

检验结果：HCV 阴性，HBsAg 阴性，HIV（1/2）阴性，TPAb 阴性，WBC 13.35×10^9/L，Hb 62 g/L↓，MCV 92.7 fL，PT-INR 1.33↑，FDP 24.47 mg/L↑，D- 二聚体 6400 µg/L↑，大便隐血试验阳性，尿隐血 2+，尿 RBC 156 个 /µL↑（仪器法），尿蛋白（±）↑，Urea1 3.83 mmol/L↑，Crea 96 µmol/L，TBiL 69.0 µmol/L↑，直接胆红素（direct bilirubin，DBil）22.3 µmol/L↑，间接胆红素（indirect bilirubin，IBil）46.7 µmol/L↑，LDH 1960 IU/L↑，HS-CRP 131.1 mg/L↑。

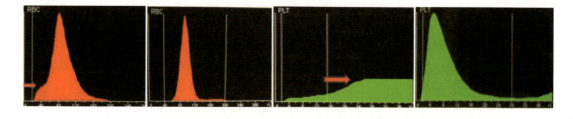

注：左侧为患者 RBC、PLT 直方图，右侧为正常人 RBC、PLT 直方图

图 15.1 患者和正常人 RBC、PLT 直方图对比图

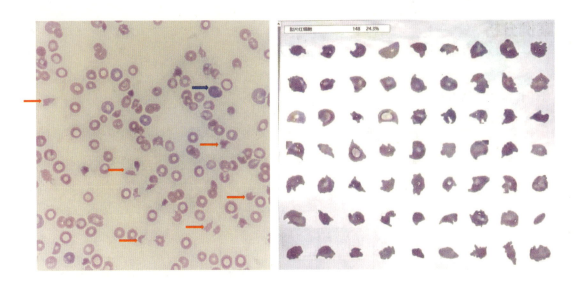

注：红色箭头标注典型的裂片红细胞，蓝色箭头标注嗜多
　　色性红细胞

图 15.2　患者外周血中典型的裂片红细胞　　　　图 15.3　患者血涂片中的裂片红细胞

通过翻阅患者住院病历，发现患者有输注血小板的输血史，但患者输注血小板以后效果不明显的原因尚未明确。患者 PLT 明显下降伴裂片红细胞增多，LDH 明显升高，肾功能受损且凝血功能提示患者此时存在纤溶亢进的状态，如果患者是血栓性血小板减少性紫癜，一旦输注血小板，极有可能危及生命。检验科立即与临床沟通，加做 ADAMTS13 活性检测，并调整治疗方案。

随后骨髓报告提示：骨髓增生显著活跃，红系增生显著活跃，巨系增生一般伴产板减少，血小板罕见，骨髓及外周血涂片均易见裂片红细胞，占 17% 左右，请结合临床、骨髓活检、基因检测及其他检查除外 TTP；ADAMTS13 活性 7.0%↓，ADAMTS13 抑制物滴度 0，此时 TTP 确诊成立。

患者从 11 日开始输注异体 O 型 Rh（＋）阳性单采 PLT 1U 和异体 O 型 Rh（＋）阳性去白悬浮红细胞 2 U 补充血小板纠正贫血治疗，还给予抗感染、护胃、祛痰治疗，13~15 日共行 3 次血浆置换，治疗效果不显著，患者病情危重，最后患者家属放弃治疗要求出院。

案例分析

1. 临床案例分析

TTP 为一种少见、严重的血栓性微血管病，其主要临床特征包括微血管病性溶血性贫血（MAHA）、血小板减少、神经精神症状、发热和肾脏受累等。TTP 典型临床表现如图 15.4 所示。

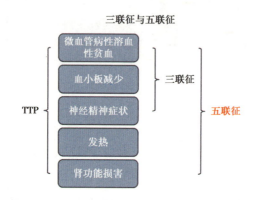

图 15.4　典型 TTP 的三联征、五联征

此案例患者就是典型的五联征，诊断过程中需要高度警惕 TTP，在血浆置换前及时留取血样本送检 ADAMTS13 活性及抑制物（抗体）检测，不必等待检测结果回报即开始血浆置换和糖皮质激素治疗，有望改善患者预后。

部分医院不能迅速获得 ADAMTS13 检测结果以诊断 TTP，此时可采用 PLASMIC 简易评分方法（该评分方法主要用于微血管血栓病变的辅助诊断）进行预测性评估（表 15.1）。积分 0~4 分为低危，TTP 预测效率 <5%；积分 5 分为中危，预测效率 5%~25%；积分 6~7 分为高危，预测效率 60%~80%。本例患者积分 7 分，为高危。

表 15.1　用于评估 TTP 发病危险度的 PLASMIC 评分表

项目	分值
外周血血小板计数 <30×10^9/L	1
溶血证据（网织红细胞 >2.5%、间接胆红素 >34.2 μmol/L、结合珠蛋白消失）	1
无进展期癌症	1
无实体器官移植或干细胞移植史	1

续表

项目	分值
平均红细胞体积（MCV）<90 fL	1
凝血酶原时间国际标准化比值（PT–INR）<1.5	1
肌酐 <20 mg/L（176.8 μmol/L）	1

TTP 的诊断流程如图 15.5 所示。

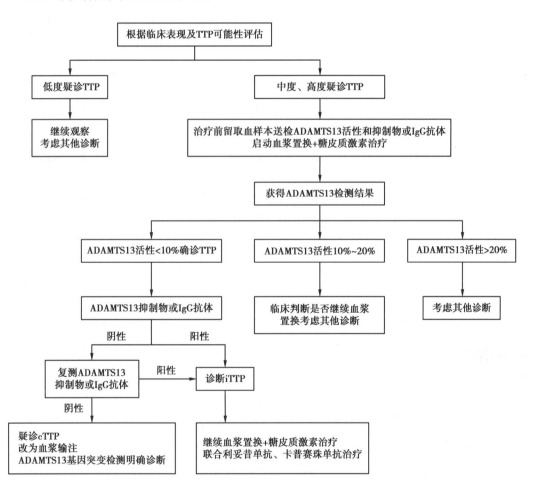

注：ADAMTS13：血管性血友病因子裂解酶；iTTP：免疫性 TTP；cTTP：遗传性 TTP

图 15.5　TTP 诊断流程

在该病例中，患者临床表现以"五联征"为特征，且 ADAMTS-13 活性减低，抑制物抗体阴性，符合 TTP 的诊断，由于抑制物抗体阴性，该患者可能为 cTTP，进一步的诊断需要进行 ADAMTS13 基因突变检测，很遗憾患者放弃治疗出院，未得到证实性确诊。

TTP 是临床比较罕见的急重症，早期临床症状不典型、难诊断，临床症状典型时往往已是疾病的后期，后期疾病发展迅猛、难救治、死亡率高。

2. 检验案例分析

回顾患者检查过程：早期血涂片就有 RBC 碎片（25.4%），但未引起检验人员足够重视。后面虽然血小板一直比较低，但由于依赖第一次复片结果，也未能给予临床有价值的提示。

患者 11—15 日抗感染、护胃、祛痰、输血补充 PLT 及 RBC 治疗，13 日发现大量裂片 RBC 怀疑 TTP 后开始血浆置换，至 15 日血浆置换 3 次，期间增加激素治疗，10—15 日血小板呈下降趋势，肾损伤尿素呈上升趋势，溶血 IBIL 呈上升趋势。提示治疗效果不佳。患者 ADAMTS13 活性 7.0%↓，ADAMTS13 抑制物滴度 0。此时可确诊 TTP，可能为 cTTP，进一步的诊断需要行 ADAMTS13 基因突变检测。

对高度疑似和确诊病例输注血小板应十分谨慎，血浆置换后如出现危及生命的严重出血时才考虑使用。

检验人员要牢记 PLT 减少诊断简易流程图（图 15.6），遇到异常结果，特别是触犯复检规则时要仔细阅片，本着对每一份报告高度负责的态度，不放过任何蛛丝马迹，为临床提供早期有价值的诊断依据。此案例 TTP 最显著的特征就是血涂片红细胞碎片增多 >1%，结合临床表现五联征、三联征、溶血性贫血和 PLT 减少就可以高度怀疑 TTP。

知识拓展

据 ADAMTS13 缺乏机制不同，TTP 分为遗传性 TTP（cTTP，又称为 Upshaw-Schulman 综合征）和免疫性 TTP（iTTP）。cTTP 系 ADAMTS13 基因突变导致血浆 ADAMTS13 活性缺乏，常在感染、炎症或妊娠等促发因素下发病。cTTP 呈常染色体隐性遗传，基因突变表现为纯合子型或双重杂合子型。iTTP 系因患者体内产生抗 ADAMTS13 自身抗体，抑制 ADAMTS13 活性（中和抗体）或与 ADAMTS13 结合形成抗原抗体复合物而加速 ADAMTS13 在体内清除。iTTP 多无明确原因（即原发性），也可能继发于感染、药物、肿瘤、自身免疫性疾病、造血干细胞移植等。iTTP 是最常见的临床类型，约占 TTP 总例数的 95%；cTTP 较为少见，仅占总例数的 5%，但在儿童和孕妇患者中 cTTP 却占到 25%~50%。

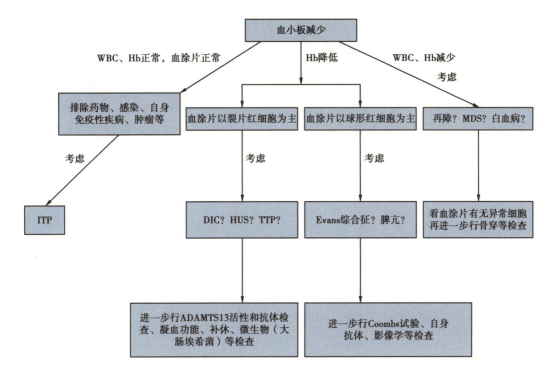

图 15.6　血小板减少诊断简易流程图

　　TTP 是一种少见的临床危急重症，起病急，病情凶险，病死率高，未及时治疗的病死率极高（90% 以上）。所以临床早期识别并启动治疗尤为重要。

　　在推片过程中也会造成一些红细胞破碎，阅片时要注意区分。TTP 还需与特发性血小板减少性紫癜（idiopathic thrombocytopenic purpura，ITP）相鉴别（表 15.2）。

表 15.2　TTP 与 ITP 鉴别

	ITP	TTP
病因	抗血小板抗体	ADAMTS13 缺乏
临床表现	紫癜、月经量增多、易损伤、鼻衄、口腔黏膜出血	皮肤及其他部位出血、鼻衄、头痛、发热、意识模糊、胸闷、微血管病性溶血性贫血、肾损伤
诊断与鉴别诊断	需要结合病史、临床表现和实验室检查等判断	
治疗手段	大多自限，需要紧密观察以防大出血，个别需要治疗：糖皮质激素、输注高剂量丙种球蛋白、免疫抑制剂	最主要的治疗是血浆置换、脾切除术；常用药物包括激素、免疫抑制剂
预后	大部分自行缓解，个别需要治疗，少数迁延为慢性 ITP	血浆置换可有效改善病情，大部分完全痊愈

对临床中度或高度疑似或确诊的 TTP（尤其是 iTTP）患者应立即开始治疗性血浆置换联合糖皮质激素治疗，并可考虑联合卡普赛珠单抗治疗。根据 ADAMTS13 活性及抑制物或 IgG 抗体结果调整治疗：如测定的患者血浆 ADAMTS13 活性 <10% 且伴抑制物或 IgG 抗体阳性，符合 iTTP 则继续进行上述治疗并及时给予利妥昔单抗治疗；如抑制物阴性，考虑 cTTP，可停用糖皮质激素、改血浆置换为血浆输注；如患者血浆 ADAMTS13 活性 >20%，则考虑其他诊断并改用相应治疗；血浆 ADAMTS13 活性 10%~20% 的患者需根据临床判断是否继续或停止现行治疗。ADAMTS13 抗原水平可作为反映 TTP 病情严重程度的一种标志，并与疾病转归存在内在联系。

TTP 患者多数伴有轻至中度贫血，当血红蛋白 <70 g/L 或贫血临床症状明显时，可给予输注去白细胞悬浮红细胞改善贫血症状；急性 TTP 患者不建议输注血小板，因其可加重病情，但若患者有危及生命的出血时（如中枢神经系统出血），可考虑输注单采血小板，但需要密切关注患者病情变化，病危情况改善后需及时停止输注。

案例总结

此案例体现了裂片红细胞对 TTP 的诊断有早期意义，检验人员应重视复检规则，结合直方图变化仔细阅片，不放过任何蛛丝马迹，为临床提供早期有价值的诊断依据。一般认为裂片红细胞 >1% 即有临床意义，应及时报告临床，本例裂片红细胞高达 24.3%，应属于形态学危急值。

检验人员应主动加强形态学及临床相关知识的学习，拓宽思路，同时把握好每一次与临床沟通交流的机会，真正做到多学科交叉融合，不断提升自身的业务水平。

专家点评

TTP 为一种少见、严重的血栓性微血管病，起病急，病情凶险，病死率高，此病虽罕见，但裂片红细胞形态独特，易于发现与鉴别，而且 >1% 是个重要的门槛，不容忽视。国内开展 ADAMTS13 项目检测的医疗单位较少，且费用昂贵，大部分是外送第三方检测，结果回报时间长，对于 TTP 诊断的及时性并没有优势，不利于 TTP 急救。而 TTP 如果不及时予以正确的血浆置换治疗，单纯采用输注血小板的方式，则不会对患者有任何帮助，甚至可能导致病情恶化。这也就更要求在疾病初期临床症状不典型难以诊断的情况下，实验室人员要运用专业知识正确判读裂片红细胞，抓住疾病的要点，找准疾病的切入点，结合患者临床症状、病史、病程、治疗史等其他检查结果进行综合分析，及时与临床进行有效沟通，为疾病的诊断提供方向，缩短诊断时间，使患者得到有效救治。

参考文献

［1］　中华医学会血液学分会血栓与止血学组.血栓性血小板减少性紫癜诊断与治疗中国指南（2022年版）［J］.中华血液学杂志，2022，43（1）：7-12.

［2］　杨艳,董春霞,杨林花.血栓性血小板减少性紫癜发病机制研究现状[J].血栓与止血学,2016(1):118-120.

［3］　杨鹏，李燕萍，闻慧琴，等.血栓性血小板减少性紫癜患者血浆置换前后 ADAMTS 13 抗原变化及临床意义［J］.中华血液学杂志，2012，33（10）：879-880.

［4］　张怡慧.血栓性血小板减少性紫癜治疗及预后分析［J］.临床与病理杂志，2019，39（5）：1080-1084.

MDS-SF3B1 伴 β- 地中海贫血 1 例

16

作　者：方增辉[1]，严璨[1]，陈丽[2]（金华市中心医院，1 检验科；2 血液科）
点评专家：庄顺红（金华市中心医院检验科）

前　言

　　贫血，通常是指人体外周血红细胞容量减少，低于正常值下限的一种常见的临床症状，临床上常以血红蛋白（Hb）浓度来代替，是临床实验室诊断贫血最常用的实验室指标。根据平均红细胞体积（MCV），可将贫血分为小细胞性贫血、正细胞性贫血及大细胞性贫血，其中小细胞低色素性贫血主要有缺铁性贫血、地中海贫血、铁粒幼细胞性贫血以及慢性贫血或炎症性贫血。当临床遇到小细胞性贫血患者的时候，常会进入固有思维，影响诊断思路，从而影响判断。本案例展示一例小细胞性贫血的诊断过程，对小细胞性贫血的检验和临床知识进行总结，同时也展现出诊断过程中检验与临床沟通的重要性。

案例经过

　　患者，男性，81 岁，因"乏力 1 年余，加重 1 个月"，于 2023 年 11 月 3 日收入血液科。贫血貌，浅表淋巴结未触及，胸骨无压痛，肝脾肋下未触及，全身皮肤未见出血点，神经系统检查阴性。入院诊断：贫血待查，缺铁性贫血？慢性贫血？入院后完善相关检查结果如下。

（1）血常规结果提示：淋巴细胞数 0.96×10^9/L↓，红细胞总数 3.28×10^{12}/L↓，血红蛋白浓度 71 g/L↓，红细胞比积 21.7%↓，平均红细胞体积 66.2 fL↓，平均红细胞血红蛋白 21.6 pg↓，红细胞体积分布宽度 25.9%↑，余无异常。

（2）生化免疫检查结果提示：血清铁 183 μg/dL↑，白蛋白 37.8 g/L↓，载脂蛋白 B 0.50 g/L↓，糖类抗原 19-9 56.28 U/mL↑，铁蛋白 559.22 ng/mL↑，维生素 B_{12} 713.76 pmol/L↑，尿素氮（尿素）10.63 mmol/L↑，尿酸 477.0 μmol/L↑，总胆固醇 2.34 mmol/L↓，高密度脂蛋白 0.78 mmol/L↓，载脂蛋白 A 0.97 g/L↓，余无异常。

（3）身抗体检查结果提示：抗核抗体阳性，其余阴性。

由于该患者重度贫血，为了明确病因，临床送检骨髓涂片、染色体分析及分子生物学（MICM）等检查。在骨髓涂片检查发现异常后，检验人员与血液科沟通后，又送检其他相关基因检查。最后，通过 MICM 以及其他基因检查，诊断该患者为骨髓增生异常综合征（myelodysplastic syndrome，MDS）-SF3B1 伴 β- 地中海贫血。

案例分析

1. 检验案例分析

该患者以小细胞性贫血入院，首先会考虑以下几种疾病：缺铁性贫血、炎症性贫血以及地中海贫血。患者男性，应考虑痔疮、消化道出血等疾病引起的缺铁性贫血。但通过该患者的贫血三项和大便常规的检查结果来看，其铁蛋白是增高的，且大便性质以及隐血试验也未见异常，排除缺铁性贫血。通过该患者的抗核抗体阳性检查结果，确实有慢性病基础。炎症性贫血可以表现为小细胞性贫血，铁参数特点是血清铁蛋白增高、血清铁浓度降低、总铁结合力及转铁蛋白水平正常或降低。另外，尽管该患者年纪偏大，也不能完全排除地中海贫血。地中海贫血可通过血常规的参数来初步筛查，其公式为：Mentzer 指数 =MCV/RBC，结果 <12.5，则地中海贫血可能性大。而该患者的 Mentzer 指数为 20.18，并不符合，因此也并未特意观察其成熟红细胞的形态。综合分析，还是考虑炎症性贫血可能性大，因此为进一步明确病因，检验人员对临床送检的骨髓涂片进行检查。结果发现：红系增生活跃，可见核老浆幼的改变，表现为核固缩、胞浆少、深蓝色、边缘不整齐等（图 16.1）。这个骨髓象是典型的缺铁性贫血或者地中海贫血的有核红细胞

的形态。但如前所述，该患者铁蛋白增高，难道是地中海贫血，只是不符合 Mentzer 指数公式而已？于是加做铁染色，结果提示：环铁占 25%（图 16.2）。因此，考虑 MDS-RS-SLD 诊断，并做 SF3B1 基因检查。

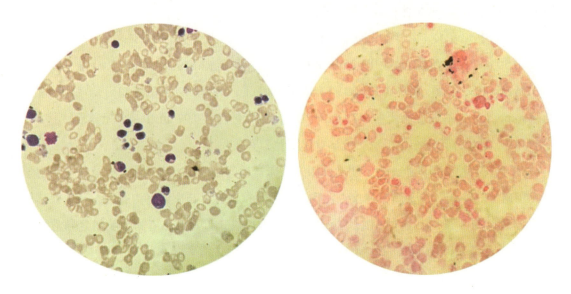

图 16.1　骨髓有核红细胞形态（瑞氏染色，×100）　　图 16.2　骨髓铁染色（环铁，×100）

对于该诊断结果，尚有如下待核实之处。首先，该患者为小细胞性贫血，而一般 MDS 患者贫血呈大细胞性；其次，该患者的骨髓形态学并不是有环铁的病态，环铁的有核红细胞一般空泡、空晕偏多，而该患者骨髓形态学表现为核老浆；此外，该患者自身抗体阳性，也不能完全排除反应性可能，也可能是铁粒幼细胞贫血（sideroblastic anemia，SA）。SA 患者可以表现为小细胞低色素性贫血，且以青少年多见，可见双形性红细胞。骨髓有核红细胞的形态改变主要是空泡的变性。通过询问患者病史，患者自述并无从小贫血貌，而 SA 作为一种遗传病，并不符合。此时，考虑到一种比较少见的疾病，MDS 合并获得性地中海贫血，包括 ATMDS 和 BTMDS。同时，检验科也回顾了患者的外周血涂片，发现该患者的靶形红细胞易见（图 16.3），可能正是因为其确实存在地中海贫血，且合并 MDS，引起两者互相掩盖，导致 Mentzer 指数与 MDS 的大细胞性贫血结论矛盾，如此，则该患者的骨髓形态和外周血象就可以说得通了。

针对以上分析，检验人员立即与临床医生沟通。首先，环铁的增多，还要考虑 MDS 伴 SF3B1 突变的可能，建议加做 SF3B1 基因检查；其次，外周血涂片发现了较多的靶形红细胞，结合骨髓有核红细胞形态改变，因此有地中海贫血的可能。综合来说，包括以

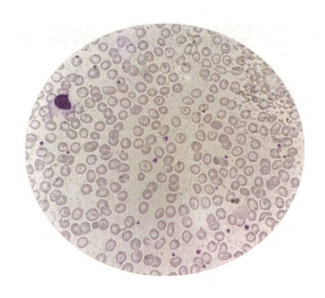

图 16.3　外周成熟红细胞形态（瑞氏染色，×100）

下四种可能：①地贫基因 +，SF3B1 基因 +，考虑 MDS-SF3B1 合并地中海贫血；②地贫基因 +，SF3B1 基因 –，首先考虑 MDS-RS 合并地中海贫血可能，但需考虑环铁是反应性的，因此还需复查后续有无环铁；③地贫基因 –，SF3B1 基因 +，考虑 MDS 合并获得性地中海贫血，ATMDS 或 BTMDS 都有可能，需进一步做获得性基因检查；④地贫基因 –，SF3B1 基因 –，首先考虑 MDS-RS 或者 MDS-RS 合并获得性地中海贫血，同时还需排除反应性。临床医生听取检验科建议后，进行相关基因检查以明确最终诊断。各项检查结果如下。

（1）细胞遗传学：骨髓细胞染色体核型结果为 46，XY［20］。

（2）MDS 68 种基因检测：SF3B1c.18866G>C 突变（图 16.4）。

（3）地中海贫血基因检测：β - 珠蛋白基因 CDs41-42（-CTTT）位点杂合突变。

因此，综合基因检测结果，该患者最终确诊为 MDS-SF3B1 伴轻型 β - 地中海贫血。

2. 临床案例分析

该患者为老年男性，小细胞低色素性重度贫血，实验室检查铁蛋白升高，并且自身抗体阳性，临床考虑缺铁性贫血、慢性贫血可能。

骨髓穿刺结果提示 MDS 可能，但通过与检验科沟通，解释了还有其他疾病的可能。首先，环铁的升高不一定是病理性的，也有可能是反应性导致环铁的升高，比如自身免疫性疾病、锌过量、低铜血症、药物、过量饮酒等；其次，因为环铁的出现，建议加做 SF3B1 基因检查，如果存在基因突变，可以明确 MDS 诊断；最后，由于检验科医生发现

检测结果汇总说明						
基因 / 转录本号	核苷酸变化	氨基酸变化	外显子位置	变异类型	变异比例拷贝数	变异分级
SF3B1 NM_012433.4	c.1866G>C	p.E622D	exon14	错义变异	26.50%	I
KMT2A NM_001197104.2	c.3926C>T	p.P1309L	exon7	错义变异	48.61%	III

说明：1. 基因变异命名规则依据人类基因组变异学会（HGVS）建立的基因变异命名方法。

2. 详细的解析内容请参见"检测结果解析"部分，具体治疗请结合临床实际情况综合考虑。

3. 依据 2020 年循证医学上发布的《二代测序临床报告解读指引》，对诊断、治疗和预后的相关变异分级推荐如下：

I 类：具有明确临床意义—较大规模的临床研究（如 I/II 期临床研究）、获得该领域专家共识；

II 类：具有潜在临床意义—多项小型临床研究、临床前研究、少量案例报道；

III 类：临床意义尚不明确—缺乏令人信服的相关证据；

IV 类：良性或可能良性—已知良性位点，无临床意义，报告中未列出。

图 16.4　MDS 68 种基因检测

该患者外周血中存在较多的靶形红细胞，因而也建议完善地中海贫血基因检查，证实是否存在 MDS 合并地中海贫血，或 MDS 合并获得性地中海贫血。

最后，根据患者的基因回报结果，最终确诊为 MDS-SF3B1 伴轻型 β- 地中海贫血。由此也可解释该患者存在小细胞性贫血，铁蛋白增高，Mentzer 指数公式不相符合的矛盾，明确了患者贫血的原因。

知识拓展

地中海贫血又称珠蛋白生成障碍性贫血或海洋性贫血，简称"地贫"，是由珠蛋白基因缺陷导致的一种或多种珠蛋白肽链合成障碍引起的遗传性溶血性贫血，最早发现于地中海，我国常见于广东、广西地区。地贫以 α- 地贫和 β- 地贫最常见，此外还有 γ- 地贫和 δ- 地贫。实验室检查可呈小细胞低色素改变，成熟红细胞异形性明显，可见点彩红细胞、靶形红细胞、泪滴样红细胞等，其诊断金标准为地贫基因检测。与缺铁性贫血鉴别可通过血常规的参数进行初步筛查，如：① RBC × 100/MCV>7，提示地贫可能；② Mentzer 指数 >12.5 缺铁性贫血可能大，<12.5 则地贫可能性大。

环形铁粒幼红细胞的定义为铁染色幼红细胞胞浆铁颗粒增多且 5 个及以上，还要求铁颗粒至少环核周 1/3。骨髓中铁粒幼红细胞增多可见于先天性疾病，也可见后天获得、继发性。获得性铁粒幼细胞贫血多见于多种造血干细胞疾病，如 MDS-RS 或 MDS/MPN-

RS-T。其实验室检查可见 MCV 正常或呈大细胞性贫血，可见显著红细胞大小不一，双相形红细胞；骨髓可见幼红细胞胞浆空泡、空晕变性，铁染色铁粒幼红细胞 ≥ 15%（SF3B1 基因突变可 ≥ 5%）。继发性铁粒幼细胞贫血可继发于营养障碍、药物等因素，如铜摄入减少或吸收不良导致的低铜血症，锌摄入过量，过量饮酒以及抗结核药物、氯霉素等原因。先天性铁粒幼红细胞贫血主要分为 X 连锁性遗传、常染色体遗传以及线粒体病伴发遗传。常发病于男性，青少年发病多见，临床表现为贫血以及铁负荷过重导致的脏器功能受损；贫血表现为小细胞低色素性贫血，可见双形性红细胞，一群 MCV 很小，一群 MCV 正常。

获得性 α/β 地中海贫血的骨髓增生异常综合征（ATMDS、BTMDS）的患者以小细胞性贫血为表现，前者是染色质重塑因子 ATRX 基因突变导致位于 16 号染色体短臂上的 α 球蛋白簇的获得性克隆性缺失，后者是 11 号染色体 β 球蛋白簇的获得性克隆性缺失。其实验室检查可见小细胞低色素性贫血，骨髓可见 MDS 的病态表现或染色体异常，基因可见 ATRX 突变。

案例总结

ATMDS 的相关报道较多，而明确诊断遗传性地中海贫血伴 MDS 的病例少见，目前仅可查到一篇诊断为 MDS/MPN-RS-T 伴 β-地贫的报道。通过本病例报告，对于小细胞低色素性贫血患者，特别是老年人，检验与临床医生除了考虑缺铁性贫血，也应该考虑地中海贫血的可能，尽管对地中海贫血的诊断金标准是基因检查，但对细节的观察和把握不能少，不应局限于单一病种，更应考虑疾病共存。针对疾病共存的情况，要考虑继发性的，或遗传性的。在看待问题的时候，应该抓住主要矛盾，否则容易被小细胞性贫血的表象带向错误的诊断方向。最后，检验也应该及时地与临床进行沟通，才能服务于临床的明确诊断，服务于患者。因此，对于检验人员，不仅要求其检验技术水平过硬，还要求其理论基础扎实，更需要与临床医生的及时沟通，才能做到不误诊、不漏诊。

专家点评

　　对缺铁性贫血以及地中海贫血的诊断，通常可以通过外周血的血常规参数进行初步判断。该患者以"重度贫血"入院，且其铁蛋白升高，不符合缺铁性贫血的指征，并且其外周血的血常规参数也不符合地贫的表现。通过患者外周血以及骨髓的形态学检查，发现患者存在靶形红细胞，环形铁粒幼红细胞等改变，因此不能以单纯的"一元论"来解释所有现象，此时需重点考虑疾病共存。通过检验与临床的及时有效沟通，最终该患者明确为MDS-SF3B1 伴轻型 β - 地中海贫血诊断。本案例真实、可靠，临床资料完整，值得推荐。

参考文献

［1］ MUNCIE HL JR，CAMPBELL J. Alpha and beta thalassemia ［J］. Am Fam Physician，2009，80（4）：339-344.

［2］ WANG WD，HU F，ZHOU DH，et al. Thalassaemia in China ［J］. Blood Rev，2023，60：101074.

［3］ TABASSUM S，KHAKWANI M，FAYYAZ A，et al. Role of Mentzer index for differentiating iron deficiency anemia and beta thalassemia trait in pregnant women ［J］. Pak J Med Sci，2022，38（4Part-Ⅱ）：878-882.

［4］ RODRIGUEZ-SEVILLA JJ，CALVO X，ARENILLAS L. Causes and pathophysiology of acquired sideroblastic Anemia ［J］. Genes（Basel），2022，13（9）：1562.

［5］ DUCAMP S，FLEMING MD. The molecular genetics of sideroblastic anemia ［J］. Blood，2019，133（1）：59-69.

［6］ STEENSMA DP，GIBBONS RJ，HIGGS DR. Acquired alpha-thalassemia in association with myelodysplastic syndrome and other hematologic malignancies ［J］. Blood，2005，105（2）：443-452.

［7］ BRUNNER AM，STEENSMA DP. Myelodysplastic syndrome associated with acquired beta thalassemia："BTMDS" ［J］. Am J Hematol，2016，91（8）：E325-E327.

［8］ GOLOGAN R. Mixed myelodysplastic syndrome associated with beta-thalassemia intermedia ［J］. Leuk Res，2010，34（8）：e221-e223.

CTC 监测提前预示胰腺癌复发与指导治疗 1 例

17

作　　者：胡兴坪[1]，周航[2]，王力[1]（重庆医科大学附属第一医院，1 临床分子医学检测中心；2 肝胆外科）

点评专家：周航，程伟（重庆医科大学附属第一医院）

前　言

患者，男性，54 岁，因"上腹部胀痛 1[+] 个月"在外院就诊，MRI 提示胰腺占位性病变入院，胰腺术后 5[+] 个月，CT 发现复发转移，在此期间做过 3 次循环肿瘤细胞（CTC）检测，在患者术后 3[+] 个月时 CT 未发现异常，但 CTC 已提示有转移恶性程度增加的风险。

胰腺癌（pancreatic cancer），因其发病隐匿、进展迅速、死亡率极高，被称为"癌中之王"。由于初期临床症状不典型，且缺乏敏感特异的早筛指标，胰腺癌的早诊率不足 5%。目前，CT 作为胰腺癌最重要的筛查手段，仍可能无法检出早期微小病变；超声内镜下行细针穿刺，具有侵入性，且准确性受操作者主观影响；联合检测血清肿瘤标志物最为常用，但对早期肿瘤的灵敏性不足 10%，且无法检出路易斯（Lewis）抗原阴性胰腺癌患者。因此，迫切需要建立灵敏、特异且无创的胰腺癌早期筛查新方法。

随着精准医学的发展，液体活检凭借其无创性、敏感性及动态性，有望为胰腺癌早筛困境带来新的突破。CTC 指在血液中发现的痕量肿瘤细胞。有研究表明，CTC 是肿瘤转移的主要途径，也是肿瘤筛查、诊断、预后、疗效评估的重要标志物。这些微小的细胞在血液中占据微不足道的份额，但也为我们提供了深入了解癌症内部机制的窗口。

案例经过

患者因上腹胀痛 1⁺ 个月入院，入院查体：全身皮肤巩膜无黄染，未见肝掌及蜘蛛痣，腹平坦，腹壁未见曲张静脉，全腹软，无压痛、反跳痛及肌紧张，Murphy's 征阴性，肠鸣音正常，双下肢无水肿。

入院诊断：①胰腺占位性病变；②高血压；③乙肝表面抗原携带者。

入院后完善相关检查，上腹部 MRI 增强，胰腺头颈部肿块，考虑恶性肿瘤性病变，胰腺癌可能性大，完善术前检查和知情同意后行根治性胰十二指肠切除术。

术后病理提示：胰腺中 - 低分化腺癌（图 17.1）。术后行规律化疗。

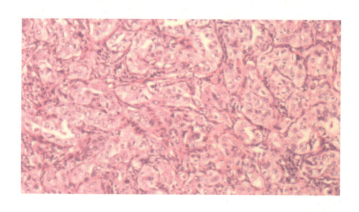

图 17.1 术后病理提示胰腺中 - 低分化腺癌

案例分析

1. 检验案例分析

该患者因上腹胀痛 1⁺ 个月入院，入院后完善各项检查后怀疑胰腺癌，术后病理结果支持胰腺癌诊断，术后多次化疗。

MRI 检查结果如下。

（1）术前 MRI 检查结果提示（图 17.2）：上腹部 MRI 增强示胰腺头颈部肿块，考虑恶性肿瘤性病变，胰腺癌可能性大。胰头周围、腹主动脉旁及部分肠系膜间隙多发淋巴结显示，部分考虑转移可能性大。

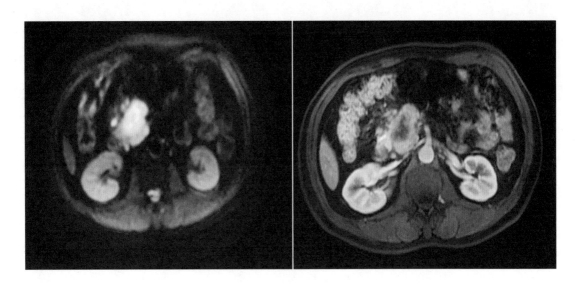

图 17.2　术前 MRI 检查

（2）术后 MRI 检查结果提示（图 17.3）：右下腹壁瘢痕影，胆总管、胃远端、十二指肠及胰头未见显示，胃 - 空肠、胆肠、胰肠吻合，大网膜右侧混杂密度结节影，考虑术后改变。

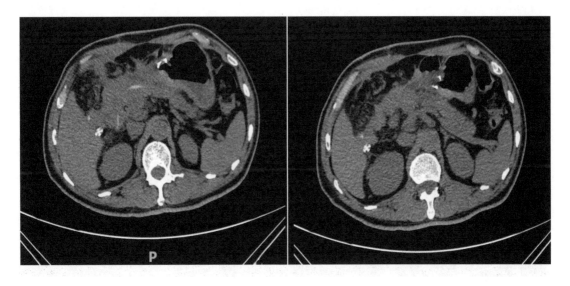

图 17.3　术后 MRI 检查

（3）第四周期化疗后 MRI 检查结果提示（图 17.4）：胰十二指肠切除术后，胆管内 T 管置入，胆管内少许积气，胰肠吻合术区前方少许包裹性积液，周围脂肪间隙模糊伴腹膜线状增厚，胰管内支架置入。

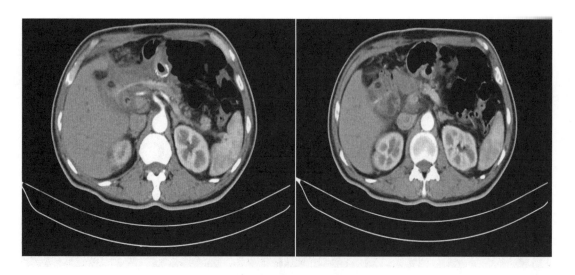

图 17.4　第四周期化疗后 MRI 检查

（4）第五周期化疗后 MRI 检查结果提示（图 17.5）：①胰十二指肠切除术后改变，胰肠吻合术区结构紊乱，吻合口邻近肠壁稍肿胀，周围脂肪间隙模糊，胰管内支架置入，与之前 CT 比较胆管内积气增多，其余变化不大，建议随诊。②肝右叶新增多发结节，考虑转移。

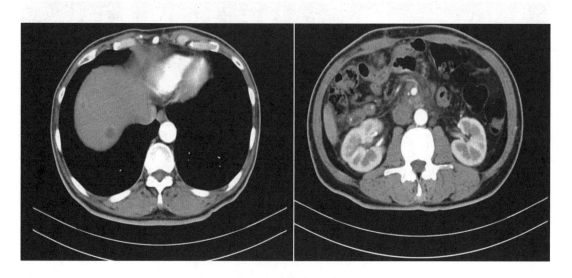

图 17.5　第五周期化疗后 MRI 检查

生化检查结果提示（图 17.6）：患者糖类抗原 CA19-9 术后明显减低，在化疗的第五周期结束后明显升高。

CTC 检测结果提示（图 17.7）：化疗第三周期时，提示恶性程度提高及转移可能大。

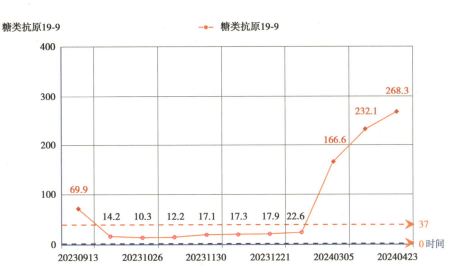

图 17.6 糖类抗原 CA19-9 检查结果

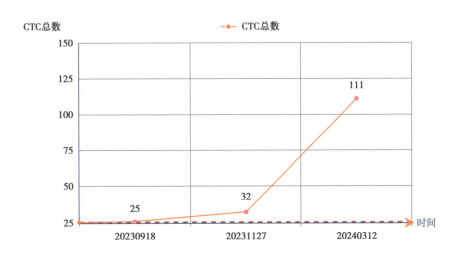

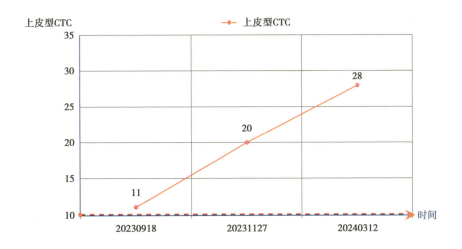

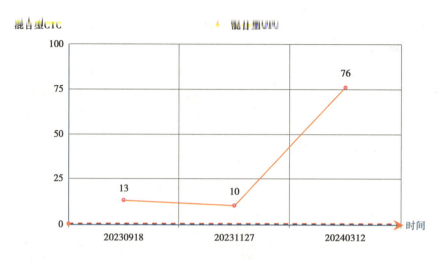

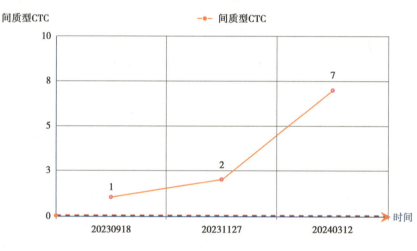

图 17.7　CTC 检测结果

2. 临床案例分析

胰腺癌的预后与分期相关，但总体预后较差（5 年生存率不足 10%），因为许多患者确诊时已处于晚期，而对于胰腺癌高危患者，将 CTC 纳入筛查项目或许能够更早地发现并治疗，以达到提高患者生存期的目的。

胰腺癌的有效治疗手段有 Whipple 手术（胰十二指肠切除术）、辅助化疗和放疗、对症治疗。根据肿瘤生长的位置，最常用的肿瘤切除术式为 Whipple 术（胰十二指肠切除术）。但 80%~90% 患者就诊时由于肿瘤转移或侵犯大血管已无法手术切除，而目前新辅助治疗可通过缩小肿瘤体积，改善肿瘤与邻近血管的关系，为手术争取机会，并提高手术切除率及 R0 切除率，从而延长生存期，但如何准确有效地评估新辅助治疗疗效以及术后的辅助治疗方案是否有效，是否需要更换调整治疗方案都尚不明确。目前临床上常用

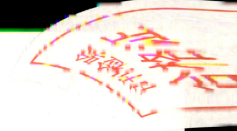

CA19-9 及增强 CT 等方法，在一定程度上可评价新辅助治疗的疗效，但都存在一定的局限性。就像本病例患者，虽然规律地进行 CA19-9 及增强 CT 检查，但还是不能尽早发现复发和转移。

患者因"上腹部胀痛 1⁺ 个月"门诊就诊，MRI 提示胰腺占位性病变入院，后行根治性胰十二指肠切除术，术后辅助治疗以"胰腺恶性肿瘤"做了五个周期化疗（白蛋白结合型紫杉醇 200 mg 静脉输注，d1、d8+ 吉西他滨 1650 mg，静脉输注大于 30 分钟），在第三周期时 CTC 提示恶性程度高及转移风险较大，第五个周期时 CT 提示发现复发转移，CTC 再次提示恶性程度增加，同期会诊更换化疗方案［奥沙利铂 150 mg 静脉滴注 2 小时 + 伊立替康 300 mg 静脉滴注 30~90 分钟 + 亚叶酸钙 700 mg 静脉滴注 2 小时 + 五氟尿嘧啶 700 mg 静脉推注 + 五氟尿嘧啶 4100 mg 静脉滴注 46 小时 + 替雷利珠单抗注射液（200 mg ivgtt st q3w）治疗］。

相比于目前常用的 CA-199 和增强 CT 技术，CTC 技术有望为新辅助治疗疗效评估提供新的视角，通过精准评估胰腺癌新辅助治疗疗效，从而优化胰腺癌患者的综合诊疗策略。

知识拓展

胰腺癌是一种预后极差且位列无症状癌症榜首的消化系统癌症。根据中国国家癌症中心 2022 年发布的统计数据显示，胰腺癌在我国恶性肿瘤死亡率中居第 6 位，其中，约 90% 为起源于腺管上皮的导管腺癌（pancreatic ductal adenocarcinoma，PDAC）。由于早期胰腺癌临床症状隐匿，加之国内尚未建立健全规范的胰腺癌早期诊断体系，我国胰腺癌的早期诊断率极低（不足 5%）。相关数据显示，无区域淋巴结及远处转移的早期胰腺癌患者，5 年生存率约为 68.7%，而中晚期患者的 5 年生存率仅为 10%，为所有恶性肿瘤最低。因此，及早筛查并诊治胰腺癌至关重要。

目前临床常用的胰腺癌检测手段主要包括病理学诊断、影像学检查、内镜检查及血液中肿瘤标志物的实验室生化检测等。具体如下：① CT 或磁共振成像 / 磁共振胰胆管造影（MRI/MRCP），然后进行内窥镜超声检查；随访 CA19-9（不用于筛查）首选的测试是使用胰腺技术或 MRI/MRCP 的腹部螺旋 CT；随后进行内窥镜超声检查和细针抽吸（EUS/FNA），用于组织诊断和评估手术可切除性。CT 或 MRI/MRCP 通常是根据当地的可及性和专业知识来选择的。即使这些检查显示明显的不可切除或转移性疾病，做 EUS/

FNA 或经皮穿刺得到病变组织以获得组织诊断。如果 CT 显示潜在可切除的肿瘤或无肿瘤，MRCP 或内镜超声可用于疾病分期或检测 CT 不可见的小肿瘤。梗阻性黄疸患者首选的检查方法是经内镜逆行胰胆管造影（ERCP）。②常规实验室检查，碱性磷酸酶和胆红素升高表明胆管阻塞或肝转移。胰腺相关抗原 CA19-9 可用于监测被诊断为胰腺癌的患者以及筛选高风险患者（如遗传性胰腺炎患者；≥ 2 个一级亲属患有胰腺癌，或发生 Peutz-Jeghers 综合征，或 BRCA2 或 HNPCC 突变）。但是，这个检测不够敏感，所以不适合用于人群筛查。此外，成功治疗后 CA19-9 水平应当降低，如果之后水平再次升高则提示疾病进展。

然而，上述方法仍无法满足迫切的胰腺癌早筛需求。活检病理报告是胰腺癌诊断的唯一金标准，但受侵入性、耗时长的限制；CT 作为目前诊断胰腺癌最常用的影像学检查手段，其检测微小病变和区分部分良恶性病变的灵敏度低，且存在电离辐射；超声内镜虽然能够同时做细针穿刺行病理学检测，但其为侵入式操作，且准确性受操作者主观影响较大，对临床诊断明确或无病理需求的胰腺癌不推荐；单一的血清肿瘤标志物用于胰腺癌诊断仍存在特异性不高、灵敏度不足的缺点，临床价值有限。

案例总结

患者，男性，54 岁，因"上腹部胀痛 1$^+$ 个月"就诊，MRI 提示胰腺占位性病变，入院行胰腺相关手术后 5$^+$ 个月，CT 发现复发转移，在此期间做过 3 次 CTC 检测，在患者术后 3$^+$ 个月时 CT 未发现异常，但 CTC 已提示有转移恶性程度增加的风险。

目前胰腺癌主要参考生化 CA-199 以及增强 CT 检测，评估预后及疗效，但综上所述，本案例体现出了 CTC 连续检测的必要性，CTC 可以更早地（比影像学提前至少 3 个月）预测肿瘤复发、转移等进展，并据此及时更换治疗方案。

专家点评

1. 临床专家点评

胰腺导管腺癌（PDAC）是致死率最高的实体恶性肿瘤之一，预计将在 2030 年前成为第二大肿瘤致死原因。消化道疾病的症状常常掩盖了胰腺导管腺癌的症状，因此后者确诊时大多已步入晚期。胰腺导管腺癌切除术后，推荐接受辅助化疗以避免复发，虽然辅助化疗不能完全阻止复发，2 年内复发率高达 75%，但是辅助化疗能够明显改善患者的总生存期。可是，由于患者术后情况不佳、患者及其家属对化疗的恐惧，我国胰腺导管腺癌患者接受辅助化疗的比例不足 40%。

胰腺癌具有早期诊断困难、手术切除率低、术后易复发转移等特点，造成其治疗效果差，最终导致死亡人数居高不下。由于容易出现漏诊或误诊，目前临床指南缺乏有效早筛手段，医院常用的平扫 CT 图像对比度低，很难识别早期胰腺病变。但由于胰腺癌在人群中发病率较低、病程早期症状不典型、胰腺在腹腔内位置较深而超声检查不敏感等原因，胰腺癌的筛查难度较大。特别是基于一般人群开展的普筛，卫生经济学成本高，难以实现。因而，要实现高效的筛查和早期诊断，有两个关键点：一是要锁定胰腺癌发病的高危人群，建立队列；二是研发新型高敏感性的筛查标志物组合，以期提高检测效率。

此病例中，我们对该患者进行了动态 CTC 监测，结果提示患者复发风险较高。果不其然，化疗 3 个月后，患者发生了肝转移；因此，我们根据 CTC 结果及其他检查，更改了化疗方案。CTC 的检测结果不仅提前预示了肿瘤复发、转移，也对化疗的疗效进行了评估，指导我们及时更改更加适合患者的治疗方案，促进了"精准医疗"。

2. 检验专家点评

胰腺癌的早期诊断面临诸多困境！亟须开发胰腺癌早期筛查新方法。随着精准医疗时代的到来，新型肿瘤标志物不断涌现，其应用也越来越广泛。近些年来，发展最为迅速的早期癌症诊断技术之一就是液体活检技术，即通过唾液、尿液、血液等液体中提取的生物标志物对癌症进展情况进行诊断。同传统的活检技术相比，液体活检技术具有风险小、取样方便、肿瘤异质性高以及可以进行连续取样等独特优势，并且允许对患者进行实时、动态和纵向分析，从而提供全面和长期的患者监测信息。目前用于胰腺癌的液体活检技术的生物标志物主要包括循环肿瘤 DNA（ct DNA）、循环肿瘤细胞（CTC）以及细胞外囊泡（EVs）。CTC 是癌症组织脱落进入循环血液中的癌症细胞；对于癌症组织来说，CTC 可以通过血管网络到达远处器官位置，进而导致癌症远端转移。不过这也给了癌症诊断一个机会——由于 CTC 是脱落的癌症细胞，对于胰腺癌来说，其同样会包含胰腺癌的全部信息，因此通过胰腺癌的 CTC 检测，可以对胰腺癌进行有效检测。

此病例详细展示了胰腺癌患者从确诊到治疗后复发的全过程，CTC 的检测在其中起着至关重要的作用，譬如：患者第一次的 CTC 结果高度提示患者的预后比较差、复发转移风险极高；而第二次的 CTC 检测更是预测了肿瘤的高复发风险，且比影像学（CT、MRI）提前 3 个月预测了肿瘤的复发；第三次的 CTC 检测进一步证实了患者肿瘤的进展。综上，CTC 作为无创、实时且便捷的液体活检技术，在恶性肿瘤（如胰腺癌）的辅助诊断、手术疗效评估、预后及复发监测等方面均发挥出了巨大潜力。

参考文献

［1］ 中华医学会肿瘤学分会早诊早治学组 . 中华医学会肿瘤学分会胰腺癌早诊早治专家共识［J］. 临床肝胆病杂志，2020，36（12）：2675-2680.

［2］ 中国抗癌协会胰腺癌专业委员会 . 中国抗癌协会胰腺癌整合诊治指南（精简版）［J］. 中国肿瘤临床，2023，50（10）：487-496.

［3］ HOU J, LI X, XIE KP. Coupled liquid biopsy and bioinformatics for pancreatic cancer early detection and precision prognostication［J］. Mol Cancer，2021，20（1）：34.

耳痛患者确诊先天性异常纤维蛋白原血症1例

18

作　者：邓梓晴，崔文浩（广东省人民医院，检验科）
点评专家：李广华（广东省人民医院）

前　言

　　患者，女性，14岁，因"双侧耳痛流脓流血伴发热1个月余"就诊。外院以"耵聍栓塞"治疗，症状未见缓解。为求进一步治疗前来我院，入院期间除进行耳道微生物检查外，发现凝血指标异常，TT延长，Fib 0.72 g/L，余正常，初步疑为低纤维蛋白血症。随后再次采样进行检测，Fg-Clauss法结果为0.59 g/L，通过PT演算法检测Fib 1.02 g/L，其与Fib-Clauss法结果的比值为1.72，结果大于1.43。初步疑为异常纤维蛋白原血症，需进一步完善检查，为后续治疗提供依据。

案例经过

　　现病史：患者1个月前无明显诱因出现双耳痛，伴外耳道瘙痒，发热，38 ℃左右；耳流脓，脓液为绿脓带血。自我感觉"听力下降"。外院以"耵聍栓塞"治疗，症状未见缓解。起病以来，食欲可，睡眠差，便秘，小便可，体重无明显变化。

　　既往史：患有葡萄糖-6-磷酸脱氢酶缺乏症（蚕豆病）。否认高血压病史，冠心病等慢性疾病。查体：脉搏 98 次 / 分，心率 19 次 / 分，血压 114/82 mmHg，心肺（-），腹软无压痛，肝脾未及。入院后除耳道分泌物微生物检查，完善三大常规、生化、凝血指标、免疫指标等病情评估检查。微生物检查结果提示铜绿假单胞菌感染，血常规指标显示患者存在贫血，血常规呈小细胞低色素性贫血。尿常规检查（干化学法）：隐血阴性。粪便常规检查：隐血阴性。生化检查：肝功肾功正常。凝血指标异常，TT 延长，Fib 0.72 g/L，余正常，为明确诊断需进一步完善以下检查：①血栓弹力图，评估凝血全貌，判断凝血状态；② D- 二聚体、FDP、PIC，判断机体是否发生纤溶亢进；③ PT 演算法检测 Fib，更换方法进一步印证结果。

实验室结果回报如下：①血栓弹力图试验（TEG）结果显示正常，结果均在正常值参考区间。② D- 二聚体、纤维蛋白（原）降解产物、血浆纤溶酶 - 抗纤溶酶复合物检测结果显示正常，结果均在正常值参考区间。③ Fib-PT 演算法结果为 1.02 g/L，其与 Fib-Clauss 法结果 0.59 的比值为 1.72，大于 1.43。

综合患者临床表现和实验室结果，该患者肝肾功能无异常，没有使用任何抗板抗凝药物，也没有使用会导致 Fib 降低的药物如巴曲酶、邦亭、东菱迪芙等。TEG 可判断该患者的功能性纤维蛋白原（能够转变成纤维蛋白的活性纤维蛋白原）的含量和血块强度（MA）正常。机体也没有纤溶亢进导致 Fib 过度消耗。Fib-PT 演算法结果与 Fib-Clauss 法结果的比值大于 1.43。综上，排除低纤维蛋白血症，考虑为异常纤维蛋白原血症。

案例分析

1. 检验案例分析

一般检查结果中，微生物检查结果示铜绿假单胞菌感染；血常规指标显示患者存在贫血：红细胞 4.68×10^{12}/L，白细胞 8.00×10^9/L，血红蛋白 100.0 g/L↓；血涂片呈小细胞低色素性贫血。尿常规检查（干化学法）：隐血阴性。粪便常规检查：隐血阴性。生化检查：肝功肾功正常。凝血指标：PT 16.00 秒↑，APTT 33.4 秒，Fib 0.77 g/L↓↓，TT 24.2 秒↑，可见 TT 延长，Fib 明显延长。

为鉴别诊断，继续完善相关检查，结果如下。

（1）血栓弹力图：R 值为 5.7，K 值为 2.8，角度 Angle 值为 55.7，最大血块强度 MA 为 53.1 mm，消融速度为 0.7，结果均在正常值参考区间，提示凝血功能未见异常。

由此可见，该患者的功能性纤维蛋白原（能够转变成纤维蛋白的活性纤维蛋白原）的含量和血块强度（MA）均是正常的。

（2）DDI、FDP，PIC结果：D-二聚体220 ng/mL，纤维蛋白（原）降解产物FDP 1.58 μg/mL，血浆纤溶酶-抗纤溶酶复合物PIC 0.2 μg/mL，结果均在正常值参考区间。初步排除纤溶亢进导致Fib过度消耗。

（3）PT演算法检测Fib：Fib-PT演算法结果为1.02 g/L，与Fib-Clauss法结果0.59 g/L不一致，但都低于正常参考值，两结果比值为1.72，大于1.43，初步考虑遗传性异常纤维蛋白原血症。

（4）考虑患者PT演算法结果仍较低，但TEG结果正常（大多数异纤患者PT演算法结果显示Fib正常，而该患者Fib-PT演算法结果仍低于正常参考值），查阅相关文献，纤维蛋白凝块有可能影响PT检测法的吸光度。随后检验人员将该患者的样本进行PT手工法检测，结果显示，试验样本凝块疏松、透明度高，而正常对照的凝块紧致、透明度低（图18.1），这或许解释了患者的Fib-PT演算法结果还是很低的原因——很可能是Fib基因变异导致的。

（5）外送基因检测确认疾病分型，结果回报：检测到FGA基因突变，突变信息NM_021871.4：c.180G>C（p.Trp60Cys），致病等级为临床意义不明；FGA基因变异对应的疾病有3种，分别为家族性内脏淀粉样变性、先天性低纤维蛋白原血症、低/异常纤维蛋白原血症。

2. 临床案例分析

耳道内镜检查结果提示：左侧外耳道充血，鼓膜见黄色分泌物附着，右侧外耳道及鼓膜见白色分泌物附着，触及易出血。后追问病史，患者自述过往受伤出血止血很慢，愈合比较久。

补充基因检测，通过基因检测确认疾病分型，结果回报：检测到FGA基因突变，突变信息NM_021871.4：c.180G>C（p.Trp60Cys），致病等级为临床意义不明；FGA基因变异对应的疾病有3种，分别为家族性内脏淀粉样变性、先天性低纤维蛋白原血症、低/异常纤维蛋白原血症。FGA基因关联的低/异常纤维蛋白原血症目前遗传方式不明确，最常由杂合突变引起，但也可能由纯合或复合杂合突变引起。通常患者无症状，

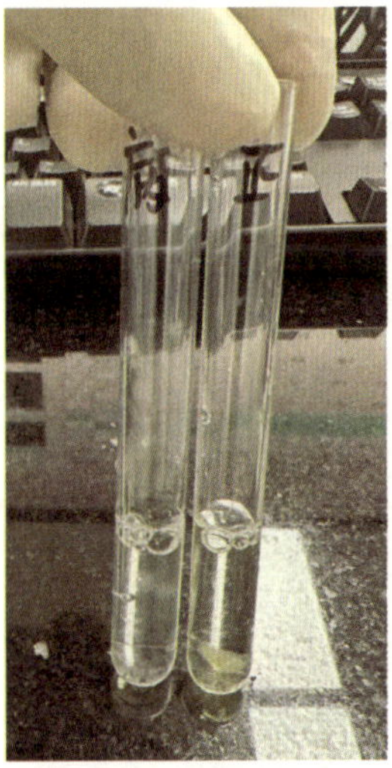

图18.1　PT手工法检测结果示意图（左侧为试验样本凝块，右侧为正常对照凝块）

但有些患者有出血倾向。大约 350 个纤维蛋白生成异常家庭的调查报告显示，大约一半的病例在临床上是无症状的，四分之一的病例表现出出血倾向，另外四分之一的病例表现出血栓形成的倾向，伴或不伴出血。就该变异而言，目前用到的致病性评级证据有 PM2_Supporting（在正常人群数据库中没有这个变异）+PP3（软件预测 REVEL 为 0.783，偏致病性），综合以上证据，该变异的致病性为临床意义不明。建议送受检者的父母样本进行该位点验证。

家系检查待完善：其直系亲属在外地，暂无法检查，后续待完善。（绝大多数患者为常染色体显性遗传，可对患者及其他直系亲属进行调查，一般会具有相同的凝血功能表现和相似的临床表现。）

结合患者病史、症状、体征及实验室检查结果，患者异常纤维蛋白原血症比较明确。

知识拓展

遗传性异常纤维蛋白原血症（CD）是纤维蛋白原（Fib）基因缺陷导致纤维蛋白原分子结构异常与功能缺陷的一种遗传性疾病，绝大多数为常染色体显性遗传。CD 患者临床表现呈多样性，如无症状、出血、血栓形成或既有出血表现又有血栓形成，因此，CD 诊断主要依赖实验室检查。CD 患者的 Fib 含量基本正常而结构异常，生成纤维蛋白速率受影响。目前国内外对 Clauss 法、PT 演算法等不同方法测定 CD 患者纤维蛋白原的研究众多，多是基于方法学上的差异，对纤维蛋白原的功能的研究较少。而 TEG 是以纤维蛋白凝块生成的速率和强度为检测原理，因此对遗传性异常纤维蛋白原血症的出血风险评价更为客观。本案例 TEG 和纤功的结果正常提示凝血酶生成、纤维蛋白聚集成血凝块和溶解的功能均正常。

目前国内外尚无统一的 CD 诊断标准，根据现有实验诊断技术及文献，具有极大诊断价值的凝血功能检查结果为纤维蛋白原抗原 / 活性比值（PT 演算法结果 /Clauss 法结果）大于 1.43，凝血酶时间（TT）延长，凝血酶原时间（PT）和活化部分凝血活酶时间（APTT）通常无异常。根据患者临床表现、凝血功能检查结果，结合家系调查即可明确 CD 诊断。此外，质谱分析能够快速鉴别 CD 患者纤维蛋白原缺陷类型，DNA 测序能够直接确定其纤维蛋白原缺陷基因位点。CD 临床表现与 Fib 基因突变有着较密切的关系。通过 Fib 基因突变检测、质谱分析等方法，明确 CD 基因型与临床表型的相关性，对于预测患者出血、血栓的风险及制订治疗方案等具有重要的临床价值。

　　该患者与另一种不同突变位点，名为 Fib Longmont 的异纤，表型相似，都可以形成凝块，但凝块是半透明的。蛋白质分析表明，这种突变是通过破坏对原纤维侧向结合的相互作用，而改变了 Fib 的聚合形态。

　　Clauss 法是功能试验，测定 Fib 的功能活性水平，是通过血浆凝固时间，在标准曲线上得出 Fib 浓度。时间与浓度成反比。而当 Fib 质量缺陷时，称为异常纤维蛋白原血症，属于功能不足，数量并不少。反映 Fib 功能的 Clauss 法表现为凝固用时延长，Fib 假性降低。此时就需要 PT 演算法进行鉴别诊断，PT 是通过吸光度变化监测初始纤维蛋白形成：PT 的反应只需要初始纤维蛋白形成即可。利用浊度改变与 FIB 含量成正比的关系，根据 PT 凝固曲线的吸光度变化计算出多点吸光度差值（dOD），然后建立 dOD 与 Fib 关系的标准曲线。PT 演算法正是利用 PT 反应曲线中的 dOD 与 Fib 量之间的关系，进行单位间的转换。

　　异常纤维蛋白原血症患者的治疗，目前国际上还没有强有力的循证指南，因此，临床治疗的建议来自专家共识。鉴于该病临床表现的异质性，患者的个人和家族史以及基因突变类型对患者个体化治疗均有重要的意义。对于无症状患者，一般情况下不需要治疗，当遇到外伤、手术、妊娠等止血挑战时，需要多学科综合管理，应根据个人和家族史以及基因突变类型进行个体化治疗，降低出血和血栓形成的风险。关于异纤患者出血防治，小手术可以通过局部应用抗纤溶药物；大手术、外伤或遇到严重出血挑战时，应进行纤维蛋白原替代治疗，包括使用人纤维蛋白原制剂、冷沉淀和新鲜冰冻血浆。若是 3B 型异常纤维蛋白原血症患者，其携带与血栓关联的 Fib 基因突变，应注意血栓的预防和治疗。

案例总结

　　本病例患者以"双侧耳痛流脓流血伴发热 1 个月余"等表现入院，由于耳痛查因时，凝血指标 Fib 连续两次出现危急值而引起注意。既往病史为蚕豆病。遗传性异常纤维蛋白原血症是因纤维蛋白原基因缺陷导致纤维蛋白原结构和功能异常的遗传性疾病。而实验室测定 Fib 大多采用基于纤维蛋白原活性测定的 Clauss 法。某些先天（基因突变）原因导致的纤维蛋白原活性降低时，可使 Fib-Clauss 法结果很低，易被误判为低纤维蛋白血症，由于确诊需要特殊检查，因此存在误导临床诊疗决策的风险。此时选用 PT 演算法，方便快捷，且不增加额外成本，使检测具有一定的筛查意义。此外，有部分 CD 患者的检验结果与上述诊断根据并不一致，只有通过家系调查、Fib 基因变异分析和质谱分析才能确诊。

综上所述，明确异常纤维蛋白原血症的基因突变类型与临床特征的相关性，通过 Fib 基因变异分析、质谱分析等方法，实现疾病的早发现、早诊断和早治疗，才是异常纤维蛋白原血症诊断、治疗与优生优育的产前基因诊断的关键，并且对患者出血、血栓等的风险评估及制订治疗方案等具有重要的临床价值。

专家点评

本案例通过血栓弹力图结合 PT 演算法成功帮助临床及时诊断了异常纤维蛋白原血症，进而通过基因检测得到确认。该患者为女性青少年，后面还将面临生育等一系列凝血挑战。根据 2021 年 Blood 杂志的文章报道，先天性异纤的妊娠期处理策略包括：①孕前咨询：多学科合作管理，共同分析异常纤维蛋白原血症孕妇的临床和检查信息。②产前管理：监测纤维蛋白原活性水平、胎儿生长，对有阴道出血者补充纤维蛋白原（目标谷值 1~1.5 g/L）。③分娩管理：补充纤维蛋白原（目标峰值 >1.5 g/L）；避免侵入性胎儿手术、产钳或真空辅助分娩。④产后管理：监测纤维蛋白原活性水平，对产后出血者早期补充纤维蛋白原及给予抗纤溶药物；血栓预防措施与一般人群类似，3A 型异纤患者偏向机械血栓预防；3B 型异纤患者偏向药物血栓预防。传统出凝血筛查与血栓弹力图、基因分型的联合应用，可助力该类疾病的精准诊断，从而帮助患者在紧急或择期手术时确定全面的治疗计划。

作者用严密的逻辑思维对异常结果作出了原因分析，通过询问病史，结合临床，查阅文献，使用不同实验方法确定结果的可靠性，还能进一步对少见的结果进行分析，发现罕见病例。通过此案例突出了报告审核环节的重要性。同时，作者善于思考，认真负责，值得学习。

参考文献

［1］ 沈悌，赵永强 . 血液病诊断及疗效标准［M］.4 版 . 北京：科学出版社，2018.

［2］ 周礼扬，丁秋兰．遗传性异常纤维蛋白原血症的临床诊断与治疗进展［J］．血栓与止血学，2024，30（1）：33-41.

［3］ LEFKOWITZ JB，DEBOOM T，WELLER A，et al. Fibrinogen Longmont：a dysfibrinogenemia that causes prolonged clot-based test results only when using an optical detection method［J］. Am J Hematol，2000，63（3）：149-155.

［4］ LEUNG B，BEGGS J，MASON J. Fibrinogen Longmont：a clinically heterogeneous dysfibrinogenemia with discrepant fibrinogen results influenced by clot detection method and reagent［J］. TH Open，2022，6（1）：e18-e20.

罕见的母细胞性浆细胞样树突 状细胞肿瘤 1 例

19

作　　者：覃秋妮[1]，程静[1]，李京霞[2]（中山大学附属第一医院，1 检验科；2 血液内科）
点评专家：李俊勋（中山大学附属第一医院）

前　言

　　患者，男性，14 岁，2022 年 4 月 16 日无明显诱因出现皮肤斑块，从后背起，逐渐蔓延至前胸、颜面部及下肢，呈大小不等的红色斑块，局部密集，融合成片，压之不褪色，不伴瘙痒。4 月 16 日就诊于外院，查血常规显示 WBC 3.57×10^9/L，Hb 146 g/L，中性粒细胞绝对值（NEUT#）1.95×10^9/L，淋巴细胞绝对值（LY#）1.19×10^9/L，PLT 195×10^9/L，考虑"紫癜"，予维生素 C 治疗无效。7 月 2 日复查考虑"血小板减少性紫癜"。

　　7 月 11 日转至其他医院就诊，查血常规显示 WBC 25.78×10^9/L，Hb 137 g/L，NEUT#2.46×10^9/L，LY#20.41×10^9/L，PLT 102×10^9/L；白细胞分类显示 LY 58%，幼稚细胞 30%，考虑"白血病？"，建议进一步行骨髓穿刺检查。7 月 14 日为求进一步诊疗而就诊于我院。门诊以"紫癜查因"收入儿科二科，进一步完善检查，在诊断与鉴别诊断的基础上开展后续治疗。

案例经过

患者入院症见：前胸、颜面部及下肢，呈大小不等的红色斑块，局部密集，融合成片，压之不褪色，不伴瘙痒。平素身体健康状况良好，有过敏性鼻炎；否认家族遗传病、传染病等类似疾病史，母孕期体健。查体：体温 38.5 ℃，心率 110 次 / 分，脉搏 24 次 / 分，血压 108/67 mmHg，发育正常，营养中等，神志清楚，精神可。颜面、躯干、上肢皮肤可见密集暗褐色瘢痕伴出血性压痕，右侧下颌处有 4 cm × 4 cm 大小淋巴结，质硬，活动，有触痛，双侧颈部可触及 2~3 个淋巴结，最大约 2 cm × 2 cm，口腔黏膜光滑，咽后壁可见数个散在出血点。

入院后查血常规五分类，结果显示：WBC $11.73 × 10^9$/L↑，Hb 123 g/L，NEUT# $0.040 × 10^9$/L↓，LY# $0.310 × 10^9$/L，PLT $51 × 10^9$/L↓，幼稚细胞占 62%。入院后完善出凝血常规、CRP、PCT、ESR、生化及肝肾功能等，予行超声检查、骨髓及外周血涂片、骨髓 FISH、RNA-seq、血液肿瘤全外显子、染色体核型、Ig/TCR 单克隆重排、Ph 样基因等相关检查以明确诊断及分型，并完善化疗前相关检查。

实验室结果回报如下。超声检查：脾大；肝稍大；双侧颈部多个淋巴结肿大。骨髓形态学检测：骨髓涂片提示见 84% 原始细胞，其胞体大小不等，胞浆少，蓝色，部分胞浆内可见空泡，呈串珠样改变，胞核规则，类圆形，核染色质疏松，可见核仁 1~2 个；POX 阴性，符合急性病骨髓象。流式细胞免疫表型提示此群细胞不表达 MPO、CD3、CD79a，表达 CD56、CD4、HLA-DR，无法下具体的诊断。检验人员结合患者皮肤斑块病史，与临床医生沟通后怀疑母细胞性浆细胞样树突状细胞肿瘤（blastic plasmacytoid dendritic cell neoplasm，BPDCN），加做流式 CD123、CD303、CD304 指标。骨髓流式显示异常幼稚细胞占有核细胞比例约为 91.2%，免疫表型以 BPDCN 可能性大，抗原表达 HLA-DR、CD38、CD56、CD123、CD303、CD4、CD7，不表达 CD334、MPO、CD79a、CD3、CD304、CD2、CD8、CD5。脑脊液流式显示异常细胞占比为 22.9%，表型为 CD56part$^+$CD117part$^+$HLA$^-$DR$^+$CD123dim$^+$CD7part$^+$CD33dim，有中枢神经系统浸润。分子生物学分析：血液肿瘤 RNA-seq 检测到 FLT3-TKD 突变，未检测到融合基因。骨髓 FISH 提示：BCR/ABL（22q11/9q34）、MLL（11q23）、TEL/AML1（12p13/21q22）、iAMP21 均阴性。骨髓染色体核型：46，XY［20］。外送骨髓 Ig/TCR 单克隆重排提示：未检测到 IgVH、IgK 和 TCRγ 基因发生重排。TCR NGS 未见异常。

综合患者临床表现和检验结果，考虑诊断：①恶性肿瘤母细胞性浆细胞样树突状细胞肿瘤（BPDCN）FLT3-TKD 突变；②中枢神经系统恶性肿瘤浸润。

案例分析

1. 检验案例分析

患者无明显诱因出现皮肤斑块，从后背起，逐渐蔓延至前胸、颜面部及下肢，呈大小不等的红色斑块，局部密集，融合成片（图 19.1）。一般检查结果中，血常规指标提示患者外周血中存在 62% 幼稚细胞，血小板减少（WBC 11.73×10^9/L↑，Hb 123 g/L，NEUT# 0.040×10^9/L↓，LY# 0.310×10^9/L，PLT 51×10^9/L↓，幼稚细胞占 62%）。

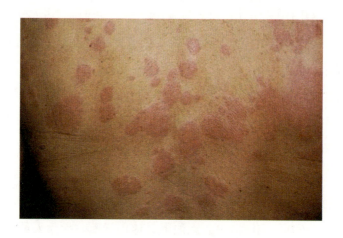

图 19.1　皮肤斑块

为明确诊断，继续完善相关检查，结果如下。

（1）超声检查：脾大；肝稍大；双侧颈部多个淋巴结肿大。

（2）骨髓形态学检测：骨髓涂片提示胸骨见 88% 原始细胞，髂骨见 84% 原始细胞（图 19.2），其胞体大小不等，胞浆少，蓝色，部分胞浆内可见空泡，呈串珠样改变，胞核规则，类圆形，核染色质疏松，可见核仁 1~2 个；POX 阴性，符合急性病骨髓象。部分原始细胞胞浆内可见空泡，呈串珠样改变，是树突状细胞的关键性特征，怀疑是与树突状细胞相关的疾病。流式细胞免疫表型提示此群细胞不表达 MPO，CD3，CD79a，表达 CD56，CD4，HLA-DR，无法下具体的诊断（图 19.3）；检验与临床密切沟通后，结合患者皮肤斑块病史，在查阅相关资料的基础上，高度怀疑是罕见的母细胞性浆细胞样树突状细胞肿瘤，加做流式 CD123，CD303，CD304 指标。

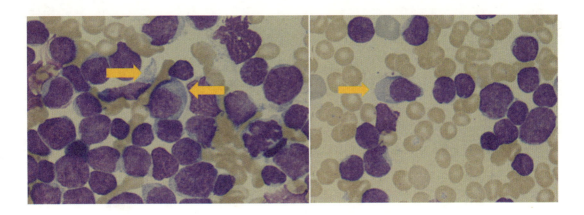

图 19.2　骨髓细胞涂片

（3）骨髓流式细胞检测（图 19.3）：P1 为淋巴细胞，比例约为 3.5%，其中 B 淋巴细胞比例约为 7.4%，sκ ： sλ =61.5 ： 38.5，T 淋巴细胞比例约为 87.2%（CD4 ： CD8=37.8 ： 53.9），NK 淋巴细胞比例约为 3.7%；P3 为单核细胞，比例约为 0.1%；P4 为粒细胞，比例约为 1.4%。P5 为异常的幼稚细胞、少量有核红细胞及细胞碎片，比例约为 94.9%，其中异常幼稚细胞占有核细胞比例约为 91.2%，免疫表型以 BPDCN 可能性大。P5 抗原表达如下：HLA-DR 97.7%，CD34 0.8%，CD383 8.8%，MPO 0.1%，CD79a 4.8%，胞浆 CD3 0.2%，CD56 67.1%，CD123 95.8%，CD303 41.1%，CD30 48.7%，CD2 1.9%，表面 CD3 0.7%，CD4 75.1%，CD8 0.3%，CD5 4.7%，CD7 38.7%。

（4）脑脊液流式细胞检测：异常细胞占比为 22.9%，表型为 CD56part[+]CD117part[+]HLA[-]DR[+]CD123dim[+]CD7part[+]CD33dim，有中枢神经系统浸润。

（5）分子生物学分析：血液肿瘤 RNA-seq 检测到 FLT3-TKD 突变，未检测到融合基因。

（6）染色体核型分析：骨髓染色体核型为 46，XY［20］。

综合以上各项实验室检测结果，本例患者最终诊断：①恶性肿瘤母细胞性浆细胞样树突状细胞肿瘤（BPDCN）FLT3-TKD 突变；②中枢神经系统恶性肿瘤浸润。

2. 临床案例分析

患者，男性，14 岁，起病表现为皮肤紫癜样皮疹，外周血涂片提示幼稚细胞。入院时全身多发淋巴结肿大；脾大；前胸、颜面部及下肢呈大小不等的红色斑块，局部密集，融合成片。骨髓涂片显示有幼稚细胞，骨髓流式结果符合母细胞性浆细胞样树突状细胞肿瘤（BPDCN），脑脊液流式显示有中枢神经系统浸润。

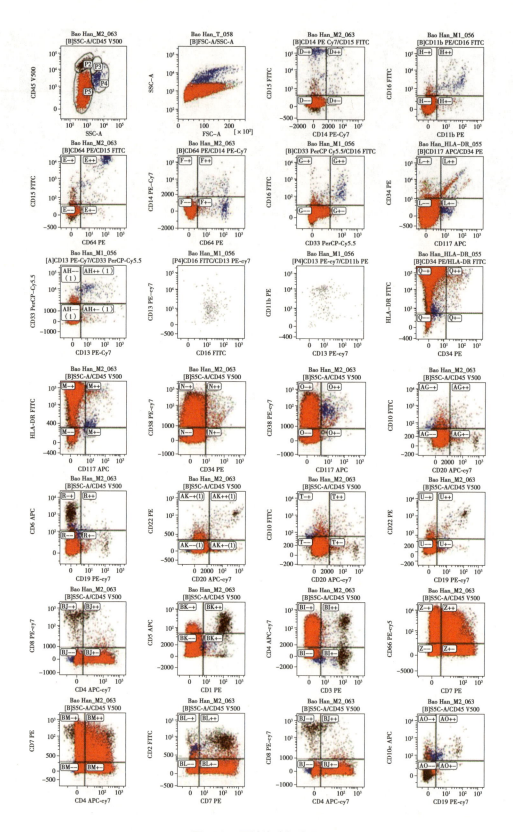

图 19.3　骨髓流式细胞图

BPDCN 可发生于任何年龄（包括儿童），好发于老年人，发病中位年龄为 61~67 岁；男女比例约为 3：1，与 EB 病毒感染无关；常累及多个部位，最常见皮肤（约 64%~100%），其次是骨髓、外周血（60%~90%）和淋巴结（40%~50%）。皮肤常表现为无症状的单发或多发病灶。最常表现为一个或几个孤立的紫色结节型（占病例的三分之二），也可表现为一个或几个孤立的瘀伤样丘疹型，或带有紫色结节和（或）丘疹和（或）斑疹的播散型。在一些表现为白血病的无皮肤受累患者中的诊断是基于外周血或骨髓分析。大约 20% 表现为区域淋巴结肿大。少数病例表现为血细胞减少症（尤其是血小板减少症），可在诊断时出现，极少数病例严重，表明骨髓衰竭。约 10%~20% 的 BPDCN 与其他髓系肿瘤有关或发展为其他髓系肿瘤，最常见的是慢性粒 - 单核细胞白血病，但也有 MDS 或急性髓系白血病。

本例患者治疗过程：于 2022 年 7 月 16 日起按 SCCCG-ALL-2016 方案治疗，完成泼尼松试验后，结果显示敏感，予 VDLD+CTX 方案化疗，8 月 23 日、9 月 19 日分别行第 1、2 轮 CAM+Asp 化疗，Block1 前（10 月 21 日）复查骨髓流式 MRD 阴性；FLT3-TKD 突变频率为 0.00%。10 月 21 日、11 月 11 日分别予高危巩固 Block1、Block2 化疗，12 月 13 日予高危巩固 Block3 化疗。2023 年 1 月 10 日予 HDMTX+6MP+VCR+ASP 过渡治疗，2 月 5 日起予"司莫司汀 +TBI+Ara-C+Flu+CTX"预处理，2 月 15 日行 HLA9/10 相合脐血移植术，术后恢复良好，未见复发。截至目前患者状态良好。

知识拓展

母细胞性浆细胞样树突状细胞肿瘤是一种罕见的血液学克隆性恶性肿瘤，占所有血液恶性肿瘤的 0.44%，来源于树突状细胞前体，常累及皮肤、骨髓及淋巴结，预后不佳。

BPDCN 的临床症状：①皮肤病变：BPDCN 患者最常见的症状，皮肤损害往往是首发症状，皮损可表现为结节、红斑、挫伤样皮疹以及溃疡。②淋巴结、脾肿大：20% 的患者在初诊时出现局部淋巴结肿大。③外周血、骨髓累及：随疾病进展必然发生侵犯。④可出现许多髓外病变：包括中枢神经系统、胸膜、鼻腔、睾丸、扁桃体、肺和眼睛等。

BPDCN 的诊断：①肿瘤细胞显微形态——BPDCN 细胞的形态学表现复杂且有异质性；皮肤活检显示出单一形态的中等大小母细胞弥漫性浸润，该细胞的特征包括不规则的细胞核、散在的细致染色质、一个或多个小而独特的核仁。骨髓穿刺涂片，骨髓在小部分浸润或者广泛受累时，可见树突状细胞，此细胞膜下或胞浆内可见空泡，呈串珠样改变。②免疫表型——具有特异性，诊断的主要依据是阳性表达 CD4、CD56 和浆细胞样树突状细胞标志物（CD303、CD123 和 TCL1）。

BPDCN 的诊断思路：①皮肤损害往往是首发症状，皮损可表现为结节、红斑、挫伤样皮疹以及溃疡。②血细胞减少，尤以血小板减少最为显著。③淋巴结、肝脾肿大，也可有中枢神经系统受累。

BPDCN 的治疗：①无针对性治疗方案，根据临床采用急性淋巴细胞白血病，急性髓性白血病，或淋巴瘤类方案治疗。②易复发，初始治疗较易获得完全缓解，但是绝大部分患者 7~9 个月后均出现病情复发或进展。③异基因造血干细胞移植可改善 BPDCN 的预后，但复发率仍很高。④ 2018 年，CD123 靶向药 SL-401 被批准为首个针对 2 岁及以上 BPDCN 患者的靶向治疗。

案例总结

本病例患儿起病表现为皮肤紫癜样皮疹，PLT 195×10^9/L，外院考虑"紫癜"，予维生素 C 治疗无效。复查后考虑"血小板减少性紫癜"。出现误诊的原因：首先，患者最初主要表现为皮肤出现斑块，且压之不褪色，这与紫癜的一些表现有相似之处。其次，可能当时外院的检查中尚未发现明显的白细胞异常、幼稚细胞以及其他更具特征性的指标改变，而单纯依据皮肤症状和血小板数值等有限信息作出了初步判断。此外，临床和检验医生对 BPDCN 认识不足，早期检查中未足够重视幼稚细胞，没有将其纳入鉴别诊断的范畴中，从而误导了诊断方向。

经皮肤紫癜样皮疹，外周血涂片提示幼稚细胞入我院后，从发现皮肤异常表现，到后续检查中发现白细胞、幼稚细胞等异常，不断深入检查，包括超声检查、骨髓及外周血涂片、骨髓 FISH、RNA-seq、血液肿瘤全外显子、染色体核型等，依据多种检查结果综合分析，并在免疫表型检查不明确时通过与血液科多学科协作、互相沟通和进一步检查来明确诊断方向，逐步排除其他疾病可能后，患儿最终确诊为母细胞性浆细胞样树突状细胞肿瘤，并明确有中枢神经系统浸润和相关基因突变等情况。

通过本案例的分享，检验人员有以下提示。

（1）全面细致的检查：不能仅依据初步的症状和个别检查结果就轻易下结论，要进行全面系统的检查，包括血常规、骨髓穿刺、免疫表型分析等多个方面，不放过任何异常线索。

（2）动态观察：对疾病的诊断要保持动态思维，随着病情进展和新检查结果的出现，及时调整诊断思路，避免僵化。

（3）提高对罕见病的认识：加强对各种罕见疾病特征的学习和了解，拓宽诊断视野，避免因知识局限而误诊。

（4）多学科协作：检验人员、临床医生等应密切合作，及时交流信息和观点，共同探讨以得出更准确的诊断。

（5）谨慎判断：对于不明确的检查结果或诊断，不能盲目猜测，需进一步深入探究或借助更高级的技术手段来明确。

（6）重视病史和临床表现：结合患者起病表现、既往病史等综合考量，不能单纯依赖检查数据。

（7）不断反思和总结：认真反思过程中的不足，总结经验教训，以便在今后的工作中提高水平。

专家点评

血液肿瘤的诊断需要 MICM 多方面进行综合判断，仅凭形态学特征有时难以准确诊断。本例患者在外院检查发现幼稚细胞占 30%，拟诊白血病，但最终诊断却是罕见的母细胞性浆细胞样树突状细胞肿瘤，让人感觉甚为意外。然而，通过抽丝剥茧，我们还是能分析出指向 BPDCN 的关键线索。

第一个关键线索是形态学的细节。患儿骨髓及外周血出现大量的原始细胞，其胞体不大，胞浆量少，核仁不清晰，形态上类似原始、幼稚淋巴细胞。然而，部分原始细胞胞浆量偏多，部分原始细胞胞浆中见串珠状空泡。这些形态学细节是树突状细胞的关键特征。

第二个关键线索是体征。文献报道 64%~100% BPDCN 患者有皮肤病变，为最常见的体征。60%~90%BPDCN 患者有骨髓及外周血的侵犯，约 40%~50% 伴淋巴结侵犯。皮肤病变最常见的表现有三种：孤立的（一个或几个）紫色结节型（占病例的三分之二），孤立的（一个或几个）瘀伤样丘疹型，弥散性伴有紫色结节和（或）丘疹和（或）斑疹。其中，弥散型是最典型的临床表现。患儿初来我院时，前胸、颜面部及下肢，见大小不等的红色斑块，局部密集，融合成片，压之不褪色，不伴瘙痒，伴有淋巴结肿大，与 BPDCN 的体征表现有较高的吻合度。

第三个关键线索是细胞免疫分型结果。尽管骨髓细胞形态学符合急性淋巴细胞白血病特点，但其异常细胞不表达 MPO、CD3 及 CD79a，表达 CD56、CD4 及 HLA-DR，不符合髓系、T 淋巴细胞和 B 淋巴细胞的表达特点。结合前述的两个重要线索，骨髓形态学检验人员向临床提出 BPDCN 可能，建议细胞免疫分型加做 CD123、CD303 及 CD304 指标。结果显示，异常细胞表达 CD123、CD4、CD56 及 CD303，符合 BPDCN 的表达特点。

结合以上关键线索，不难诊断 BPDCN。

然而，明确诊断只是 BPDCN 诊疗的第一步。BPDCN 是预后极差的罕见病，现阶段并没有能被广泛采用的特效药物，异常的树突状细胞常广泛侵犯身体各种组织器官，中位生存期仅 10~20 个月。因此，诊断明确后应注意以下几点：一是注意排查有无关键器官的侵犯，比如中枢神经器官侵犯；二是注意尽快治疗，控制病情；三是在控制病情后及早进行干细胞移植。本例患儿骨髓及外周血均有比例较高的异常细胞，在明确诊断后发现有异常细胞的中枢神经系统浸润，疾病已经处于进展阶段。因此，临床立即启动治疗，且在控制病情的情况下进行了脐血干细胞移植。患儿从发病至今已历时 26 个月，未见复发，治疗方案卓有成效。

结合本例患儿的诊断与治疗经验进行总结：在观察血细胞的时候应该注意形态学细节，结合患者的临床表现进行思考判断，临床工作过程中检验人员与临床人员需要及时沟通，指引诊断的方向。

参考文献

［1］ HU Z, SUN T. Blastic plasmacytoid dendritic cell neoplasm associated with chronic myelomonocytic leukemia［J］. Blood, 2016, 128（12）: 1664.

［2］ LIN X, WANG L, HU Q, et al. Incidence, prognostic factors, and survival outcomes in patients with blastic plasmacytoid dendritic cell neoplasm: A retrospective study in the Surveillance, Epidemiology, and End Results database［J］. Eur J Haematol, 2023, 110（6）: 743-753.

［3］ FEUILLARD J, JACOB MC, VALENSI F, et al. Clinical and biologic features of CD4（+）

CD56（+）malignancies［J］. Blood, 2002, 99（5）: 1556-1563.

［4］KIM HS, KIM HJ, KIM SH, et al. Clinical features and treatment outcomes of blastic plasmacytoid dendritic cell neoplasm: a single-center experience in Korea［J］. Korean J Intern Med, 2017, 32（5）: 890-899.

［5］KHOURY JD, SOLARY E, ABLA O, et al. The 5th edition of the World Health Organization Classification of Haematolymphoid Tumours: Myeloid and Histiocytic/Dendritic Neoplasms［J］. Leukemia, 2022, 36（7）: 1703-1719.

［6］ADIMORA IJ, WILSON NR, PEMMARAJU N. Blastic plasmacytoid dendritic cell neoplasm（BPDCN）: A promising future in the era of targeted therapeutics［J］. Cancer, 2022, 128（16）: 3019-3026.

［7］JAIN A, SWEET K. Blastic Plasmacytoid Dendritic Cell Neoplasm［J］. J Natl Compr Canc Netw, 2023, 21（5）: 515-521.

［8］PEMMARAJU N, LANE AA, SWEET KL, et al. Tagraxofusp in Blastic Plasmacytoid Dendritic-Cell Neoplasm［J］. N Engl J Med, 2019, 380（17）: 1628-1637.

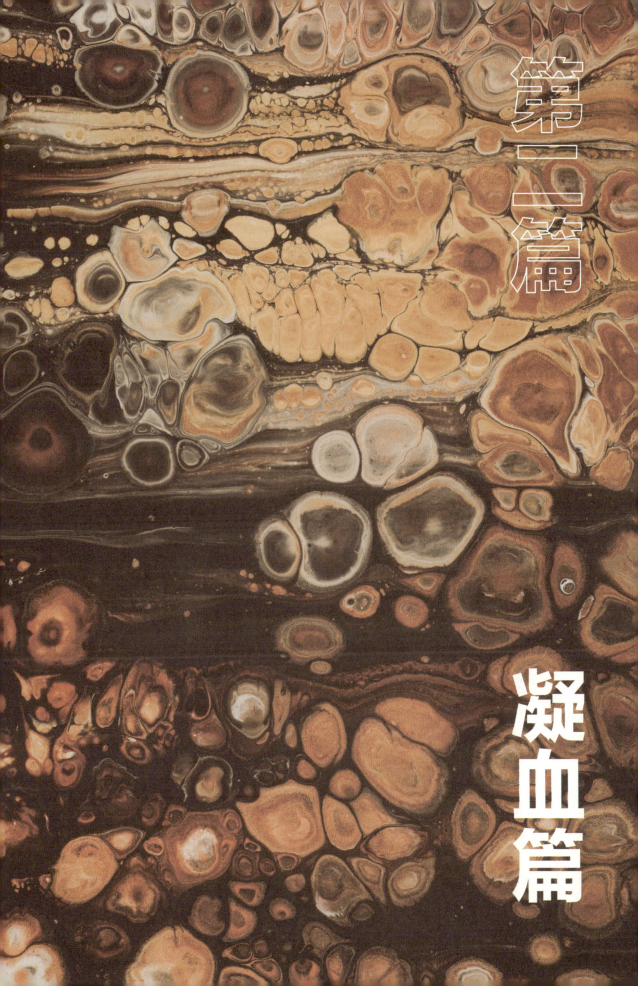

第二篇

凝血篇

多发性骨髓瘤伴高钙血症导致 APTT 缩短 1 例

20

作　　者：尹萌[1]，马美晨[2]（中国医科大学附属盛京医院，1 检验科；2 血液科）
点评专家：秦晓松（中国医科大学附属盛京医院）

前　言

　　患者，男性，70 岁，因"无明显诱因出现周身乏力，体重减轻 3 个月余"入院，经过一系列检查，被确诊为多发性骨髓瘤伴高钙血症。为何患者在体内没有血栓形成、样本未见凝集，在排除凝血功能障碍的情况下 APTT 显著缩短？难道是临床症状与检验结果并不相符？本案例分享一例多发性骨髓瘤伴高钙血症导致 APTT 缩短的"幕后真相"。

案例经过

　　患者，男性，70 岁，2024 年 3 月因"无明显诱因出现周身乏力，体重减轻 3 个月余"入住我院血液科，完善相关形态学、影像学及检验学检查。阳性结果如下：骨髓穿刺增生活跃骨髓象，浆细胞占 2.4% 伴大部分形态异常。肺 CT 提示骨质破坏，有溶骨表现（图 20.1）。相关实验室检查，血细胞分析：红细胞 $1.82 \times 10^{12}/L \downarrow$、血红蛋白 62 g/L↓，提示贫血。肾功能：血肌酐 252 μmol/L↑，血尿素 23.97 mmol/L↑，有肾功能损伤。血清离子：血清钙 4.16 mmol/L↑↑，存在高钙血症。血清免疫球蛋白游离轻链示 λ 游离型轻链↑，免疫固定电泳可见轻链 λ 型 M 蛋白条带，提示 M 蛋白存在。患者无咳嗽咳痰，无胸闷，无头晕头痛，无腹痛腹泻，无恶心呕吐，无尿频尿急尿痛，饮食睡眠可，二便正常。完善骨髓活检，最后被诊断为多发性骨髓瘤（轻链 λ 型）伴高钙血症。

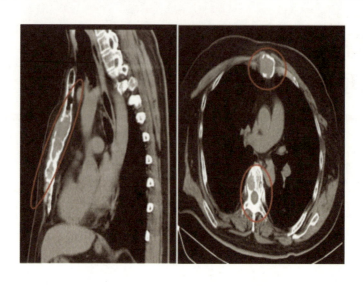

图 20.1　肺 CT 提示骨质破坏，有溶骨表现

立即开始对患者行化疗，化疗过程中密切监测凝血功能，以防发生出血和血栓危险。在监测凝血功能过程中，临床医生收到检验科医生电话反馈凝血检查中 APTT 结果显著缩短，短至 17.5 秒（参考区间 21~37 秒，20 秒以下极其少见，属于显著缩短），临床医生表示该结果与患者的临床表现并不相符。经临床与检验的有效沟通，根据血清钙离子浓度调节凝血标本采集量，最终测得准确的 APTT 结果回报临床，患者无血栓形成，无须使用抗凝药物。

案例分析

1. 临床案例分析

患者血糖、糖化血红蛋白、甲功正常，不考虑糖尿病、甲亢等代谢性疾病导致的体重减轻。患者贫血，为排除血液疾病完善骨髓穿刺，结果为增生活跃骨髓象，浆细胞占 2.4% 伴大部分形态异常，考虑多发性骨髓瘤，同时伴有肾功能损害。根据检验科建议完善免疫球蛋白检测，结果示 λ 游离型轻链显著升高，免疫固定电泳 λ 泳道发现 M 蛋白，血清钙检查示高钙血症。完善影像 CT 检查提示多处骨质破坏，有溶骨表现。完善骨髓活检后患者被确诊为多发性骨髓瘤（轻链 λ 型）伴高钙血症。

立即对患者启动 PCD 化疗方案，进行为期 1 周的化疗，治疗过程中密切监测凝血功能，预防出血及血栓的形成。在监测凝血功能过程中，临床收到检验科医生电话告知患者 APTT 结果显著缩短，短至 17.5 秒，D- 二聚体增高 750 μg/L，而 Fib、PT、TT 均正常，查看样本并未发现凝块及其他异常。考虑到多发性骨髓瘤患者易出现高凝状态，有形成血栓潜在风险，临床计划参考检验科回报的 APTT 结果，决定下一步是否输注抗凝药物进行抗血栓治疗。同时予患者超声检查，查看体内是否有血栓形成。检查结果显示患者体内并无斑块及血栓形成。该患者凝血 APTT 结果在短时间内变化较大，但患者并无相关临床表现及诱因，考虑检验结果与患者临床表现不相符。

在与检验科医生沟通后，检验科调整采集量：标本量减半采集，重抽复测后 APTT 为 30.5 秒，恢复正常，患者无须输注抗凝药物，减少了医疗消耗，减轻了患者的经济负担。此后，针对高钙血症患者检测凝血功能时，临床会注意减少标本的采集量，及时与检验科做好沟通工作，以便得到正确的 APTT 结果，更好地指导临床诊断和治疗。

2. 检验案例分析

该患者凝血结果显示 APTT 显著缩短，短至 17.5 秒，D- 二聚体增高为 750 μg/L，而 Fib、PT、TT 均正常。检验人员首先对样本进行了检查，样本无凝块、溶血、脂血、黄疸等情况，然后对该患者的凝血结果进行了复测，结果仍没变化。考虑 APTT 显著缩短主要见于样本凝集、凝血功能障碍以及血栓形成，但临床反馈该患者采血顺利，目前临床症状与检验结果不相符。检验人员立即对该患者凝血结果进行分析。

首先考虑由 HCT 偏低，导致采血管中枸橼酸钠抗凝剂与血浆比例降低，不能充分螯合钙，进而使 APTT 缩短，此时需要增加抗凝剂容量。然而 CAP 等国际权威临床实验室质量认证体系也只是建议对 HCT>55% 的标本调整其抗凝剂用量，并未要求对 HCT 偏低的标本进行调整。

接下来调取 APTT 凝固曲线，显示样本凝集速度与凝集加速度均没有基线期（正常基线期为 14~28 秒），说明样本的凝集过程是提前启动的，最终结果导致 APTT 显著缩短。进一步分析可能原因是患者体内过量的钙离子（血清钙 4.16 mmol/L）会中和掉部分枸橼酸盐的钙螯合能力，导致标本管中的抗凝剂含量相对不足，即标本管中的标本量相对过多。为了验证这一猜测，根据患者血清钙离子浓度情况，嘱临床重新采集标本量减半的标本，即增加了抗凝剂的相对含量，复测后 APTT 结果为 30.5 秒，恢复正常。

APTT 凝固曲线也可以看到，纠正后速度曲线与加速度曲线在试验开始时均有 14 秒左右的基线期，符合凝血检验的正常曲线变化。患者 APTT 结果恢复至正常数值。经与临床协商沟通，本次凝血试验回报纠正后结果。

知识拓展

依据相关指南的建议，常规凝血检查中，血液标本与抗凝剂的比例根据生理钙浓度进行标准化。即浓度为 0.109 mmol/L 的枸橼酸钠抗凝剂和全血按照 1：9 的比例进行抗凝。但是，该标准化和比例未考虑人血液中钙浓度的潜在变化，例如高钙血症的患者。高钙血症可能由多种原因导致，如本病例中的多发性骨髓瘤及其他的甲状旁腺功能亢进，癌症，肉芽肿性疾病，摄入或吸收钙增多等情况。

血浆和血清钙的浓度通常为 2.0~2.5 mmol/L，当浓度为 3.0~3.5 mmol/L 时，即可诊断为轻度高钙血症，当浓度 >3.5 mmol/L 时，就可诊断为重度高钙血症。本案例中高钙血症患者血液中过量的钙无法被标本管中枸橼酸盐的标准化浓度完全中和，导致 APTT 结果的异常缩短。

案例总结

枸橼酸盐抗凝的主要靶标是血液中的钙，过量的钙离子可能会降低枸橼酸钠的钙螯合能力，因此患者钙离子异常增高时，检验人员要格外注意出凝血试验的结果以及其他检验标本抗凝剂量相对不足的问题，及时调整抗凝剂比例，得出正确的检验结果。本案例最终成功地避免了假性 APTT 结果导致临床误判进而采取不恰当的治疗措施的风险，进一步为临床诊断及治疗提供了有力的帮助，解决了患者的问题，最终结局良好。

作为检验医生，不仅要按时完成标本的检测，更要透过标本管里的样本想到患者，积极了解患者的情况，从检验原理出发，分析异常检验结果的原因，同时能积极主动与临床沟通，发出高质量的检验报告，为临床采取正确、全面、及时的诊疗措施提供有力的证据。

专家点评

　　多发性骨髓瘤是浆细胞恶性克隆性疾病，是常见的血液系统肿瘤，发病率逐年升高，尤其见于老年人。其常见表现是骨髓相关器官功能损伤，即"CRAB"症状（贫血、骨病、血钙增高、肾功能损伤），该病病死率较高，早发现早治疗尤为重要。在后续化疗监测凝血功能过程中，患者 APTT 显著缩短，检验科医生关注到该患者的异常结果，及时与临床进行了有效的沟通，追根溯源，抓住蛛丝马迹，进一步揭示"幕后真相"，分析出多发性骨髓瘤带来的高钙血症是导致 APTT 假性缩短的可能原因，最终通过重新采集标本量减半的标本，获得了正确的 APTT 结果，为临床医生的诊断治疗决策提供了有力的证据，避免了医疗资源的浪费，减轻了患者的医疗负担，改善了患者的预后结局。本案例真实可靠，是检验科为临床疑难病例的诊断提供良好服务的典型病例，值得分享！

参考文献

［1］ 中国医师协会血液科医师分会，中华医学会血液学分会 . 中国多发性骨髓瘤诊治指南（2022年修订）［J］. 中华内科杂志，2022，61（5）：480-487.

［2］ HUANG H，LI H，LI D. Effect of serum monoclonal protein concentration on haemostasis in patients with multiple myeloma［J］. Blood Coagul Fibrinolysis，2015，26（5）：555-559.

术前检查发现感染引起的一过性狼疮抗凝物阳性导致 APTT 延长 1 例

21

作　　者：陈园园[1]，于瑞静[1]，肖培栋[1]，刘秋艳[2]（河南省直第三人民医院，1 检验科；2 肾内科）

点评专家：连文萍（河南省直第三人民医院）

前　言

一名 4 岁男孩因为颈后肿物，至本地三甲医院准备手术摘除。术前检查提示 APTT 危急值，加测内外源性凝血因子提示因子 2、因子 8、因子 9、因子 11、因子 12 全部偏低，暂停手术，分析 APTT 延长原因。经过一系列确诊实验，最终解除危机，择期手术。

案件经过

4 岁患儿，于颈后长一肿物，父母带其入住某三甲医院准备择期手术摘除。术前检查提示血常规结果无异常，术前传染病筛查阴性。彩超检查所见：颈后肿物为肌层前方可见边界不清晰的混合回声团，范围约 14.4 mm × 7.9 mm × 11.9 mm，内以低回声为主，并可见小片状无回声，彩色多普勒血流成像（color Doppler flow imaging，CDFI）未见明显血流信号；检查结论：颈后肿物混合回声区，无血流信号。

凝血筛查提示 APTT 危急值，PT 延长，加做内外源性凝血因子，各项结果见表 21.1。

表 21.1　凝血相关结果

代号	项目名称	结果	单位	参考范围
PT	凝血酶原时间	26.20↑	秒	10~14
PTA	凝血酶原活动度	33.7	%	70~150
INR	国际标准化比值	2.30		0.8~1.6
APTT	部分活化凝血酶原时间	123.00↑↑	秒	26~40
Fib	纤维蛋白原浓度	2.02	g/L	2~4
TT	凝血酶时间	18.30	秒	14~21
FⅡ：C	Ⅱ因子活性	6↓↓	%	70~120
FⅤ：C	Ⅴ因子活性	105	%	70~120
FⅦ：C	Ⅶ因子活性	36	%	55~170
FⅧ：C	Ⅷ因子活性	4↓↓	%	60~150
FⅨ：C	Ⅸ因子活性	4↓↓	%	60~150
FⅩ：C	Ⅹ因子活性	39	%	70~120
FⅪ：C	Ⅺ因子活性	10↓↓	%	60~150
FⅫ：C	Ⅻ因子活性	9↓↓	%	60~150
vWF：Ag	血管性假性血友病因子	56	%	O 型：41~126 其他型：50~160

　　因为凝血结果极度异常，暂停手术。为进一步查因，半个月后，患者至我院复查凝血功能，结果仍显示 APTT 危急值。根据危急值处理流程，排除了样本采集、仪器试剂等问题。因为少见门诊儿童凝血结果危急值，又是男性患儿，所以检验人员立即与临床人员联系。了解到患儿肿物出生就有，不是血肿，没有波动，也没有任何临床出血症状，平素身体健康，无肝肾疾病、家族史、外伤史，可排除血友病及因子合成减少。查看了外院报告后，考虑 APTT 延长很可能是抗凝物或抑制物干扰所致。结合内源性凝血因子 8、9、11、12 全部减低，2 因子也减低，考虑罕见的低凝血酶原血症 - 狼疮抗凝物综合征（hypoprothrombinemia-lupus anticoagulant syndrome，HLAS）。为了验证这一猜想，得到更准确的因子报告，检验加做了狼疮抗凝物（lupus anticoagulant，LA）检测，并将 5 个减低的内源性凝血因子稀释后复查。结果显示 LA 强阳性，凝血因子结果也有所改变（表 21.2）。考虑成本问题，10 倍稀释后 8 因子和 11 因子已在正常范围内，不再继续稀释检测。2 因子活性没有随着稀释倍数增长，说明患儿体内真实水平基本在 40% 左右，并不

低。HLAS 疾病主要见于儿童，以出血为首发表现，而本例患儿无任何出血症状，结合现有的结果，否定了 HLAS 的考虑，也不再考虑检测因子抑制物。

表 21.2　稀释后凝血因子检测结果

项目	10 倍稀释	20 倍稀释
2 因子	43%	42%
8 因子	90%	
9 因子	50%	72%
11 因子	81%	
12 因子	36%	62%

上述结果可以解释 APTT 一直呈现危急值的情况。向家属解释清楚后，建议进一步查找 LA 阳性的原因，检测自身免疫抗体及各项病毒，结果提示：巨细胞病毒、风疹病毒、人副流感病毒阳性，抗核小体抗体与抗 R0-52 抗体 IgG 阳性。与临床沟通，考虑病毒导致的狼疮一过性阳性可能性大。由于患儿较小，不适合过度检查及用药，家属选择先不进行手术，定期复查。

时隔半年，该患儿两次来我院复查凝血，病毒类抗体转阴、APTT 结果下降至正常，狼疮抗凝物逐渐消除，血栓弹力图综合评估无出血或血栓倾向。经询问，患儿近半年未服用任何抑制抗凝物的药物，坚持每天跑步，提高了身体免疫力，几乎没有感冒等。拿到报告后，其父母同意准备尽快手术。

案例分析

1. 临床案例分析

本例患儿术前检查凝血危急值，肯定不能手术，进一步检测凝血因子全套可见内源性凝血因子明显减低，与 APTT 结果一致，理论上有极大的出血风险。但患者无出血症状，怀疑有干扰物存在。另外，患儿无基础疾病，为何刚好 4 个内源性凝血因子都显著降低呢？即使有肝脏疾病，因子合成受阻，也应该是多个内外源性因子同时减低。此时，考虑 LA 阳性会导致 APTT 延长，是临床容易忽略的知识点，需要检验科来验证。4 岁患儿 LA 强阳性，需要进一步检查各种可能的因素。因为患儿出生就有肿物，可以择期手术，建议待患儿抗凝物消除，凝血结果正常后再行手术。

2. 检验案例分析

综合分析本例患儿所有结果，根据经验考虑狼疮干扰，故而跳过"APTT 纠正试验"，直接进行确诊试验——狼疮抗凝物检测。结果也证实了检验的判断。LA 阳性导致的 APTT 延长，在患者体内是"假低凝、真高凝"状态，不会引起出血，反而可能有血栓风险。内源性凝血因子检测原理是通过 APTT 秒值换算的因子活性，LA 导致 APTT 延长，测出的因子就会假性偏低。通过梯度稀释，干扰物浓度也被稀释到不影响因子检测的水平，因子活性也随着稀释倍数增加而增高，最终得出较为真实的因子活性。2 因子随着稀释倍数增加，活性基本无变化，说明已达真实水平。理论上，狼疮阳性不会导致出血，全面评估后可以正常手术，但考虑患儿年龄较小，可以定期复查随访。

知识拓展

狼疮抗凝物是一组能与负电荷磷脂和磷脂蛋白质复合物相结合的免疫球蛋白，主要基于 LA 在体外能延长磷脂依赖的不同途径的凝血试验时间来进行检测。在体内 LA 则是强烈的促凝物质，诱导组织因子表达、干扰纤溶酶原激活物释放、激活血小板、影响补体活化、抑制蛋白 C，使人体呈现病理性高凝状态，是引发动、静脉血栓形成的重要风险因素。APTT 凝血试验是将待测血浆和接触凝血因子激活剂、磷脂、氯化钙混合，记录血浆凝固的时间，通常用于筛查内源性和共同途径的凝血障碍。血浆中的 LA 能中和 APTT 试剂中的磷脂，导致凝血反应所需的磷脂量减少，使 APTT 延长。内源性凝血因子检测原理是基于检测待测标本对乏因子血浆所致的 APTT 凝固时间延长的纠正能力。将稀释后的待测血浆与乏因子血浆混合后进行 APTT 检测，检测结果与待测血浆中的凝血因子活性呈负相关。LA 阳性影响到 APTT 数值延长，从而影响内源性 8、9、11、12 凝血因子表现出极度减低的现象。可通过至少 2 个稀释度的检测来验证是否存在干扰，进而得到真实的因子活性。

低凝血酶原血症 - 狼疮抗凝物综合征是一种特殊罕见的病症，通常以出血为首发表现，主要见于儿童，表现为狼疮抗凝物阳性的患儿体内具有非中和性的抗凝血酶原抗体，该抗体与凝血酶原结合后被清除，进而引起低凝血酶原血症，表现为 LA 阳性合并 2 因子减低。

既往研究发现，大约 2% 的表面健康儿童体内被检出 LA，通常在 APTT 的术前测试中被发现，这些通常是短暂的且不会形成血栓。王聪等人在对 97 例 APTT 单独延长的儿童研究对象的研究中发现，因感染导致单独 APTT 延长的有 61 例（占比为 62.89%），而其中检测 LA 阳性的高达 55 例（占比为 90.16%），12 周复检后均为阴性。儿童单独 APTT 延长，排除凝血因子缺乏的情况下，因感染引起一过性抗磷脂抗体（狼疮抗凝物为主）增高引起，通常无须治疗。颜楠等人的研究中，LA 阳性患者的 8、9、11、12 内源性凝血因子稀释 3 个梯度后结果均能恢复至接近正常水平。以上学者的研究结果也证实了本案例的分析思路是正确的。

案例总结

本案例中，检验医师看到少见的儿童凝血单独 APTT 危急值后，结合凝血因子的结果变化，考虑到有狼疮抗凝物的干扰，并通过梯度稀释得到真实的因子活性，进一步给出检验意见，找到狼疮抗凝物阳性的原因是病毒感染，为临床医生提供了可行手术的循证依据。

专家点评

儿童 APTT 单独延长多见于血友病患者，本例患儿在排除家族史、既往史，综合分析检验结果后，考虑狼疮抗凝物干扰，进而逐步分析验证，并通过梯度稀释解答了前期内源性凝血因子全部减低的疑惑，为临床医生提供了真实充分的诊疗依据。找到原因即可提前干预，避免反复检查、会诊、手术延误等情况的发生。由感染引起的一过性狼疮抗凝物阳性患者，通常无须治疗，定期随访直到抗体代谢消除即可。凝血是检验走进临床，与临床沟通交流很好的切入点，检验人员要在不断学习临床知识的过程中，进一步强化与临床的沟通，才能为检验医学学科地位的提高作出贡献。

参考文献

［1］ 国家风湿病数据中心，中国医师协会风湿免疫科医师分会自身抗体检测专业委员会，国家免疫疾病临床医学研究中心.抗磷脂抗体检测的临床应用专家共识［J］.中华内科杂志，2019，58（7）：496-500.

［2］ 马睿，任静，张珠博，等.狼疮抗凝物阳性患者临床数据横断面研究［J］.临床检验杂志，2020，38（7）：503-507.

［3］ TOKUTAKE T，IEKO M，NAITO S，et al. Magnesium-dependent activated partial thromboplastin time assay-Simple method for lupus anticoagulant detection［J］. Int J Lab Hematol，2020，42（1）：46-51.

［4］ 高雪，亓春玲，刘美荣，等.儿童低凝血酶原血症 - 狼疮抗凝物综合征 1 例并文献复习［J］.临床检验杂志，2021，39（7）：554-555.

［5］ CIMAZ R，DESCLOUX E. Pediatric antiphospholipid syndrome［J］. Rheum Dis Clin North Am，2006，32（3）：553-573.

［6］ 王聪，李虎虎，孟伟，等.抗磷脂抗体、APTT 纠正试验联合检测在儿童 APTT 单独延长中的临床应用［J］.标记免疫分析与临床，2023，30（7）：1164-1168.

［7］ 颜楠，刁艳君，韩峰，等.F Ⅷ抑制物与狼疮抗凝物对凝血因子检测结果的影响［J］.临床检验杂志，2023，41（8）：572-574.

待产 37 周的异常纤维蛋白原血症 1 例

22

作　者：李蕊¹，孙一瑶²（山西医科大学第八附属运城市中心医院，1 检验科；2 妇产科）

点评专家：赵慧茹（北京积水潭医院）

前　言

遗传性纤维蛋白原异常可分为两种类型：①遗传性纤维蛋白原数量异常，即低纤，包括低纤维蛋白原血症（Fib 降低至 1.0 g/L 以下，为杂合子型）和无纤维蛋白原血症（数量缺如，为纯合子型），其病因为编码基因碱基的变异或缺失，导致 Fib 在肝细胞合成减少，转运受阻等，但在临床上最为常见的是获得性低纤维蛋白原血症，例如肝硬化、溶栓、DIC 等。②遗传性纤维蛋白原质量异常，其病因为 Fib 含量正常，但由于基因缺陷使得 Fib 结构改变致功能异常，该类型临床上少见，绝大多数为常染色体显性遗传，此类患者又被称为异常纤维蛋白原血症（简称"异纤"）。

异纤的临床表现呈多样性，有无症状、出血、血栓形成或既有出血又有血栓形成，所以异纤临床的管理很棘手。本案例报道一例 37 周待产患者异纤的诊断与处理，可为临床提供借鉴经验。

案例经过

患者，女性，27 岁，G1P0，因"停经 37 周，在某县妇幼保健院建档时，发现凝血功能异常，急诊入院"。院外胎儿排畸未见异常，唐氏综合征筛查低风险，糖尿病筛查未见异常；我院急诊彩超提示：符合孕周，羊水深度 4.5 cm，羊水指数 10.5 cm，胎儿心脏未见明显异常；产科检查：腹围 96 cm，宫高 33 cm，胎儿估计体重 2800 g；阴道检测：宫颈中位，质中，宫颈管未消失，宫口未开，先露头，S-3，骶尾关节活动好，骶棘韧带间可容 3 横指，骨盆出口横径 8.5 cm；实验室检验结果：肝功肾功尿常规正常，血常规轻微贫血（Hb 103 g/L），凝血功能提示：PT 和 APTT 正常，TT 延长（29.60 秒），Fib 严重降低（0.58 g/L），D- 二聚体轻微升高（2.12 mg/L），FDP 正常。

追问病史：患者无不良妊娠史，整个孕期血压正常、皮肤无瘀斑、牙龈偶有出血但量少、鼻出血 3 次但量少可止。

案例分析

1. 检验案例分析

患者的纤维蛋白原严重降低，需考虑是获得性还是遗传性，若为遗传性，是 1 型（低纤）还是 2 型（异纤）。患者从县级医院检测 Fib 降低，到我院再次验证 Fib 降低，患者无任何用药史，无肝硬化、肿瘤等获得性因素，重点考虑遗传问题。立即验证患者纤维蛋白原的数量与活性，即 PT 衍生法的 Fib，结果为 5.41 g/L。同时邀其双亲检测 Fib，结果显示患者母亲凝血正常，其父 Fib 为 0.46 g/L，PT 衍生法 Fib 为 4.70 g/L。提示患者与其父亲均为异纤，根据异纤的遗传特征，怀疑其突变可能来自其父亲。

血栓弹力图是一种对血凝块的形成和结构变化过程进行动态监测的方法，可全面评估血样中对血凝块的形成和溶解有影响的细胞和血浆成分及其相互作用。有研究发现血栓弹力图或可用于区分无症状异纤与有血栓倾向者。本例患者加做相关检测，结果显示：R 值提示因子活性强，K 值与 α 角提示纤维蛋白原功能不足，患者综合指数平衡。

2. 临床案例分析

据报道，25% 妊娠女性 D- 二聚体水平有不同程度的升高，其中只有 10% 的女性存在血栓的危险。本例患者为产妇，Fib 减低且伴随 D- 二聚体升高，必须要排查是否存在静脉血栓或胎盘早剥等产科隐性疾患，但患者血小板正常，胎情稳定，产科检查无异常，下肢静脉彩超阴性等似乎并不提示该类疾病。那么，接下来需要考虑的是，初步确诊为遗传性异常纤维蛋白原血症后，是否有必要对患者进行预防性输注纤维蛋白原。

在检验科给出确诊之前，产科根据患者 Fib 降低达输血标准，加之患者即将临产，安全起见，已经输注 2 单位冷沉淀。检验科接到会诊后，建议停止冷沉淀的再输注，原因是：① 2018 年《中华妇产科杂志》的一篇综述提到：遗传性纤维蛋白原功能障碍合并妊娠的患者应根据出血，血栓家族史等进行全面产科个体化评估，替代治疗的前提更多是患者存在明确的临床出血、血栓等指征。② 2021 年有文献报道：使用替代治疗待产女性，并不能降低产后出血的概率。③首都医科大学附属北京妇产医院的综述指出：异常纤维蛋白原血症的患者，应该根据 Fib 水平、出血等临床症状，血栓病史及家族史制订个体化的治疗方案，无症状的患者不需要特殊的治疗，有出血症状的患者，特别是出血症状明显或正在进行侵入性手术操作者，应考虑给予 Fib 替代治疗。④有综述指出：对于没有经历过止凝血挑战的无症状异纤患者，临床上有止血挑战的情形时才对患者给予预防性纤维蛋白原制剂。而本例患者，经历了少女的初潮，整个生长历程，妊娠全程都无任何出血史，其父亲截至确诊时，也无任何出血症状。经多学科会诊后意见为：不再进行继续预防性输注。

为精准保障产妇及新生儿的安全，综合各种案例报道，临床采取多学科合作。具体方案是：①为避免顺产时产妇过度用力（患者为初产妇）可能会带来的脑出血等，采取可控的剖宫产。产后立即使用麦角新碱等促进子宫收缩。产后管理做好预防可能的血栓形成，即低分子肝素的预防注射。②输血科做好血型配对，绿色通道保障产妇可能出现的产后大出血时血液的供应。③检验科做好凝血急诊检测，随时电话报告凝血指标尤其是血小板纤溶的趋势。④儿科以高危儿对待新生儿，立即进行保温箱观察，同时送检血常规及凝血，时刻关注患儿是否存在隐性脑及消化道出血或血栓状况。3 天后，在多学科的协作配合下，27 岁的异纤产妇于 2024 年 2 月 27 日顺利生产，无产后大出血，无产后的血栓。婴儿也在一周后开始母乳喂养。

随后，建议患者进行家族基因检测，虽然本次生产并无大碍，但不排除可能存在的血栓等问题。患者家属非常配合，一周后产妇基因检测结果显示，存在 FGA：exon5：c.A991G：p.T331A 与 FGG：exon8：c.C901A：p.R301S 的复合杂合突变。查阅文献发现，这两个突变案例及临床研究均有报道，患者 FGA 与 FGG 链的突变均与静脉血栓的形成有关。

知识拓展

目前遗传性异常纤维蛋白原血症的临床诊断国内外尚未统一标准，但根据患者的临床表现，实验室验证性试验，几乎可以确诊所有异纤患者。现将确诊思路归结如下：

（1）患者凝血功能检查：Fib 的 Clauss 法明显降低，但 Fib 的 PT 衍生法正常或增高，同时伴有 Fib 的抗原 / 活性比值（PT 衍生法 /Clauss 法）>1.43，或 Clauss 法 /PT 衍生法 <0.7；TT 可延长；PT 和 APTT 通常无异常，此类患者高度可疑。

（2）开启家系调查：其父母的凝血结果可能与患者有相似表现。

（3）基因检测，确定患者的突变类型。注：在无基因结果辅助时，临床治疗上应更多选择个体化用药，对症治疗，须知异纤患者大部分无症状，可观察，不必预防性输注而增加血栓风险。

（4）纤维蛋白原是由 α、β 和 γ 三种多肽链组成，相对分子量为 340 kDa 的糖蛋白。α、β 和 γ 链由位于 4 号染色体上的 FGA、FGB 和 FGG 基因分别编码，其主要在肝脏中转录、翻译，形成六聚体（α2β2γ2）后进入血液循环，在血浆中浓度为 2~4 g/L。异纤的临床表现与突变有很大关系，OMIM 与 HGMD 数据库注释的突变 70% 以上均为无症状，例如 FGA：Arg16His 和 FGG：Arg275His；与血栓形成有关的热点突变有 FAGA：Arg16Cys、FGA：Ser532Cys、FGA：Arg554Cys、FGG：Asp364Val 和 FGB：Ala68Thr；与出血有关的热点突变主要在 FGA 的 exon2 上，包括 Gly17Val、Gly17Asp、Pro18Leu、Arg19Ser、Val20Asp。

案例总结

本次案例首先由县级医院发现，最终由我院检验科确诊，我院产科医生根据凝血结果给予了血液制品的干预，好在检验科第一时间发现并提出合理处置方案，最终患者平安生产，无过度治疗。

在临床工作中，检验人员的职业敏感性及知识的广度深度，对临床医生有非常可靠可观的参考价值。异纤合并妊娠的生产过程，大多医院都处于探索阶段，本案例通过了解病史、家族追踪、文献查阅、全面术前讨论、多学科协作的经验分享，完整展现了一例异纤产妇的分娩过程，可为检验科和妇产科同仁提供参考。

专家点评

该案例真实可靠，分析思路清晰，为临床医生提供了可行的处置方案，疾病最终确诊的基因突变证据再次印证患者无须输注血液制品，避免了临床过度治疗。

参考文献

［1］ SHAPIRO SE，PHILLIPS E，MANNING RA，et al. Clinical phenotype，laboratory features and genotype of 35 patients with heritable dysfibrinogenaemia［J］. Br J Haematol，2013，160（2）：220-227.

［2］ CUNNINGHAM MT，BRANDT JT，LAPOSATA M，et al. Laboratory diagnosis of dysfibrinogenemia［J］. Arch Pathol Lab Med，2002，126（4）：499-505.

［3］ 罗彩虹 . 妊娠女性 D 二聚体的研究［J］. 国际检验医学杂志，2013，34（13）：1761-1762.

［4］ 李纯青，王东信，韦晓昱 . 先天性纤维蛋白原缺乏症产妇的围术期管理：4 例报道及文献回顾［J］. 北京大学学报（医学版），2018，50（5）：932-936.

［5］ 杨胜寒 . 遗传性异常纤维蛋白原血症的诊断和预后评估［D］. 成都：四川大学，2021.

［6］ 姜艳，刘晓巍 . 遗传性纤维蛋白原缺乏症合并妊娠的诊治与管理[J]. 医学综述，2017，23（12）：2313-2317.

［7］ 周礼扬，丁秋兰 . 遗传性异常纤维蛋白原血症的临床诊断与治疗进展［J］. 血栓与止血学，2024，30（1）：33-41.

［8］ 姜艳，刘晓巍 . 遗传性纤维蛋白原缺乏症合并妊娠临床分析［J］. 中国临床医生杂志，2017，45（10）：102-104.

［9］ 罗莎莎，杨丽红，谢海啸，等 .1 例遗传性异常纤维蛋白原血症导致胎停育［J］. 临床检验杂志，2020，38（3）：187-190.

［10］ 罗美玲，闫婕，林发全，等 . 二例无症状遗传性异常纤维蛋白原血症患者的手术治疗［J］. 中华血液学杂志，2017，38（9）：797-798.

［11］ KO YL，HSU LA，HSU TS，et al. Functional polymorphisms of FGA，encoding alpha fibrinogen，are associated with susceptibility to venous thromboembolism in a Taiwanese population［J］. Hum Genet，2006，119（1-2）：84-91.

［12］ RASMUSSEN-TORVIK LJ，CUSHMAN M，TSAI MY，et al. The association of alpha-fibrinogen Thr312Ala polymorphism and venous thromboembolism in the LITE study［J］.

Thromb Res，2007，121（1）：1-7.

［13］ BORRELL M，GARÍ M，COLL I，VALLVÉ C，et al. Abnormal polymerization and normal binding of plasminogen and t-PA in three new dysfibrinogenaemias：Barcelona Ⅲ and Ⅳ（gamma Arg 275 → His）and Villajoyosa（gamma Arg 275 → Cys）［J］. Blood Coagul Fibrinolysis，1995，6（3）：198-206.

［14］ MIMURO J，KAWATA Y，NIWA K，et al. A new type of Ser substitution for gamma Arg-275 in fibrinogen Kamogawa I characterized by impaired fibrin assembly［J］. Thromb Haemost，1999，81（6）：940-944.

罕见的凝血因子 Ⅴ 缺乏症 1 例　　**23**

作　　者：白劲松 [1]，陈双凝 [2]（成都医学院第一附属中医医院·成都市新都区中医医院，1 医学检验科；2 儿科）

点评专家：许颖（成都医学院第一附属医院·成都市新都区中医医院）

前　言

　　遗传性凝血因子 Ⅴ 缺乏症（FVD）为常染色体隐性遗传的罕见出血性疾病，患病率约为 1/100 万。FⅤ缺乏与出血严重程度弱相关，最常见的症状是损伤后长时间出血和黏膜出血，其次是血肿、关节积血和胃肠道出血。但仍有 10% 的严重缺乏症患者会出现颅内和脐带出血。那么 FⅤ缺乏，为何会让凝血常规检测结果与血栓弹力图（TEG）结果出现自相矛盾的情况呢？本案例对医检沟通以及相关诊疗经验进行了分析和总结，并通过试验创新评估了患者的出血风险，供检验和临床同人参考。

案例经过

　　患儿，男性，9 岁，入院前曾于门诊输液治疗 3 天，使用"头孢噻肟"及"布地奈德、沙丁胺醇"雾化，患儿有 2 天无发热，咳嗽好转。2023 年 11 月 8 日因"咳嗽、间断发热 4 余天"于我院儿科就诊。查体：体温 36.6 ℃，脉搏 94 次 / 分，呼吸 28 次 / 分，血压 100/65 mmHg，体重 24 kg。神清，面色润泽，呼吸稍促，未见吸气性三凹征及点头样呼吸，无皮疹，咽充血，扁桃体 I 度大，双肺呼吸音粗，未闻及干、湿啰音。入院后辅助检查：主要实验室检查结果见表 23.1；心电图：窦性心动过速；CT 胸部平扫：双肺纹理增多，左肺下叶背段感染病灶。入院诊断：支原体肺炎；凝血功能异常。

表 23.1 患儿入院时主要实验室检验结果

检验项目	结果	参考区间
白细胞计数（×10⁹/L）	6.1	4.3~11.3
中性粒细胞比例（%）	47.6	31.0~70.0
淋巴细胞百分比（%）	35.1	23.0~59.0
红细胞计数（×10¹²/L）	4.31	4.20~5.70
血红蛋白（g/L）	124	118~156
血小板计数（×10⁹/L）	303.0	157.0~453.0
血沉（mm/h）	38.80↑	0~20.00
C- 反应蛋白（mg/L）	15.56↑	<10.00
降钙素原（ng/mL）	0.24	<0.05
谷丙转氨酶（U/L）	11	≤ 50
谷草转氨酶（U/L）	26	≤ 50
尿素（mmol/L）	2.2	2.8~7.6
肌酐（μmol/L）	37.0	53.0~123.0
肺炎支原体 RNA 定性	阳性	阴性
APTT（秒）	61.6↑	25.4~38.4
PT（秒）	23.0↑	9.4~12.5
INR	2.11↑	0.8~1.24

患儿 APTT 危急值，PT 异常升高，主动与临床沟通获知，患儿暂无相关出血表现，既往未做过凝血相关检测，患儿哥哥因"白血病"（未提供相关资料）去世。但患儿目前血常规未见三系异常，未见幼稚细胞，无浅表淋巴结、肝脾肿大，无瘀点、瘀斑，无白血病相关证据。于是建议临床送检 PT、APTT 纠正试验和 TEG（普通杯）。患者血浆与正常混合血浆 1 ：1 混合纠正试验，结果表明：PT 即刻被纠正，APTT 即刻和 2 小时均被纠正，提示凝血因子缺乏。然而，TEG 结果完全正常（图 23.1），凝血常规检测结果与 TEG 结果明显不符，患儿是否存在出血风险，面对 APTT 危急值，临床是否该进行必要处理，是目前困扰检验和临床的重要难题。

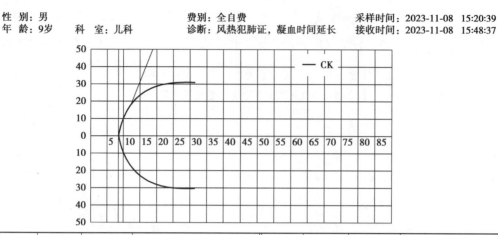

性 别：男　　　　　　　费别：全自费　　　　　　采样时间：2023-11-08　15:20:39
年 龄：9岁　　科 室：儿科　　诊断：风热犯肺证，凝血时间延长　　接收时间：2023-11-08　15:48:37

参数	测试值	参考范围	参数意义	参数	测试值	参考范围	参数意义
R	8.6	5~10	凝血因子活性	A30	67.6		检测 30 分钟时的振幅
K	1.6	1~3	纤维蛋白原及血小板水平	LTE	200.0		血块溶解时间
Angle	66.9	52~73	纤维蛋白原水平	EPL	0.0	0~15	预测纤溶指数
MA	60.9	50~70	血小板及纤维蛋白原功能	G	7.8	0~11000	血凝块力学强度
CI	−1.4	−3~3	凝血综合指数	LY60	0.0	0~15	纤溶指标
LY30	0.0	0~8	纤溶指标	CL60	100.0	92~100	血凝块溶解指数
TPI	48.7	5~90	血小板动力型指数	TMA	27.6		血凝开始到确定 MA 的时间
CL30	100.0	85~100	血凝块溶解指数	E	155.9		弹性常数
SP	8.4		血线开始分叉的时间	A60	74.2		检测 60 分钟时的振幅
PMA	0.0		MA 的投射参数	CLT	3.4		溶解时间

结果提示：凝血功能未见异常。

图 23.1　患儿血栓弹力图检测报告

　　实验室通过一系列试验分析后，锁定凝血因子 V 缺乏。外送凝血因子活性检测（结果要 3 天后回报）。并通过自建凝血 - 纤溶波形分析（CFWA），证实了患者存在出血风险。在入院第 2 天，查体即发现患者左侧大腿有 4 处明显瘀斑，予以输注新鲜冰冻血浆后缓解。3 天后结果回报凝血因子 V 活性为 4.8%↓（参考值为 70.0%~120.0%），诊断为中间型凝血因子 V 缺乏症（ F V D ）。其母亲凝血检测 PT 和 APTT 均轻度延长，其父亲 PT 和 APTT 均为正常高值，其姑妈有止血异常，考虑遗传性可能，同时建议送检相关基因检测。

案例分析

1. 检验案例分析

（1）检验结果自相矛盾，试验分析锁定凝血因子V缺乏。

患儿APTT危急值，PT明显异常升高。实验室首先排除了标本、仪器、试剂、质控等因素影响。TT正常排除肝素干扰，Fib正常排除纤维蛋白原影响，D-二聚体正常排除凝血因子消耗。那么，凝血常规检测结果与TEG结果为何会自相矛盾呢？ TEG结果正常就表明患儿没有出血风险吗？

①凝固曲线助力，锁定维生素K缺乏合并狼疮抗凝物阳性。

查看患儿APTT凝固曲线（图23.2），表现为非典型导数曲线，二阶导数曲线呈现明显的双相波形。有文献报道，使用二氧化硅活化剂的APTT试剂，非典型导数曲线与真正的凝血异常相关，如单因子缺乏和狼疮抗凝物质。常见的非典型导数曲线呈现第二加速峰（二阶导数曲线出现两个向上加速峰），如肩型可见于Ⅷ、Ⅸ凝血因子缺乏，双相型可见于Ⅴ、Ⅺ、Ⅻ凝血因子缺乏和LA阳性标本。由于本实验室APTT使用胶质硅激活剂，在LA阳性的标本中常可查见此种双相波形。然而，患者为肺炎支原体感染型肺炎，其感染可出现一过性的LA阳性。存在LA会使APTT明显延长，但并不会导致PT明显延长，因为PT试剂中含有大量的磷脂，即使存在大量的LA时也不易影响到PT。

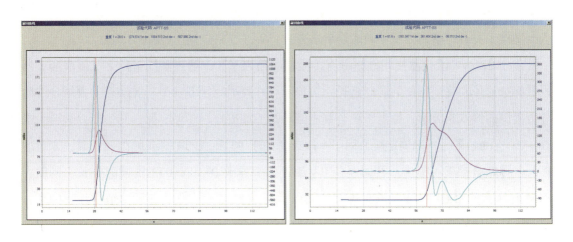

左图为正常对照，右图为患儿。——为原始凝固曲线，——为一阶导数曲线，——为二阶导数曲线）

图 23.2 APTT凝固曲线

患儿入院前已连续服用头孢噻肟 3 天，加上进食较少，是否还存在维生素 K 的缺乏，从而导致凝血因子 Ⅱ、Ⅶ、Ⅸ、Ⅹ 合成障碍？凝血检测常表现为 PT 和 APTT 均延长，由于凝血因子Ⅶ的半衰期最短（4~6 小时），早期的维生素 K 缺乏，可表现为 PT 明显延长，APTT 轻度延长。因此，考虑维生素 K 缺乏合并狼疮抗凝物存在，这样就可以解释 TEG 检测结果正常了。因为 TEG 普通杯使用高岭土（CK）激活，不能反映出外源途径的凝血因子Ⅶ的活性，所以早期的维生素 K 缺乏，R 时间并不会延长。并且 TEG 检测标本为全血，血细胞如血小板提供了大量的磷脂表面，所以 LA 一般不会导致 R 时间的明显异常。既然存在 LA，为何 APTT 纠正试验还可以被纠正呢，是否又自相矛盾呢？其实，当存在低滴度的 LA 时，纠正试验由于与正常混合血浆 1∶1 混合所致的稀释效应，LA 被稀释，可以表现出 APTT 被纠正的假象。到这里，似乎一切都已水落石出——维生素 K 缺乏合并狼疮抗凝物阳性。于是，实验室加查 LA 检测，dRVVT 法筛选比值 4.15↑（参考值 <1.2），dRVVT 法确证比值 3.29↑（参考值 <1.2），dRVVT 标准化比值 1.26↑（参考值 <1.2）。但根据相关专家共识，筛选比值和确证比值同时大于 1.2 时，需进行混合纠正检测。通过患儿血浆与 20 例正常混合血浆 1∶1 混合后的狼疮抗凝物，dRVVT 法筛选比值 1.48↑（参考值 <1.2），dRVVT 法确证比值 1.49↑（参考值 <1.2），dRVVT 标准化比值 0.99（参考值 <1.2）。根据 LA 的整体试验的检测流程，混合试验筛选和确证比值同时大于阈值时，提示存在其他抑制物或高滴度 LA，建议择期复查或结合其他检查。结合 PT 和 APTT 纠正试验可以被纠正，考虑 dRVVT 检测可能受到了干扰，比如正常混合血浆质量或 C- 反应蛋白（CRP）等。综合考虑狼疮抗凝物应该为阴性。推断不成立。

②拨云见日，凝血因子 V 缺乏浮出水面。

由于 dRVVT 法检测使用蝰蛇毒直接激活凝血因子Ⅹ，通过共同途径生成凝血酶。所以其筛选比值和确证比值的同时延长，可提示存在凝血因子 Ⅱ、Ⅴ、Ⅹ 缺乏。再结合二阶导数凝固曲线双相波形，可见于单个凝血因子缺乏如凝血因子 Ⅴ、Ⅺ、Ⅻ。所以综合考虑 dRVVT 检测结果，目标锁定凝血因子 Ⅴ 缺乏（由于 PT 和 APTT 延长幅度较一致，未考虑 FⅤ-FⅧ联合缺乏可能）。共同途径 FⅤ缺乏，会导致 PT 和 APTT 的同时延长。同时，高岭土激活的 TEG，对 FⅤ缺乏敏感度最低。所以 TEG 会表现为正常。值得注意的是，尽管 FⅤ在体外高岭土激活的内源凝血途径中不是一个关键的限速步骤，但是在基于细胞的止血理论中，从启动到扩增其实都需要 FⅤ的参与。这与实际应用情况相符，FⅤ重度缺乏（<10%）患者的 TEG 往往接近正常，而患者可能有明显的出血倾向。这些都表明 TEG 并非细胞止血理论的完美实践工具，对患儿凝血状态的判断仍需综合分析。

（2）自建凝块－纤溶波形，评估出血风险。

既然 TEG 对 F Ⅴ 不敏感，那患儿的出血风险该如何评估？PT、APTT 延长，就能说明存在出血风险吗？通过查阅文献和研究探索，实验室自建了凝块－纤溶波形（CFWA）全局性试验，同时分析凝血和纤溶情况，用以评估患者出血风险。

试验方法与结果：采集患儿的枸橼酸钠抗凝血液标本，作为试验组；同时收集 30 例无出血性疾病和血栓性疾病的正常健康人的血液标本，作为对照组。使用添加阿替普酶（分析浓度 1.67 μg/mL）的氯化钙溶液，分别在 APTT 检测模式下，检测时间 600 秒，获得试验组和正常对照的凝块－纤溶波形图，如图 23.3 所示，并获取凝块－纤溶波形图上 5 个参数的结果，见表 23.2。

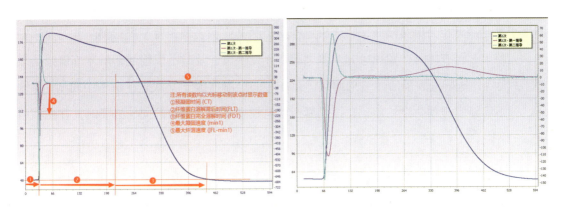

左图为正常对照相关参数示意图，右图为患儿。

图 23.3　凝块－纤溶波形图

表 23.2　患儿与正常对照的凝块－纤溶波形图 5 个参数的结果

评估参数	患者结果	30 例正常对照参考范围[a]
预凝固时间 CT（s）	61.87↑	31.82（27.50，36.30）
纤维蛋白溶解滞后时间 FLT（s）	193.88	190.10（165.00，249.70）
纤维蛋白完全溶解时间 FDT（s）	280.30	（211.60±96.75）
最大凝固速度（mAbs/s）	112.50↓	（225.10±80.26）
最大纤溶速度（mAbs/s）	15.00	（15.86±8.85）

注：a 由于样本量小于 50 例，所以采用 S-W 来判断是否呈正态性分布，符合正态分布采用 95% 置信区间表示，偏态分布采用中位数、百分位距表示。

通过对比患儿与正常对照的 5 个参数指标后，发现患儿预凝固时间 CT 值明显延长，最大凝固速度明显降低，判断患者存在出血风险。后查体发现患儿左侧大腿有 4 处瘀斑，予以输注新鲜冰冻血浆后缓解。最终检测患者凝血因子Ⅴ活性为 4.8%（参考值为 70.0%~120.0%），确诊为中间型凝血因子Ⅴ缺乏症。

2. 临床案例分析

患儿因呼吸道疾病就诊，凝血检测 APTT 危急值，PT 显著延长，提示患儿低凝状态。但血栓弹力图结果却完全正常。实验室在确认检测结果无误后，也及时积极补充了相关检测试验，协助临床分析。临床在治疗呼吸道疾病（予以阿奇霉素静滴抗支原体感染，沙丁胺醇雾化解痉止咳，布地奈德雾化抗炎）的同时，试探性地肌注了维生素 K_1，后监测凝血常规并无明显变化，也排除了维生素 K 缺乏的可能。针对血栓弹力图正常，患儿是否存在出血风险的困惑，实验室通过查阅文献并自建试验，证实了患儿存在出血风险。但由于患儿并无相关出血倾向，临床决定密切监测其症状表现，暂不进行预防性的血浆输注。入院第 2 天查体时，发现患儿左侧大腿有 4 处瘀斑，及时予以输注新鲜冰冻血浆后缓解。3 天后外送凝血因子活性结果回报，存在中间型凝血因子Ⅴ缺乏。由于中间型 F Ⅴ缺乏，并不需要常规预防性治疗，建议家属密切监视患儿相关出血倾向，必要时前往血液科就诊。

知识拓展

遗传性的凝血因子Ⅴ缺乏（FVD）疾病分型：F Ⅴ：C>10% 为轻型，F Ⅴ：C<10% 为中间型，无法测出时为重型。轻度出血或者小手术患者可以考虑抗纤溶药物。严重出血患者或者大手术需要给予 FFP 替代治疗。FVD 患者在接受血浆替代治疗后，可能会产生 F Ⅴ抑制物，抑制物滴度低时可以继续原有方案替代治疗以止血，效果不佳时可应用重组活化Ⅶ因子（rF Ⅶa）止血。

值得注意的是，尽管大多数 F Ⅴ存在于血浆中，但约 20%~25% 的循环 F Ⅴ位于血小板 α 颗粒中。血小板活化后颗粒释放后，F Ⅴ可能立即与表面受体结合，从而优化凝血酶原复合物的活性。这可能会保护一些 F Ⅴ缺乏症患者免受严重危及生命的出血，并可能解释实验室表型与临床严重程度之间的弱关联。所以，严重出血常规治疗效果不佳时可以输注血小板。这可能也是 TEG 试验对 F Ⅴ缺乏不敏感的原因之一。同时也提示我们，检测乏血小板血浆的血栓弹力图，或有助于 F Ⅴ缺乏的早期识别。

在国外有相关报道，已有使用 CFWA 来评估出血性疾病中的纤维蛋白形成和凝块溶解纤溶的研究，以及 CFWA 可用于评估 DOAC 效应，并从纤溶的角度为研究抗凝与治疗疗效和出血风险的相关性提供了参考。研究表明，通过同时使用优化浓度的组织型纤溶酶原激活剂（0.63 μg/mL）和活化部分凝血活酶时间的激活剂的检测试验，在 <500 秒的检测时间内的血栓波形分析用于同时评估血栓形成和纤溶。通过分析阿加曲班、氨甲环酸、血栓调节蛋白作用，证实了血栓形成与纤溶之间的相互作用。纤维蛋白原水平与凝血和纤溶强度呈正相关，CFWA 需要纤维蛋白原浓度超过 0.6 g/L，而初始纤维蛋白凝块的形成与纤溶酶原浓度无关。凝块 - 纤溶波形分析技术可以敏感地监测纤维蛋白凝块的形成和纤溶，并可以提供一种易于使用的分析方法，帮助阐明常规临床实践中出血疾病的潜在发病机制。

案例总结

本案例是检验与临床沟通的成功案例，是检验人参与临床的真实写照。同时也给我们留下了很多思考。

当实验室结果自相矛盾时，一定不要视而不见、逃避责任，而应该发挥检验人的主观能动性，及时"解密"，主动与临床沟通，真正做到对实验结果负责，对患者负责。

对于止凝血检测异常结果，一定要排除标本状态等影响因素，查看凝血检测的"行车记录仪"——凝固曲线，对特殊凝固曲线进行总结，将有助于进一步指导检测项目的选择和分析。

对于检测手段受限的情况，检验人应该主动探索和创新，将有限的条件尽可能放大。主动与临床沟通合作，尽最大可能地让患者受益。

专家点评

罕见的遗传出血性疾病的诊断，对于基层医院来说仍是难点。本案例从异常的凝血常规入手，从矛盾的检验结果切入，巧用凝固曲线，抽丝剥茧，寻求检验真相。充分体现了检验人在协助临床诊疗时，清晰的实验室思维。此外，在检测手段受限时，通过试验创新评估患者的出血风险，也是本案例的亮点。对于出血性疾病，患者病史、家族史仍是重要依据，出血性疾病的合理处置有赖于临床与实验室的充分沟通。本案例诠释了医检沟通的重要性，值得参考！

<hr />

参考文献

［1］ 中华医学会血液学分会血栓与止血学组，中国血友病协作组. 罕见遗传性出血性疾病诊断与治疗中国专家共识（2021 年版）［J］. 中华血液学杂志，2021，42（2）：89-96.

［2］ SOLANO C，ZERAFA P，BIRD R. A study of atypical APTT derivative curves on the ACL TOP coagulation analyser［J］. Int J Lab Hematol，2011，33（1）：67-78.

［3］ TOKUNAGA N，INOUE C，SAKATA T，et al. Usefulness of the second-derivative curve of activated partial thromboplastin time on the ACL-TOP coagulation analyzer for detecting factor deficiencies［J］. Blood Coagul Fibrinolysis，2016，27（4）：474-476.

［4］ WANG CHUN K，SEE WAN Y，POON CHUEN W. Transient presence of lupus anticoagulant associated with mycoplasma pneumonia［J］. Asian Cardiovasc Thorac Ann，2016，24（3）：286-287.

［5］ 中国研究型医院学会血栓与止血专业委员会. 狼疮抗凝物检测与报告规范化共识［J］. 中华检验医学杂志，2024，47（2）：129-135.

［6］ NIELSEN VG，COHEN BM，COHEN E. Effects of coagulation factor deficiency on plasma coagulation kinetics determined via thrombelastography：critical roles of fibrinogen and factors Ⅱ，Ⅶ，Ⅹ and Ⅻ［J］. Acta Anaesthesiol Scand，2005，49（2）：222-231.

［7］ NOGAMI K，MATSUMOTO T，SASAI K，et al. A novel simultaneous clot-fibrinolysis waveform analysis for assessing fibrin formation and clot lysis in haemorrhagic disorders［J］. Br J Haematol，2019，187（4）：518-529.

［8］ OKA S，WAKUI M，FUJIMORI Y，et al. Application of clot-fibrinolysis waveform analysis to assessment of in vitro effects of direct oral anticoagulants on fibrinolysis［J］. Int J Lab Hematol，2020，42（3）：292-298.

［9］ MANN KG，KALAFATIS M. Factor Ⅴ：a combination of Dr Jekyll and Mr Hyde［J］. Blood，2003，101（1）：20-30.

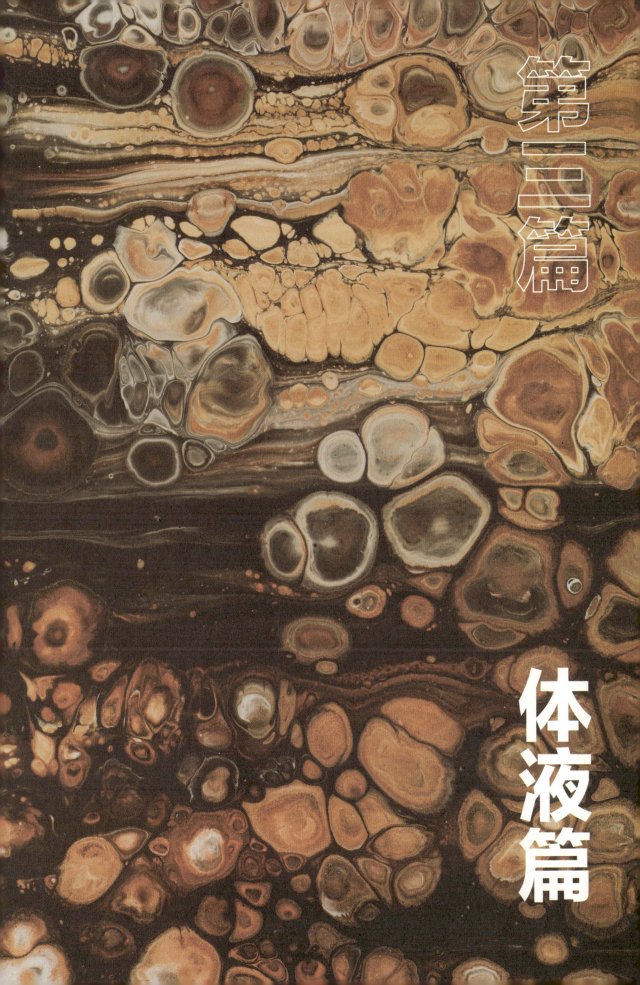

第三篇

体液篇

肺泡蛋白沉积症 1 例

24

作　　者：江艳[1]，黄坚[1]，邹淑梅[2]，张胜行[1]（联勤保障部队第九〇〇医院，1 检验科；2 呼吸与
重症医学科）

点评专家：赵猛（联勤保障部队第九〇〇医院）

前　言

　　肺泡蛋白沉积症（pulmonary alveolar proteinosis，PAP）是因肺泡巨噬细胞功能障碍
和肺泡表面活性物质在肺泡腔内聚集，使富含蛋白和脂肪的液体填塞肺泡所致的一种罕见
的弥漫性肺疾病。该疾病的患病率为（0.36~3.7）/100 万，发病年龄通常在 20~50 岁，男
性发病率较女性高，通常无肺部疾病史。近 2/3 的患者有吸烟史，部分患者有粉尘、烟雾
等环境暴露史。本例患者因"左腮腺肿瘤"前往当地医院就诊，在胸部 CT 检查中显示双
侧肺部存在多发斑片影磨玻璃影，为进一步明确诊断并进行治疗，转至我院就诊。为确定
"双侧多发斑片影和毛玻璃影"的原因，患者入院后接受了一系列相关检查，并于 2022
年 7 月 15 日在肺泡灌洗液中发现了大量"无定形碎片"与少量"胆固醇结晶"。经与临
床医生讨论后进一步完善了组织学和免疫组化检查，最终确诊为"肺泡蛋白沉积症"。

案例经过

　　患者，男性，65 岁。2022 年 7 月 4 日，患者因"左腮腺肿瘤"就诊当地医院，行胸

部 CT 提示：双肺多发斑片影磨玻璃影。2022 年 7 月 13 日，为进一步明确"双肺多发斑片影磨玻璃影"病因，就诊我院，门诊以"肺部阴影"收住入院。入院后，患者无咳嗽、咳痰，无发热、盗汗，无乏力、消瘦，无胸痛、胸闷，无痰中带血、咯血等不适。

既往史："高血压"20 余年，确诊"左腮腺肿瘤"1 周，行"左腮腺肿瘤切除术"，术后恢复尚可。

个人史：吸烟史 30 余年，1 包 / 天，未戒烟，饮酒史 30 余年，每次 5 两，一周 3 次，未戒酒。

家族史：父亲因"肺炎"已故，母亲因"脑膜炎"已故，1 兄因"白血病"已故。

血常规检查提示：WBC 9.07×10^9/L，RBC 5.01×10^{12}/L，Hb 105 g/L。血沉示：31.0 mm/h↑；生化示：白蛋白 39.5 g/L↓、乳酸脱氢酶 285.1 U/L↑；凝血筛查示：凝血酶原时间 12.5 秒↑，纤维蛋白原 4.62 g/L↑；T 淋巴细胞亚群检测：CD3 54.2%↓，Th/Ts（$CD4^+CD3^+/CD8^+CD3^+$）3.03↑；巨细胞病毒 IgG 116 U/mL↑；EB 病毒 DNA 1.42×10^3 copy/mL；EB 病毒抗体检测示：抗 EBV 衣壳抗原抗体 IgG 抗体 5.39 阳性；呼吸道病原体抗体谱示：流感病毒 A（+），流感病毒 B（±）；肿瘤标志物示：癌胚抗原 9.44 ng/mL↑，神经元特异性烯醇化酶 19 μg/L↑、细胞角蛋白 19 片段 8.4 ng/mL↑；结核感染 T 细胞检测：结核杆菌 γ- 干扰素释放 15.0↑；结核杆菌 DNA 检测：<1000 IU/mL。

微生物检查：支气管肺泡灌洗液（bronchoalveolar lavage fluid，BALF）标本涂片、革兰氏染色检查，阴性球菌（++）、阴性杆菌（++）、阳性球菌（++）；2022 年 7 月 21 日，痰及 BALF 培养均无细菌生长。

体液细胞形态学检查：2022 年 7 月 15 日，BALF 标本形态学检查发现巨噬细胞部分吞噬含铁血黄素，易见无定形颗粒碎片（图 24.1），可见少量胆固醇结晶（图 24.2）。

影像学检查示：两肺片状影，考虑炎症，建议抗炎治疗后复查（图 24.3、图 24.4）。

第二次入院（2022 年 7 月 26 日）胸部 CT 平扫双肺改变，结合病史，考虑肺泡蛋白沉积症（图 24.5）。

病理检查：2022 年 7 月 18 日，"BALF 细胞块"提示细胞量少，可见少量均质蛋白样物质，不排除肺泡蛋白沉积症，待特染进一步诊断（图 24.6）。7 月 20 日，"BALF 细胞块"提示细胞量少，未查见瘤细胞，可见少量均质蛋白样物质，结合特殊染色考虑肺泡蛋白沉积症（图 24.7）。7 月 21 日，"支气管镜下支气管壁活检"提示肺组织部分肺泡腔塌陷伴间质纤维组织增生，局灶肺泡腔内见可疑蛋白样物，特染未见蛋白物，请结合临床及影像学。

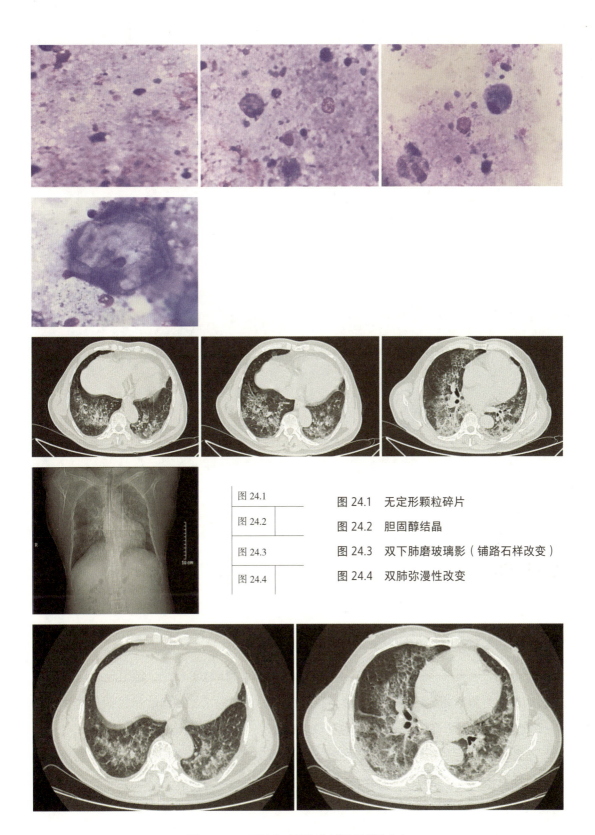

图 24.1	图 24.1　无定形颗粒碎片
图 24.2	图 24.2　胆固醇结晶
图 24.3	图 24.3　双下肺磨玻璃影（铺路石样改变）
图 24.4	图 24.4　双肺弥漫性改变

图 24.5　双下肺磨玻璃影（铺路石样改变）

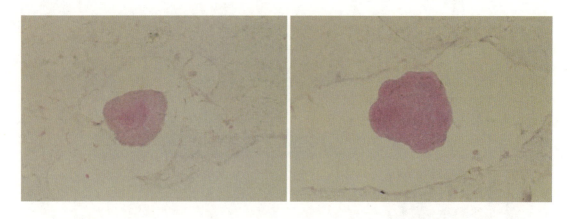

图 24.6 蛋白小体（HE 染色，×400）

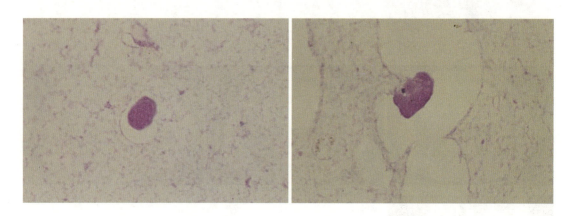

图 24.7 蛋白小体（PAS 染色，×400）

案例分析

1. 临床案例分析

患者，老年男性，于 2022 年 7 月 6 日在外院接受胸部 CT 检查，结果显示双肺多发磨玻璃影。为明确病变性质，患者转至我院接受进一步诊治。目前诊断包括：①肺部阴影；②高血压 3 级（高危）；③左腮腺术后肿瘤。

患者入院后，完善了一系列相关检查，包括血常规、生化常规、血沉、C 反应蛋白、呼吸道病原体检测、肿瘤标志物检测以及结核感染 T 细胞检测等。结果显示，患者肿瘤标志物水平升高，结核杆菌 γ-干扰素释放试验呈阳性反应。

　　为进一步明确间质性肺炎的病因，计划完善结核菌素 DNA 检查，并安排纤维支气管镜检查，同时送检 BALF 液进行 mNGS 和 BALF 涂片检查，排除耶氏肺孢子菌肺炎（PJP）、结核菌感染等特殊情况。在治疗方面，采取"厄他培南"抗感染药物治疗，并辅以雾化治疗、祛除咳嗽、保护胃黏膜等支持措施。

　　7 月 15 日，根据检验科反馈 BALF 液细胞形态学涂片检查结果，结合患者的既往病史、个人吸烟史及体征表现，高度怀疑患者存在"肺泡蛋白沉积症"的可能性。因此，7 月 16 日对患者行右肺下叶背段灌洗，送检肺泡灌洗液进行 PAS 染色等进一步检查。7 月 18 日，对"BALF 细胞块"的病理检查显示，细胞量少，可见少量均质蛋白样物质。进一步增加了肺泡蛋白沉积症的诊断可能性。待 PAS 染色结果返回，将最终明确诊断。

　　7 月 20 日，经过对"BALF 细胞块"的特殊染色处理，结果更加倾向于支持"肺泡蛋白沉积症"的诊断。基于此诊断结果，决定调整治疗方案，改为实施"支气管镜分次肺段灌洗，并辅以止咳、祛痰、平喘等综合措施"。

2. 检验案例分析

　　经过对患者血常规、生化常规、血沉、C 反应蛋白等多项指标的详细分析，各项检测结果均未见显著异常。在呼吸道病原体抗体谱检测中，患者体内存在流感病毒 A 抗体，表现为阳性（＋），同时流感病毒 B 抗体呈弱阳性（±）。这一结果表明，患者既往曾感染过这两种流感病毒。

　　患者结核感染 T 细胞检测，结果显示患者 γ - 干扰素释放阳性（15.0↑），但结核杆菌 DNA 检测结果呈阴性（<1000 IU/mL）。γ - 干扰素释放试验作为诊断结核分枝杆菌感染的体外免疫学方法，结合患者 DNA 检测结果，可以排除患者患有结核病的可能性。此外，患者癌胚抗原、神经元特异性烯醇化酶、细胞角蛋白 19 片段等指标均有轻度升高，但升高幅度不显著，针对这些指标的变化，需动态观察，并结合其他检查进行综合判断，以进一步了解患者的健康状况。

　　在 BALF 标本形态学检查中，观察到"BALF 液"外观呈现出"石灰水"样改变（图 24.8），同时检出巨噬细胞部分吞噬含铁血黄素，易见无定形颗粒碎片，可见少量胆固醇结晶。基于这一重要发现，结合《支气管肺泡灌洗液细胞形态学检验专家共识（2020）》，检验科立即与临床医生进行了深入沟通，建议进行肺泡灌洗液或肺部组织的 PAS 染色检查，以便更准确地诊断患者的病情。

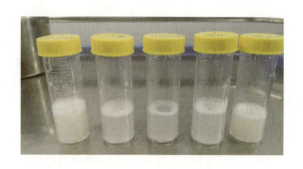

图 24.8　BALF 样本呈现出"石灰水"样改变

知识拓展

肺泡蛋白沉积症作为一种罕见的弥漫性肺疾病，是由不同病因引起的肺表面活性物质，如磷脂和脂蛋白，在肺泡腔聚集，进而引起换气障碍，导致进行性呼吸功能受损。肺表面活性物质（pulmonary surfactant，PS），作为一种混合物，主要由磷脂胆固醇（90%）和肺表面活性蛋白 A、D（SP-A，SP-D）（10%）组成，由肺泡 II 型（AT- II）细胞所分泌。PS 在维持肺部稳定中扮演关键角色，其功能包括防止肺泡萎陷、保护肺部免受感染和炎症侵袭，充当调理素以及直接杀死微生物。在 PS 的产生、分泌、提取、再循环和分解代谢过程中，维持其平衡对于肺内稳定是至关重要的。在此过程中，约 70% 的废 PS 被肺泡 II 型细胞吸收并回收，而剩余的 30% 被肺泡巨噬细胞吸收并降解。

肺泡蛋白沉积症的明确诊断，主要依赖病理检查。在无法进行肺活检或患者存在禁忌证的情况下，可以借助支气管肺泡灌洗液细胞学检查来辅助诊断。根据《支气管肺泡灌洗液细胞形态学检验中国专家共识（2023）》，若在 BALF 中检出大量无定形碎片颗粒或富磷脂蛋白聚集体，且标本呈牛奶状外观，同时无定形碎片颗粒糖原染色呈现阳性结果，提示肺泡蛋白沉积症的可能性。

案例总结

本病例患者为一名老年男性，其临床表现无特异性，难以直接作出明确的诊断。初次胸部 CT 扫描结果显示两肺存在片状影，初步判断为炎症所致。同时，相关的实验室检查亦未能提供明确的诊断线索，因此，在前期，临床医生更倾向于肺部炎症的诊断，并同步完善相关检查以排除耶氏肺孢子菌肺炎及结核菌感染的可能性。

　　患者入院后的次日，检验科对其 BALF 液进行了细致的细胞形态观察，发现其中存在"大量无定形碎片"，及时与临床医生沟通，最终为患者的诊断提供了明确依据。作为检验工作者，应当保持高度敏锐，不放过任何可能有助于诊断的线索，勇于探索求真。

　　此外，检验科在医疗服务流程中发挥着举足轻重的作用，是患者与临床之间的关键纽带。在临床诊疗过程中，检验与临床之间的紧密沟通至关重要，它有助于提高诊断的精确度，降低诊疗失误的风险，从而确保患者能够得到更加安全、有效的治疗。

专家点评

　　在本案例中，患者能够获得明确的诊断结果，主要得益于检验科在支气管肺泡灌洗液中发现的关键性线索。检验科及时与临床医生沟通，使得临床医生能够依据这些信息调整患者的治疗策略，从而提高治疗效果。

　　支气管肺泡灌洗液作为临床常用的检验项目之一，在肺部疾病的诊断、鉴别诊断以及指导临床治疗中均发挥着不可或缺的作用。通过对其细致的分析和解读，有助于医生更准确地判断病情，制订更为精准的治疗方案。

参考文献

［1］汪嘉琦，海冰，杨嫄.肺泡蛋白沉积症诊治研究进展［J］.中国临床医学，2022，29（4）：696-700.

［2］中国医师协会呼吸医师分会病理工作委员会，上海市医师协会病理科医师分会胸部病理学组.肺泡蛋白沉积症细胞学病理诊断中国专家共识［J］.临床与实验病理学杂志，2023，39（4）：385-391.

［3］周道银，吴茅，许绍强，等.支气管肺泡灌洗液细胞形态学检验中国专家共识（2020）［J］.现代检验医学杂志，2020，35（6）：4-8.

［4］刘师序，熊梦冉，夏坤，等.肺泡蛋白沉积症的发病机制及诊疗进展［J］.医学综述，2022，28（11）：2159-2166.

［5］ 常晓青，李丹丹，胡莎莎，等 . 肺泡蛋白沉积症的诊疗进展［J］. 四川生理科学杂志，
2024，46（4）：940-944.

［6］ 君安医学细胞平台专家委员会 . 支气管肺泡灌洗液细胞形态学检验中国专家共识（2023）［J］.
现代检验医学杂志，2023，38（3）：11-16，23.

弥漫性间质性肺疾病 1 例　　**25**

作　　者：魏玉仙[1]，史逸娴[2]（福建医科大学孟超肝胆医院，1 检验科；2 呼吸内科）
点评专家：林秀华（福建医科大学孟超肝胆医院）

前　言

　　患者，男性，66 岁，既往有"肝癌综合治疗（手术 + 靶向 + 免疫）、心房颤动射频消融术、间歇性三度房室传导阻滞"病史；间隔 2 个月先后两次入院。

　　第一次因发热 3 天入院，肺部 CT 示双肺大量斑片状磨玻璃影，考虑"耶氏肺孢子菌肺炎"可能性大，予磺胺甲噁唑抗感染治疗疗效欠佳。弥漫性间质性肺疾病病因未明。患者无痰，考虑既往三度房室传导阻滞，行气管镜风险极大。但经风险评估，最终在全麻下行"气管镜检查"。肺泡灌洗液体液细胞形态学检查未见可疑病原菌；NGS 亦未检出致病菌。结合患者近 1 年有使用替雷利珠单抗，考虑诊断"免疫检查点抑制剂相关性肺炎"，并予激素治疗后病情好转，出院后继续甲泼尼龙抗炎治疗。

　　出院 1 个月余后，因发生"气促、肢肿"二次入院，查肺部 CT 示磨玻璃密度增高影。检验科从患者痰细胞形态学检查中快速找到耶氏肺孢子菌，予磺胺甲噁唑抗感染治疗后好转。

案例经过

患者，男性，66 岁，既往有"心房颤动射频消融术、间歇性三度房室传导阻滞"病史。两年前因肝脏占位就诊我院，诊断"原发性肝癌巴塞罗那 A 期（CNLC Ⅰ A 期；T1bN0M0 Ⅰ B 期）"，行"腹腔镜右肝癌切除术"，术后复查发现肿瘤复发，先后行 2 次 TACE 及靶向和免疫治疗至今。一年前因发热入住我院，入院后查体：体温 36 ℃，脉搏 78 次 / 分，呼吸 20 次 / 分，血压 120/77 mmHg，SpO_2 93%（吸氧 2 L/min），神志清楚，双肺呼吸音清，未闻及干、湿性啰音。完善肺部 CT：双肺大量斑片状磨玻璃影。完善实验室常规检查、诱导化痰后行痰体液细胞学、痰 NGS、痰涂片 + 培养（细菌 + 真菌）、巨细胞病毒 DNA、G 试验、GM 试验、流感病毒核酸、ANCA、ANA、ACA、dsDNA、乳酸脱氢酶、T 细胞亚群等检查。结合临床，虽未查找到相关病原体，但仍考虑"耶氏肺孢子菌肺炎"可能性大，予磺胺甲噁唑抗感染治疗，然而疗效不佳。

考虑患者既往三度房室传导阻滞，行气管镜风险极大。但经风险评估，在全麻下行"气管镜检查"，肺泡灌洗液体液细胞形态学检查仍未见耶氏肺孢子菌，也未检测到巨细胞病毒 DNA，灌洗液涂片及培养未检出病原体，肺泡灌洗液 NGS 检出金黄色葡萄球菌（考虑非致病菌）。综上，肺泡灌洗液未检出病原体，结合患者近 1 年有使用"替雷利珠单抗"病史，故考虑诊断"免疫检查点抑制剂相关性肺炎"，予激素治疗后病情好转出院，出院后继续甲泼尼龙抗炎巩固治疗。

然而，出院 1 个月余后再次因发生"气促、肢肿"入院，查体：体温 36.9 ℃，脉搏 75 次 / 分，呼吸 18 次 / 分，血压 113/80 mmHg，SpO_2 98%（未吸氧）。神志清晰，心率 82 次 / 分，双肺呼吸音清，未闻及干、湿性啰音，双下肢无水肿。完善肺部 CT：肺部磨玻璃密度增高影。间隔不到 2 个月，肺部磨玻璃病灶较前增多，性质较前相仿。考虑新发肺炎、因为激素减量导致原免疫检查点抑制剂相关性肺炎复发，需要进一步检查。入院后联系检验科做痰体液细胞形态学检查，很快就从痰中找到耶氏肺孢子菌，确诊为"耶氏肺孢子菌肺炎"，予磺胺甲噁唑抗感染治疗后病情好转。

案例分析

1. 检验案例分析

该患者 2 个月内因"发热""气促、肢肿"曾先后两次入院，两次肺部 CT 均提示双肺磨玻璃影。入院后完善相关检查，检查结果如下。

（1）第一次入院：

肺 CT 检查：双肺大量斑片状磨玻璃影（图 25.1）。

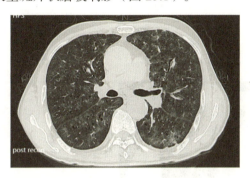

图 25.1　肺部 CT 平扫（第一次入院）

血常规 +CRP：C 反应蛋白 78.96 mg/L↑，白细胞计数 3.82×10^9/L，中性粒细胞比例 58.50%，嗜酸性粒细胞比例 17.60%↑，嗜酸性粒细胞计数 0.67×10^9/L↑，血红蛋白 140 g/L，血小板 121×10^9/L↓，余无异常。

肺泡灌洗液体液细胞学分类检查：未找到耶氏肺孢子菌。

肺泡灌洗液 NGS：检出金黄色葡萄球菌（图 25.2）。

血真菌（1-3）-β-D 葡聚糖（G 试验）：阴性。

患者第一次入院，通过肺泡灌洗液体液细胞学检查、肺泡灌洗液 NGS、细菌 + 真菌涂片及培养、真菌（1-3）-β-D 葡聚糖（G 试验）检查等，同时根据影像学及治疗疗效评估，结合患者近期有使用"替雷利珠单抗"病史，故临床考虑诊断"免疫检查点抑制剂相关性肺炎"。

（2）第二次入院：

肺部 CT 平扫：肺部磨玻璃密度增高影（图 25.3）。

痰体液细胞学分类检查：找到耶氏肺孢子菌。瑞 - 吉染色低倍镜下可见两细胞中间有一均匀的粉色片状、云絮状的物体（图 25.4）。进一步转油镜观察。

病原微生物检测结果					
微生物类型	属名	微生物名称	均一化序列数	病原估浓度（copies/mL）	微生物分类（按样本类型）
1. 特殊病原体列表（分枝杆菌、支原体、衣原体、立克次体等）					
未发现					
2 细菌列表					
革兰氏阳性菌	葡萄球菌属	金黄色葡萄球菌	52	<1.0E+3	A
3. 真菌列表					
未发现					
4. 病毒列表					
DNA 病毒	淋巴细胞潜隐病毒属	EB 病毒（EBV）	35	<1.0E+3	C

图 25.2　肺泡灌洗液 NGS

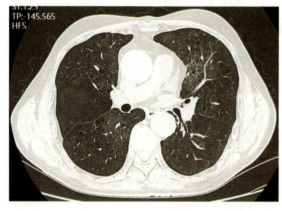

图 25.3　肺部 CT 平扫（第二次入院）

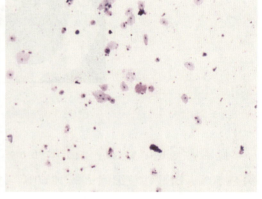

图 25.4　痰体液细胞学分类检查
（瑞 - 吉染色，×100）

瑞 - 吉染色油镜下可见圆形或类圆形包囊，直径 4~6 μm，囊壁不着色，透明似晕圈状或环状，囊壁内含有 2~8 个囊内小体，呈玫瑰花状或不规则排列。滋养体为可变多形体呈圆形、椭圆形或不规则形，胞质呈粉紫色，核紫黑色。找到典型的包囊是重要的诊断形态，但滋养体和包囊多聚集成云絮或斑片状（图 25.5）。可进一步行六胺银染色。

六胺银染色包囊壁轮廓呈淡褐或深褐色，其囊内小体模糊不清或隐约可见，部分包囊呈括弧样结构，滋养体不着色。伊红染液作为复染液，包囊壁呈褐色，背景为橘红色（图 25.6）。

痰 NGS：检出耶氏肺孢子菌，序列数 13448，考虑为致病菌；余检出金黄色葡萄球菌、鲍曼不动杆菌、具核梭杆菌、EB 病毒、人类疱疹病毒 7 型，结合影像学不考虑为致病菌（图 25.7）。

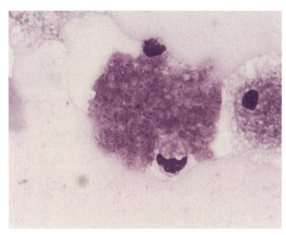

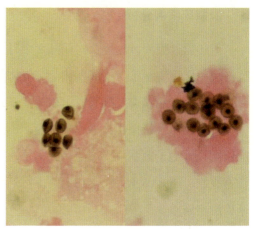

图 25.5　痰体液细胞学分类检查
（瑞 - 吉染色，×1000）

图 25.6　痰体液细胞学分类检查
（六胺银染色，×1000）

病原微生物检测结果					
微生物类型	属名	微生物名称	均一化序列数	微生物估测浓度（copies/mL）	致病性分类
1. 特殊病原体列表（分枝杆菌、支原体、衣原体等）					
未检出					
2. 细菌列表					
革兰氏阳性菌	葡萄球菌属 Staphylococcus	金黄色葡萄球菌 Staphylococcus aureus	14	$<1.0 \times 10^3$	A 类
革兰氏阴性菌	不动杆菌属 Acinetobacter	鲍曼不动杆菌 Acinetobacter baumannii	128	5.4×10^3	B 类
革兰氏阴性菌	梭杆菌属 Fusobacterium	具核梭杆菌 Fusobacterium nucleatum	568	2.1×10^4	C 类
3. 真菌列表					
真菌	肺孢子菌属 Pneumocystis	耶氏肺孢子菌 Pneumocystis jirovecii	13448	$>1.0 \times 10^6$	B 类
4. 病毒列表					
DNA 病毒	淋巴细胞潜隐病毒属 Lymphocryptovirus	EB 病毒（EBV） Epstein–Barr virus	18028	$>1.0 \times 10^6$	C 类
DNA 病毒	玫瑰疹病毒属 Roseolovirus	人类疱疹病毒 7 型（HHV-7） Human herpesvirus-7	45	$<1.0 \times 10^3$	C 类

图 25.7　痰 NGS

真菌（1-3）- β -D 葡聚糖（G 试验）：119.84 pg/mL↑。

患者第二次入院，通过痰体液细胞学检查，进行瑞 - 吉染色和六胺银染色，均检出肺孢子菌滋养体和包囊，结合影像学、病原学检查、痰 NGS 及真菌（1-3）- β -D 葡聚糖（G试验），均符合耶氏肺孢子菌诊断。

2. 临床案例分析

老年男性患者，先后 2 次间隔 2 个月入院。

第一次住院缘于 1 年前发热。完善肺部 CT：双肺大量斑片状磨玻璃影（图 25.8 A）。完善实验室常规检查及痰病原学相关检查，未查找到相关病原体。

结合临床及影像学检查，虽未检测出痰病原体，考虑痰标本的假阴性可能，临床仍考虑"耶氏肺孢子菌肺炎"可能性大，予磺胺甲噁唑抗感染治疗，然而疗效不佳，复查影像学不吸收（图 25.8 B）。遂在全麻下行气管镜检查，经与检验科沟通交流，肺泡灌洗液仍未检测出病原体。

结合患者近 1 年有使用"替雷利珠单抗"病史，故考虑诊断"免疫检查点抑制剂相关性肺炎"，予激素治疗后未再发热，复查炎症指标较前下降，复查肺 CT 影像学有吸收（图 25.8 C），病情好转，出院后继续予以甲泼尼龙巩固治疗。

然而，出院 1 个月余后，患者再次因发生"气促、肢肿"入院。完善肺部 CT：肺部磨玻璃密度增高影（图 25.8 D）。

根据该患者的临床表现，间隔不到 2 个月住院，第一次因"免疫检查点抑制剂相关性肺炎"入院，经激素治疗后好转，后减量维持治疗，然过程中出现新增的肺间质性改变的影像学，经检验科的慧眼识"虫"，很快就确诊为"耶氏肺孢子菌"，予磺胺甲噁唑抗感染治疗后肺部影像学吸收（图 25.8 E）。

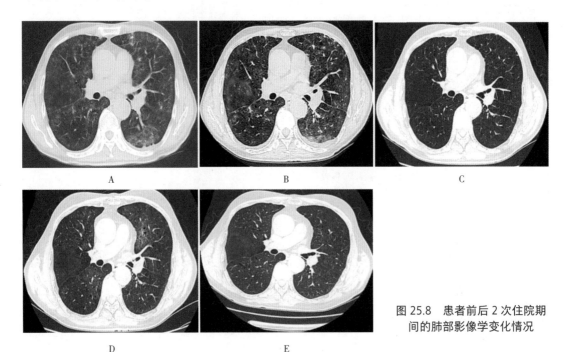

图 25.8　患者前后 2 次住院期间的肺部影像学变化情况

知识拓展

　　肺磨玻璃影是指肺内边界模糊或清楚的半透明密度区，其内可见血管纹理和支气管壁。肺部 CT 示以双肺弥漫性磨玻璃影为主的间质性肺疾病，常见于耶氏肺孢子菌肺炎、病毒性肺炎、弥漫性肺泡出血、间质性肺炎、急性嗜酸性粒细胞肺炎、过敏性肺炎、肺水肿等。可见，相同的肺部 CT 影像学表现可由不同的疾病所致。患者系免疫抑制宿主，当发热、气促，肺部影像学出现磨玻璃影时，尤其需警惕耶氏肺孢子菌肺炎、病毒性肺炎、免疫检查点抑制剂相关性肺炎（checkpoint inhibitor-associated pneumonitis，CIP）等。

　　近年来，随着免疫检查点抑制剂（immune checkpoint inhibitor，ICI）在肿瘤治疗中的广泛应用，免疫治疗相关不良反应逐渐引起人们的关注。CIP 是常见的免疫治疗相关肺毒性疾病，也是引起免疫检查点抑制剂相关死亡的重要原因之一。CIP 缺乏典型的临床症状和影像学表现，目前尚无统一的诊断标准，如果诊疗不当可能危及患者生命。一般情况下，同时符合以下三条可诊断 CIP：①免疫用药史（患者接受过免疫检查点抑制剂治疗）；②影像学表现为新出现的肺部阴影（如磨玻璃影、斑片实变影、小叶间隔增厚、网格影等）；③需要与下列疾病鉴别诊断，包括肺部感染、肺部肿瘤进展、其他原因引起的肺间质性疾病、肺血管炎、肺栓塞、肺水肿等。可见 CIP 是一种排他性诊断。本例患者双肺新发磨玻璃影，除肺部感染、肺水肿、病毒性肺炎、肺间质性疾病外，结合 ICI 使用史，故考虑诊断 CIP 2 级，予糖皮质激素治疗后好转。

　　患者在激素减量过程中再次出现新发的双肺磨玻璃影，通过检验科细致的痰体液细胞学检测，快速找到了耶氏肺孢子菌。耶氏肺孢子菌是一种引起人肺部机会性感染的真菌类病原体，致使免疫功能低下者罹患耶氏肺孢子菌肺炎（Pneumocystis carinii pneumonia，PCP）。1981 年以来，PCP 成为艾滋病患者最常见的机会性感染，并是其致死的主要原因。随着器官移植术、免疫抑制剂、糖皮质激素、白血病及实体肿瘤化疗和放疗等的广泛应用，非 HIV 患者的 PCP 发病率显著增加。其典型放射影像学特征为双侧弥漫性的间质浸润，以双肺磨玻璃影为主。对于具有 PCP 危险因素、存在肺炎和影像学以双肺磨玻璃影表现为主的患者，应考虑 PCP 的诊断。血清 β-D-葡聚糖及乳酸脱氢酶水平升高可支持 PCP 的诊断。该病诊断困难，常易漏诊、误诊，早期诊断更为重要。为避免疾病进展，导致并发症发生的关键在于检验科早期、快速、准确地诊断。到目前为止，病原学染色方法仍是确诊 PCP 的"金标准"。因此，为了能更好地帮助临床，除了六胺银染色，我们又对耶氏肺孢子菌进行不同病原学染色，期望为耶氏肺孢子菌肺炎的早期诊断提供有效的病原学检测方法。各种染色形态如图 25.9 所示。

革兰氏染色和抗酸染色包囊囊壁均不着色，镜检效果不佳，但其日常标本量多，见可疑菌体即可联合其他的染色，为临床早期诊断提供帮助（图 25.9 A、图 25.9 B）。真菌荧光染色镜检结果，可见发出蓝色荧光的耶氏肺孢子菌包囊与囊内小体（图 25.9 C）。肺泡灌洗液瑞 - 吉染色滋养体胞质呈灰蓝至蓝色，核紫红色，包囊囊壁不着色（图 25.9 D）。

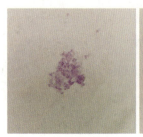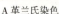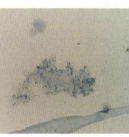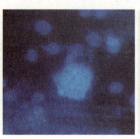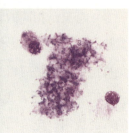

A 革兰氏染色　　　　B 抗酸染色　　　　C 荧光染色（×1000）　　　　D 瑞 - 吉染色（×1000）

图 25.9　耶氏肺孢子菌的不同病原学染色

案例总结

本病例患者前后两次因病入院，结合其恶性肿瘤基础，为免疫抑制宿主，临床表现为发热、气促，肺部影像学提示双肺弥漫性磨玻璃影，虽痰病原学检测阴性，但仍考虑耶氏肺孢子菌感染可能性大，予经验性治疗后效果不佳，遂行气管镜下肺泡灌洗术，肺泡灌洗液仍未检测出病原体。排除其他感染后，结合 ICI 病史，故考虑诊断 CIP，予糖皮质激素治疗后好转。然病程好转过程中再次出现同样性质的肺部病灶进展，经再次完善病原学后，发现肺孢子菌。该病例提示：肺部影像学扑朔迷离，谍影重重。同影可以是同病，亦可是异病。临床医生需保持清醒的头脑，寻找证据支持论据，积极与检验科保持紧密联系。

此外，病例给予形态学工作者极大的反思：①病史非常重要，知其然可以有的放矢；②积极与临床沟通，辨证分析检验结果；③随着疾病谱变化，检验人员也会面临更多新的挑战，需要与时俱进，不断提升自己的知识储备；④检验技术在不断更新替换，但旧的检测手段仍有存在的理由和优点，实际工作中应扬长避短，发挥形态学工作者的重要作用；⑤跟踪、随访病例，与临床保持紧密联系，检验技能可以进一步提升。

专家点评

以双肺弥漫性磨玻璃影为主的间质性肺疾病，常见于耶氏肺孢子菌肺炎、病毒性肺炎、弥漫性肺泡出血、间质性肺炎、急性嗜酸性粒细胞肺炎、过敏性肺炎、肺水肿等。可见，相同的肺部 CT 影像学表现，可由不同的疾病所致。在该病例中，检验科同人先后在患者两次住院期间均进行了痰、肺泡灌洗液的体液细胞学检测，根据检测结果，同时结合患者的既往史、临床表现、实验室检查、诊治经过、疗效评估，最终明确了系不同的疾病（CIP、耶氏肺孢子菌肺炎）所致。由此可见，临床检验工作中，各种体液细胞学分析检测尤为重要，可以第一时间快速、精准地为临床提供非常有用的检验诊断信息。检验与临床充分沟通，才能相佐相成。

参考文献

［1］ GIMÉNEZ PALLEIRO A，MAZZINI SP，FRANQUET T. Basic HRCT patterns in diffuse interstitial lung disease［J］. Radiologia（Engl Ed），2022，64 Suppl 3：215-226.

［2］ 中华医学会呼吸病学分会肺癌学组. 免疫检查点抑制剂相关肺炎诊治专家共识［J］. 中华结核和呼吸杂志，2019，42（11）：820-825.

［3］ LU JJ，LEE CH. Pneumocystis pneumonia［J］. J Formos Med Assoc，2008，107（11）：830-842.

［4］ BOLLÉE G，SARFATI C，THIÉRY G，et al. Clinical picture of Pneumocystis jiroveci pneumonia in cancer patients［J］. Chest，2007，132（4）：1305-1310.

系统性红斑狼疮合并肺孢子菌及隐球菌肺炎 1 例

26

作　　者：庄子澈[1]，林睿敏[2]（三明市第一医院，1 检验科；2 风湿免疫科）
点评专家：李小霞（三明市第一医院）

前　言

耶氏肺孢子菌肺炎是一种发生于免疫功能低下患者的严重肺部机会性感染。随着现代医学技术的发展，如器官移植、肿瘤放化疗及免疫抑制剂的应用等，此类病例的发生有逐渐增多趋势。耶氏肺孢子菌肺炎临床症状不典型且进展迅速，病死率较高。治疗耶氏肺孢子菌肺炎成功的关键是早发现、早治疗。对于这类患者，寻求安全高效的非 HIV-PJP 诊断方法及个体化治疗方式尤为必要。

肺隐球菌病（pulmonary cryptococcosis，PC）是由新生隐球菌感染引起的一种亚急性或慢性肺部真菌病。隐球菌为条件致病菌，多发生于免疫低下的人群。近年来发现免疫功能正常的肺隐球菌病患病率逐年升高，肺隐球菌病的临床表现无特异性，CT 影像学又表现为多样性，容易误诊为肺结核、肿瘤、肺炎等其他疾病。

本案例报道一例系统性红斑狼疮患者，肺部耶氏肺孢子菌合并隐球菌感染。患者以"发热"入院，免疫功能低下，通过特殊染色镜检和二代测序等技术手段明确了致病菌，并及时有效地制订抗感染方案控制住了肺部感染。

案例经过

患者，女性，15 岁，主诉"发热 10 天"。10 天前无明显诱因出现发热，偶有咳嗽，咳少许白痰，不易咳出。入院前一天再次出现发热，体温最高达 39.0 ℃，伴畏冷，发热时伴全身酸痛，无寒战，自行予"布洛芬"治疗，体温较前下降，今为进一步治疗，复诊我院。查体：体温 36.9 ℃，脉搏 125 次 / 分，呼吸 20 次 / 分，血压 103/75 mmHg。双肺呼吸音稍粗，未闻及明显干、湿性啰音。既往史：6 个月前被诊断为"系统性红斑狼疮性肾炎"，规律使用"甲泼尼龙、吗替麦考酚酯、他克莫司"等治疗。部分实验室检查结果如下。

（1）血常规：WBC 12.32×10^9/L，N 86.60%，L 7.10%，Hb 95g/L，PLT 299×10^9/L。

（2）凝血功能：纤维蛋白原 5.88 g/L，D 二聚体 0.820 mg/L。

（3）炎症指标：ESR 95 mm/h，IL-6 177.3pg/L，CRP 35.2mg/L。

（4）生化指标：TP 46.4 g/L，ALB 26.8 g/L，GLB 19.6 g/L，TG 2.79 mmol/L，UA 491.7 μmol/L，Cr 83 μmol/L，Ca 2.08 mmol/L，Mg 0.68 mmol/L，LDH 381 mmol/L。

（5）免疫指标：IgG 4.43 g/L，IgM 0.271 g/L，IgA 1.54 g/L，补体 C3 1.04 g/L，补体 C4 0.499 g/L；ANA（化学发光法）7.40，无反应性，$CD4^+T$ 淋巴细胞 344 cell/μL。

（6）甲功三项：FT4 18.63 pmol/L，FT3、TSH 正常。

（7）感染指标：PCT 0.43 ng/mL。

2023 年 7 月 31 日双肺 CT 平扫提示：双肺弥漫性磨玻璃影，出血与炎症不能区分（图 26.1）。

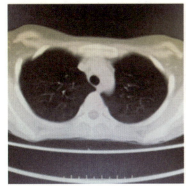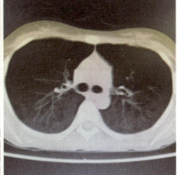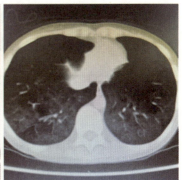

图 26.1　双肺 CT 平扫（2023 年 7 月 31 日）

2023 年 8 月 1 日，患者的其他辅助检查结果：血液真菌（1，3）-β-D- 葡聚糖（G 试验）1031.42 pg/mL（阳性），曲霉菌半乳甘露聚糖（GM 试验）0.08（阴性），血清隐球菌荚膜多糖抗原（CrAg）阴性。双肺广泛磨玻璃改变。因患者 G 试验结果 >600 pg/mL，提示该患者存在真菌侵袭性感染。患者长期使用免疫抑制剂及糖皮质激素治疗，抵抗力低下，属于 PJP 高危人群。考虑其 PJP 感染可能性大，实验室对肺泡灌洗液行常规细菌培养和涂片检查，并给涂片加做了六胺银染色，并将检验结果及时反馈给临床。

微生物室在六胺银染色涂片中看到肺孢子菌菌体（图 26.2），圆形酵母样真菌菌体，部分菌体有荚膜，同时还发现了泰坦细胞（图 26.3）。［隐球菌在感染过程中可形成异常增大的细胞，胞体直径大于 15 μm 或总尺寸（包括荚膜）超过 30 μm。因体积巨大，很难被吞噬，可在机体内长期存活，泰坦细胞成为其适应宿主，逃避人体免疫反应的机制之一。］在革兰氏染色涂片中，见到似隐球菌菌体有荚膜（图 26.4），加做肺泡灌洗液隐球菌荚膜多糖抗原检测，结果为阳性。临床根据检验科涂片结果使用复方磺胺甲噁唑 960 mg q6h 联合氟康唑 0.4 g ivgtt qd 抗感染治疗。

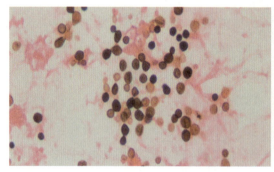

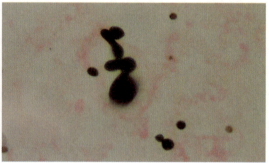

图 26.2　六胺银染色　　　　　　　　图 26.3　泰坦细胞

2023 年 8 月 4 日肺泡灌洗液 NGS 回报：耶氏肺孢子菌序列数 200932，新生隐球菌复合群序列数 4239，人疱疹病毒 5 型序列数 10059，NGS 见人疱疹病毒序列数升高，考虑合并巨细胞病毒感染，加用更昔洛韦抗病毒治疗。

2023 年 8 月 4 日肺泡灌洗液常规细菌培养：培养出湿润黏液型菌落（图 26.5），经梅里埃 MALDI-TOF 质谱仪鉴定为新生隐球菌。

2023 年 8 月 7 日患者"肺部感染（耶氏肺孢子菌 + 新生隐球菌）"诊断明确。患者有头晕、头痛不适，因新生隐球菌极易通过血流播散性传播至中枢神经，需注意排除脑部隐球菌感染，头颅 CT 未见占位，行腰椎穿刺术，送检脑脊液相关检查。脑脊液常规提示：WBC 1.0×10^{6}/L，隐球菌荚膜抗原、涂片、脑脊液培养均为阴性结果，可以排除颅内

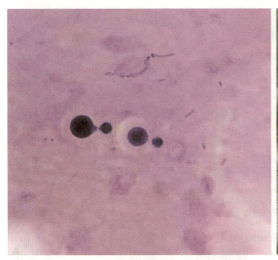

图 26.4 革兰氏染色

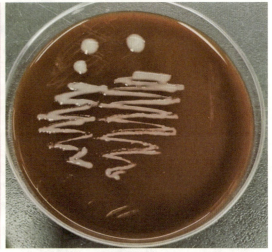

图 26.5 肺泡灌洗液常规细菌培养

感染。

2023 年 8 月 17 日经治疗，该患者的感染指标 CRP、IL-6、降钙素原持续下降，G 试验结果也降至 272.29 pg/mL（表 26.1）；复查肺部 CT 示炎症明显吸收（图 26.6），抗感染治疗有效，考虑其为慢性病，予办理出院，外带药物巩固治疗，嘱规律抗真菌治疗，切勿擅自停药，定期复查双肺 CT。

表 26.1 患者病程中 G 试验、IL-6 等指标的动态变化

	7 月 31 日	8 月 4 日	8 月 9 日	8 月 14 日
CRP（mg/L）	35.2	3.43	<0.78	<0.78
IL-6（pg/mL）	177.3	82.19	1.5	—
降钙素原（ng/mL）	0.43	—	0.09	<0.05
白细胞（×10^9/L）	12.3	—	13.01	12.65
LDH（mmol/L）	—	343	355	285
G 试验（pg/mL）	1031.42	—	1308.74	272.29
ALB（g/L）	24.2	24.4	24.3	23.4
ESR（mm/h）	—	147	80	52

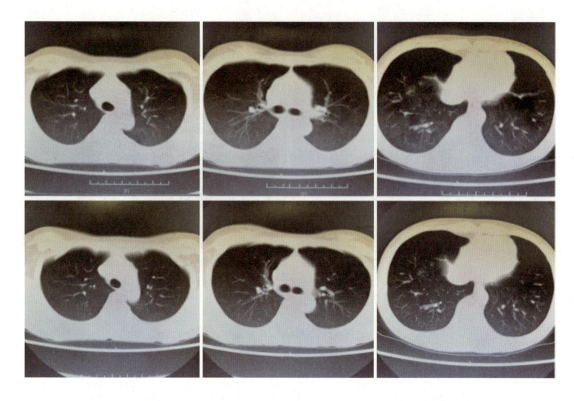

图 26.6　双肺 CT 平扫（上为 2023 年 8 月 7 日 CT，下为 2023 年 8 月 17 日 CT）

案例分析

1. 临床案例分析

患者确诊系统性红斑狼疮 6 个月，长期规律服用免疫抑制剂及糖皮质激素治疗，机体免疫功能低下，感染风险高。此次以"发热、咳嗽"症状为主要表现，起病急，病程短，入院后急查肺部 CT 显示为弥漫性磨玻璃样改变，初步考虑肺部感染（肺孢子菌可能）。该患者初诊系统性红斑狼疮时以浮肿、蛋白尿等狼疮性肾炎表现为主，平素规律用药及随访病情控制尚可，复查抗 dsDNA、尿蛋白均较前下降，补体上升，ANA 阴性，提示病情趋稳，结合其临床症状及其他辅助检查，临床考虑此次发热、咳嗽与系统性红斑狼疮、狼疮性肺炎相关可能性小。考虑患者有规律较大剂量甲泼尼龙及免疫抑制药物的使用史，结合肺部影像学结果，经完善肺泡灌洗液涂片、NGS 等病原学检查，明确为肺部感染（肺孢子菌 + 新生隐球菌），予复方磺胺甲噁唑 960 mg q6h 联合氟康唑 0.4 g ivgtt qd 抗感染治疗后，患者恢复良好，半个月后复查肺部 CT 提示炎症明显吸收。

大多数肺孢子菌感染患者以少痰、干咳起病，体温正常或发热，之后出现胸痛、呼吸困难，很快出现呼吸窘迫，未及时发现的患者病死率可高达 90%~100%。当具有基础疾病，且有 PJP 发展的高危因素，高度怀疑而暂时不能确诊时，可提前预防用药经验性治疗，降低病死率。

2. 检验案例分析

肺隐球菌病的影像学表现无特异性，但多表现为肺部结节，因此常被误诊。在国内，隐球菌在所有侵袭性真菌疾病中排名第三，仅次于曲霉和念珠菌。血清隐球菌荚膜多糖抗原（CrAg）检测有很好的特异度，有助于筛查疑似肺隐球菌病的患者，但存在有一些局限性。有文献报道，血清 CrAg 检测灵敏度为 65.35%，考虑存在一定的假阴性率。本案例患者血清 CrAg 为阴性，肺泡灌洗液 CrAg 为阳性。在肺泡灌洗液涂片检出泰坦细胞和疑似隐球菌菌体，经培养后鉴定为新生隐球菌，更加说明了传统的涂片镜检和微生物培养技术在感染性疾病的病原学诊断中仍然是非常基础且重要的检验方法。

非 HIV 感染的 PJP 患者体内肺孢子菌的负荷量较少，临床诊断率较低。而 PJP 感染时可出现症状和体征不符合，也就是症状重、体征轻。临床及时与检验沟通，实验室在接收到的肺泡灌洗液标本时，加做六胺银染色涂片发现肺孢子菌，给予临床强有力的循证依据。

值得关注的是，PJP 曾难以获得病原学诊断，但由于 mNGS 的推广应用，呼吸道标本中成功检出肺孢子菌的概率大大提升，另外还可以同时辨别多种病原体。这对混合感染的诊断具有重要意义。然而，mNGS 容易受到人源核酸、环境微生物干扰。阳性结果仅代表临床标本中检出某病原体的核酸片段，无法确定该病原体与感染之间的关系，在条件允许的情况下，还需应用其他方法或者感染相关的标志物进行相互验证。

知识拓展

隐球菌病是由隐球菌引起的深部真菌感染，主要侵犯中枢神经系统及肺部，常发生于免疫功能低下的患者，免疫功能正常的人群也有发生，肺部隐球菌感染临床与影像表现多样，缺乏特异性，容易误诊。

实验室检测隐球菌的方法包括显微镜镜检、隐球菌荚膜多糖抗原、mNGS 和分离培养等。显微镜镜检阳性率低，影响荚膜多糖抗原检测的某些因素可能导致结果出现假阳性。分离培养虽为检测隐球菌的金标准，但隐球菌生长缓慢，易漏检，需延长培养时间。将以上试验方法联合应用，通过联合检测，能够有效提高检测结果的敏感度和特异度，对提高临床感染的病原学诊断准确性有很大帮助。

耶氏肺孢子菌肺炎是由耶氏肺孢子菌（Pneumocystis jirovecii，PJ）感染导致的急性或亚急性肺炎，是自身免疫性疾病患者常见的机会性感染之一。使用糖皮质激素是 PJP 最重要的危险因素，其他危险因素还包括免疫抑制药物的使用、血液系统疾病、实体癌症、器官移植、免疫系统疾病等。系统性红斑狼疮（systemic lupus erythematosus，SLE）患者由于长期使用激素以及免疫抑制剂，可导致患者免疫功能降低，增加感染的机会。PJ 不能培养，目前主要通过显微镜检查形态学诊断，或采用分子生物学检测方法来帮助诊断。对于 PJP，（1，3）- β -D- 葡聚糖是一项很好的辅助标志物，PJ 感染时明显升高。（1，3）- β -D- 葡聚糖是 PJ 细胞壁的一个组成部分，在排除其他侵袭性真菌（曲霉和念珠菌感染）感染的情况下，2 次或 2 次以上血清 G 试验 ≥ 80 pg/mL，可以考虑 PJP；虽然 G 试验对 PJ 没有特异性，但在感染患者中的水平高于定植时，也有助于诊断。国外文献报道，联合 G 试验及 LDH 诊断 PJP，若 G 试验结果达到 400 pg/mL 和 LDH 达到 350 U/L 时，诊断敏感度达 92.8%，特异度达 83.9%。肺孢子菌肺炎的病死率极高，未经治疗的肺孢子菌肺炎患者死亡率几乎达 100%，经过治疗仍有 5%~50% 的死亡率。肺孢子菌肺炎已成为临床上的不可忽视的病症，其早期诊断是治疗成功的关键。

案例总结

免疫力低下人群感染隐球菌、肺孢子菌的风险大大增加，但合并感染较为少见。有报道显示，甲泼尼龙和免疫抑制药物的使用已被确定为感染发展的强预测因素。本案例患者为系统性红斑狼疮性肾炎，免疫功能低下，感染风险增加，临床诊治此类患者感染时需考虑条件致病菌和少见菌。有国外文献报道，联合 G 试验及 LDH 诊断 PJP，若 G 试验结果达到 400 pg/mL 和 LDH 达到 350 U/L 时，诊断敏感度达 92.8%，特异度达 83.9%。由于 G 试验具有较强的阴性预测值，可用于排除 PJP。

在诊疗中，临床医生积极完善相关检验和检查，并请多学科会诊，保持与检验科的密切沟通，最终帮助患者检出病原菌，及时有效开始应用抗感染措施。通过本案例可以发现临床和检验工作密不可分，在对病原菌的认知水平方面，应该互通有无。检验想临床之所想，急患者之所"疾"，临床与检验的融合发展，联合为患者制订最佳的抗感染方案，共同为减轻患者痛苦做贡献。

专家点评

本例中，患者确诊系统性红斑狼疮 6 个月，长期服用免疫抑制剂和激素，导致机体免疫功能低下，患者的感染风险显著增加。该患者入院检测白蛋白与 CD4⁺T 淋巴细胞较低，炎症指标升高，CT 显示双肺弥漫性磨玻璃影和较高的 G 试验结果，这些检查对肺孢子菌感染诊断是很好的辅助性标志，临床可高度怀疑肺孢子菌的感染，通过肺泡灌洗液的特殊染色涂片检查及 mNGS 分子测序技术，两项技术相辅相成，证实了耶氏肺孢子菌与隐球菌感染的诊断。

近年来，临床病原体组成日趋复杂，抗感染治疗面临更大的挑战。在此情况下，临床医生及时与检验科保持密切沟通，同时多学科同心协力为患者制订更为恰当的抗感染治疗方案，能有效控制感染并更好地保证患者生存及生活质量。

参考文献

[1] YALE SH, LIMPER AH. Pneumocystis carinii pneumonia in patients without acquired immunodeficiency syndrome: associated illness and prior corticosteroid therapy [J]. Mayo Clin Proc, 1996, 71 (1): 5-13.

[2] ROUS A, GONZALEZ F, ROUX M, et al. Update on pulmonary Pneumocystis jirovecii infections in non-HIV patients [J]. Med Mal Infect, 2014, 44 (5): 185-198.

[3] 余金泉, 徐冰凌, 陈冬莹, 等. 血清降钙素原在系统性自身免疫病患者细菌感染的诊断价值[J]. 中华医院感染学杂志, 2015, 25 (24): 5537-5539.

[4] ESTEVES F, LEE CH, DE SOUSA B, et al. (1-3)-beta-D-glucan in association with lactate dehydrogenase as biomarkers of Pneumocystis pneumonia (PcP) in HIV-infected patients [J]. Eur J Clin Microbiol Infect Dis, 2014, 33 (7): 1173-1180.

体液细胞学检验在前列腺转移癌诊断中的应用

27

作　　者：朱莹[1]，乔焱源[2]（昆明医科大学第六附属医院，1 医学检验科；2 肝胆外科）

评审专家：吴惠玲（昆明医科大学第六附属医院）

前　言

　　前列腺癌（prostate cancer，PCa）是全球范围内男性发病率第二、死亡率第五的恶性肿瘤。前列腺特异性抗原（prostate specific antigen，PSA）是常用于前列腺癌检测和预后的生物标志物，但目前仍存在不少问题。首先，PSA 对诊断 PCa 的敏感性不足，临床上大约有 15% 的 PCa 患者血 PSA 仍处于正常水平。其次，PSA 对诊断 PCa 特异性差，PSA 只具有器官特异性，普通前列腺细胞也可分泌 PSA，诸如良性前列腺增生、前列腺炎等疾病有时也会导致 PSA 水平升高。在 PSA 升高的患者中，有 65%~70% 的患者最终活检结果呈阴性。不必要的穿刺活检既增加了患者负担，还有可能产生一系列的并发症，这些缺陷大大降低了 PSA 的有效性与临床实用性。近年来，医学检验设备不断更新，有细胞计数和分类金标准之称的手工镜检分类法已被操作简便，计数误差小，精密度高，可批量进行操作的仪器分析法所取代，然而在应用过程中发现仪器分析法对体液细胞计数和分类存在一定的缺陷，易造成漏诊。体液细胞学检验可通过检查体液确定患者积液性质，并为确定肿瘤提供较早的依据。体液细胞学检查能够准确鉴别出患者胸腹水情况，方法简单、便于推广，是临床上诊断胸腹水患者的首选检查方式。

案例经过

患者，男性，70 岁，跌倒致右侧肢体疼痛伴胸闷 2 个月余，再发并加重 8 天。

现病史：患者 2 个月前不慎跌倒，伤后感右侧肢体疼痛，胸部疼痛明显，伴咳嗽、咳痰，胸闷、呼吸困难，到某县人民医院就诊，予胸膜腔穿刺引流、抗炎等对症治疗（具体不详），呼吸困难、胸闷症状有所缓解。2023 年 5 月 2 日因受凉，患者上述症状再发并加重，偶感头晕，病程中，无头皮裂伤，无昏迷、黑蒙、发热、恶心、呕吐、乏力，无腹痛及腹胀，无痰中带血等不适，为进一步治疗，至我院就诊，胸部 CT 提示：双侧胸膜腔中等量积液并双肺下叶压迫性不张。

既往史：既往体质一般，有"前列腺增生"病史，1 年前行"经尿道碎石术"，否认"高血压、糖尿病、慢性肾病、冠心病、慢性肝病"等疾病。

患者于 2023 年 5 月 10 日进行了 CT 颅脑平扫，胸部（双肺 + 心脏）平扫，全腹平扫。影像诊断：①双侧胸膜腔中等量积液并双肺下叶压迫性不张；②双肺散在炎症；左肺上叶、右侧叶间胸膜走行区、右肺中叶多发小结节较前相仿，建议 6 个月复查；③冠状动脉壁钙斑，贫血征象；④双侧叶间胸膜轻度增厚；⑤前列腺增大并钙化；⑥膀胱壁不均匀增厚，膀胱结石或膀胱壁钙化待鉴别；⑦扫描范围内双侧多发肋骨骨折；⑧扫描范围内多发胸腰椎椎体及附件、胸骨、肋骨、骨盆、双侧股骨头骨质病变，建议 MRI 检查；⑨老年性脑改变；⑩肝胆胰脾、双肾平扫未见异常。

2023 年 5 月 11 日胸腔积液液基薄层细胞检查提示（图 27.1）：见轻度核异质细胞。

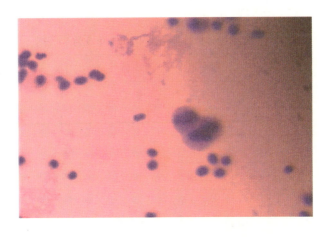

图 27.1　胸腔积液液基薄层细胞检查（HE 染色，×400）

2023 年 5 月 11 日行胸腔积液常规检查，检查结果如下：①常规胸腔积液：体液比重 1.028，暗黄色，微浑浊，蛋白定性试验阳性，有核细胞数 0.589×10⁹/L，中性粒细胞 7%，淋巴细胞 77%，巨噬细胞 16%。②胸腔积液细胞学检查（图 27.2）：镜下可见一类胞体大小不等、直径 30~45 μm、类圆、胞浆中等量或丰富、染深蓝色、有空泡或瘤状突起；胞核较大，类圆形或不规则形，核染色质细致呈颗粒状，可见一至数个核仁，可见双核、三核的细胞，建议做病检。③胸膜生化结果：蛋白 42.3 g/L，氯 104 mmol/L，葡萄糖 8.25 mmol/L，乳酸脱氢酶 155 U/L，腺苷脱氨酶 6.7 U/L。

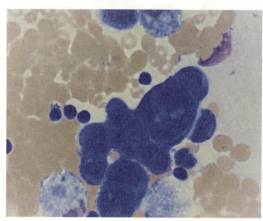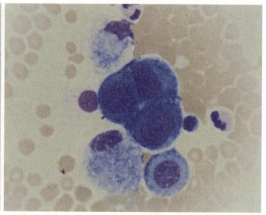

图 27.2　胸腔积液细胞学检查

患者入院后，于 2023 年 5 月 11 日进行第一次血细胞分析检查，结果见表 27.1，发现患者轻度贫血，于是，在 2023 年 5 月 14 日进行了第二次血细胞分析检查，结果见表 27.2。

表 27.1　血细胞分析检查结果（2023 年 5 月 11 日）

项目	结果	单位	参考范围	项目	结果	单位	参考范围
WBC	4.1	×10⁹/L	3.5~9.5	RBC	2.91	×10¹²/L	4.3~5.8
NEUT%	75.3	%	40~75	HGB	92	g/L	130~175
LYMPH%	17.80	%	20~50	HCT	0.272	L/L	0.4~0.5
MONO%	5.40	%	3~10	MCV	93.5	fL	82~100
EO%	1.00	%	0.4~8.0	MCH	31.6	pg	27~34
BASO%	0.50	%	0~1	MCHC	338	g/L	316~354
NEUT#	3.09	×10⁹/L	1.8~6.3	RDW–SD	49.30	fL	37~50

续表

项目	结果	单位	参考范围	项目	结果	单位	参考范围
LYMPH#	0.73	×10⁹/L	1.1~3.2	RDW-CV	14.60	%	11.1~14.7
MONO#	0.22	×10⁹/L	0.1~0.6	NRBC%	1.70	%	0~0.6
EO#	0.04	×10⁹/L	0.02~0.52	NRBC#	0.07	×10⁹/L	0~0.06
BASO#	0.02	×10⁹/L	0~0.06	PLT	96	×10⁹/L	125~350
IG%	4.40	%	0~0.6	MPV	10.00	fL	7~14
IG#	0.18	×10⁹/L	0~0.06	PCT	1.00	mL/L	1.1~2.99

表 27.2　血细胞分析检查结果（2023 年 5 月 14 日）

项目	结果	单位	参考范围	项目	结果	单位	参考范围
WBC	2.71	×10⁹/L	3.5~9.5	RBC	2.40	×10¹²/L	4.3~5.8
NEUT%	57.50	%	40~75	HGB	75	g/L	130~175
LYMPH%	29.50	%	20~50	HCT	0.229	L/L	0.4~0.5
MONO%	10.00	%	3~10	MCV	95.4	fL	82~100
EO%	2.60	%	0.4~8.0	MCH	31.3	pg	27~34
BASO%	0.40	%	0~1	MCHC	328	g/L	316~354
NEUT#	1.56	×10⁹/L	1.8~6.3	RDW-SD	51.70	fL	37~50
LYMPH#	0.80	×10⁹/L	1.1~3.2	RDW-CV	14.80	%	11.1~14.7
MONO#	0.27	×10⁹/L	0.1~0.6	NRBC%	1.10	%	0~0.6
EO#	0.07	×10⁹/L	0.02~0.52	NRBC#	0.03	×10⁹/L	0~0.06
BASO#	0.01	×10⁹/L	0~0.06	PLT	89	×10⁹/L	125~350
IG%	3.30	%	0~0.6	MPV	9.60	fL	7~14
IG#	0.09	×10⁹/L	0~0.06	PCT	0.90	mL/L	1.1~2.99

　　由于患者两次血细胞分析检查均提示红细胞、血红蛋白和血小板进行性降低，临床医生进行了骨髓检查，结果提示：骨髓取材欠佳，有核细胞增生减低，考虑骨髓转移癌（图27.3）。

　　2023 年 5 月 20 日经过多部位 CT（包括颈椎、胸椎、腰椎）平扫、胸部（双肺＋心脏）平扫、中腹部平扫＋增强扫描、下腹部平扫＋增强扫描及 MRI、肿瘤标志物检查，

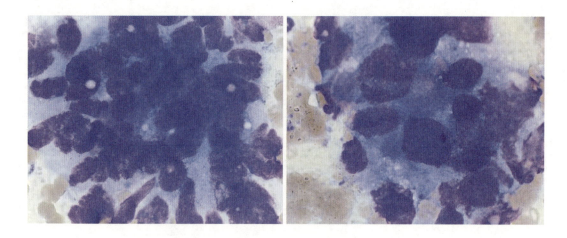

图 27.3　骨髓转移癌细胞

最终明确患者为前列腺癌，双侧肋骨、胸腰椎、骶尾椎、骨盆多发骨转移。肿瘤标志物检查结果如下：PSA ≥ 300 μg/L（参考区间 0~6.4 μg/L），FPSA ≥ 20 μg/L（参考区间 0~3 μg/L）。

案例分析

1. 检验案例分析

患者，男性，70 岁，2 个月前不慎跌倒，伤后感右侧肢体疼痛，胸部疼痛明显，伴咳嗽、咳痰、胸闷、呼吸困难，初期予胸膜腔穿刺引流、抗炎等对症治疗，呼吸困难、胸闷症状有所缓解。后因受凉患者上述症状再发并加重，偶感头晕，胸部 CT 提示：双侧胸膜腔中等量积液并双肺下叶压迫性不张。患者既往体质一般，有"前列腺增生"病史，1 年前行"经尿道碎石术"，否认"高血压、糖尿病、慢性肾病、冠心病、慢性肝病"等疾病。诊疗过程中，在影像学及病理检查等均未发现可疑肿瘤的情况下，送检的胸腔积液常规中检测出恶性细胞，检验医生及时与临床医生沟通，进一步强化前列腺癌相关检测，最终在加强相关影像学检查及肿瘤标志物检测后，确诊为前列腺癌转移，其实质是以肢体疼痛及胸痛为首发症状的前列腺癌转移病例。

体液中的细胞形态学检查，对于辅助临床诊断和指导临床治疗至关重要，甚至是明确诊断疾病的重要依据。良性与恶性浆膜腔积液的鉴别诊断一直是临床难题之一。浆膜腔积液（胸腔积液、脑脊液和腹腔积液）是临床检验的一项常规检查，除提供鉴别漏出液和渗出液的依据，还能提供鉴别良性和恶性、结核性和化脓性的依据。体液细胞学辅以仪器法和脑脊液肿瘤标志物检测可提高诊断的准确性。

2. 临床案例分析

前列腺癌转移的发生率比较高，最常见的途径就是血行转移与淋巴结转移。前列腺癌血行转移最常发生于骨骼，早期的骨骼转移没有症状，到晚期会出现全身性骨痛。本病例患者即是因"肢体疼痛，胸部疼痛明显"就医，临床医生通常会考虑胸部疾病及骨质疏松症等，常规入院检查包括影像学、病理检查等均未发现异常，而在胸腔积液细胞学检查中检验科发现了镜下可见一类胞体大小不等、直径 30~45 μm、类圆形、胞浆中等量或丰富、染深蓝色、有空泡或瘤状突起；胞核较大，类圆形或不规则形，核染色质细致呈颗粒状，可见一至数个核仁，可见双核、三核的恶性细胞，建议做病检。根据检验科检测结果提醒与建议，临床医生进一步强化前列腺癌相关检测，最终，患者被确诊为前列腺癌转移。

知识拓展

我国前列腺癌发病率逐步增加，晚期 PCa 患者大约有 80% 发生骨转移，而 PCa 发生骨转移后常出现骨痛、脊髓压迫症及病理性骨折等严重并发症，且近一半的患者生存期仅有 30~35 个月。然而，前列腺癌发病较隐匿，进展缓慢，早期临床及影像学表现不典型，较易漏误诊或者被骨转移症状所掩盖，较易误诊为膀胱癌、前列腺增生、腰椎间盘突出症及骨质疏松症。临床应提高对前列腺癌的警惕性，密切结合病史及相关实验室检查，不能单纯依赖影像学检查诊断。

前列腺癌是发生于男性前列腺的上皮性恶性肿瘤，发病率位于男性恶性肿瘤前列，年龄 >55 岁时发病风险较高，患者有进行性的尿道压迫症状，尿频、尿急以及疼痛，还会发生骨转移，引发病理性骨折。前列腺癌严重影响患者生存质量与健康，其早期诊断是提升患者生存质量的重要方式。

浆膜腔积液常规形态学对恶性积液检验诊断性能较高，研究发现总结 12000 例患者（14708 份标本）浆膜腔积液资料，积液常规细胞形态学检验方法对恶性积液的诊断性能：诊断灵敏度 78.00%，诊断特异度 98.88%，阳性预测值 97.18%，阴性预测值 90.08%，总有效率 91.97%。结果提示：浆膜腔积液常规形态学可以比许多影像学检查更早地发现肿瘤细胞，早期治疗能为患者提供良好的预后。

案例总结

前列腺癌是男性最常见的恶性肿瘤。我国对于前列腺癌的早期筛查和诊断尚不普及，大部分患者在确诊时已经处于晚期。骨骼是前列腺癌最主要的转移部位，超过 70% 的晚期前列腺癌患者发生骨转移，好发于骨盆，其次为脊柱，外周骨中以股骨最为常见。骨转移患者因产生剧烈骨痛，伴发消瘦、贫血、疲劳，甚至引发脊髓压迫、病理性骨折及全身器官衰竭等，生活质量受到严重影响。此外，我国前列腺癌患者五年生存率仅为 69.2%，远低于欧美发达国家的平均水平（80% 以上）。其原因可能在于我国初诊前列腺癌患者的临床分期较晚，导致前列腺癌患者预后远差于西方国家。因此，早期诊断并早期识别具有临床意义的侵袭性前列腺癌是提高我国患者生存率的关键。

本病例是一例以肢体疼痛及胸痛为首发症状的前列腺癌转移患者，既往无肿瘤病史，入院后"胸痛明显"，临床并非首先考虑肿瘤。但常规胸膜液细胞学检查结果引起了临床医生的重视，并进一步进行了相关影像学检查，最终诊断为前列腺癌多发转移。细胞学分析可作为手术的绝对指征。一些细胞学检查结果可以帮助区分不同的胰腺囊肿，例如，巨噬细胞、组织细胞和中性粒细胞的存在提示假性囊肿；黏液蛋白的出现提示黏液性肿瘤；富含糖原的立方体细胞提示浆液性囊性肿瘤。此外，细胞学分析可以检测黏液囊肿内的恶性肿瘤，据报道其特异性高（83%~99%），但灵敏度低（25%~88%）。

胸腔积液细胞学在本病例中起了重要的指向作用，以低廉的价格做出快速且准确的辅助诊断结果，值得借鉴。

专家点评

临床患者出现浆膜腔积液的问题比较常见，通过细胞学检验方式针对患者出现的肿瘤情况进行良、恶性的分析具有非常重要的意义和价值。通过在浆膜腔积液中寻找癌细胞，借助细胞学的理论进行深入分析，能够及时地发现患者的病症情况；通过浆膜腔积液细胞蜡块切片与免疫组化染色和细胞学检验相结合，能够提升病理检查的准确性，值得在医疗工作中推广。

参考文献

［1］ CARLIN BI, ANDRIOLE GL. The natural history, skeletal complications, and management of bone metastases in patients with prostate carcinoma ［J］. Cancer, 2000, 88（12 Suppl）: 2989-2994.

［2］ US PREVENTIVE SERVICES TASK FORCE, GROSSMAN DC, CURRY SJ, et al. Screening for prostate cancer: US Preventive Services Task Force recommendation statement ［J］. JAMA, 2018, 319（18）: 1901-1913.

［3］ HUANG Y, LI ZZ, HUANG YL, et al. Value of free/total prostate-specific antigen（f/t PSA）ratios for prostate cancer detection in patients with total serum prostate-specific antigen between 4 and 10 ng/mL: A meta-analysis ［J］. Medicine（Baltimore）, 2018, 97（13）: e0249.

［4］ ZHONG Y, VALDERRAMA A, YAO J, et al. Economic evaluation of treating skeletal-related events among prostate cancer patients ［J］. Value Health, 2018, 21（3）: 304-309.

［5］ SUNG H, FERLAY J, SIEGEL RL, et al. Global Cancer Statistics 2020: GLOBOCAN Estimates of Incidence and Mortality Worldwide for 36 Cancers in 185 Countries ［J］. CA Cancer J Clin, 2021, 71（3）: 209-249.

［6］ THORNTON GD, MCPHAIL MJ, NAYAGAM S, et al. Endoscopic ultrasound guided fine needle aspiration for the diagnosis of pancreatic cystic neoplasms: a meta-analysis ［J］. Pancreatology, 2013, 13（1）: 48-57.

［7］ MALLIK MK, QADAN LR, AL NASEER A, et al. The applicability of Papanicolaou Society of Cytopathology system on reporting endoscopic ultrasound-guided fine needle aspiration cytology specimens of pancreatic lesions in situations with limited availability of ancillary tests. Experience at a single laboratory ［J］. Cytopathology, 2020, 31（6）: 564-571.

［8］ PITMAN MB, CENTENO BA, ALI SZ, et al. Standardized terminology and nomenclature for pancreatobiliary cytology: The Papanicolaou Society of Cytopathology Guidelines ［J］. Cytojournal, 2014, 11（Suppl 1）: 3.

［9］ ASGE STANDARDS OF PRACTICE COMMITTEE, MUTHUSAMY VR, CHANDRASEKHARA V, et al. The role of endoscopy in the diagnosis and treatment of cystic pancreatic neoplasms ［J］. Gastrointest Endosc, 2016, 84（1）: 1-9.

胸腔积液发现肿瘤细胞 1 例

28

作　　者：郑欣[1]，颜琳力[2]（韶关市第一人民医院，1 检验科；2 脊柱骨病科）

点评专家：陈瑞芬（韶关市第一人民医院）

前　言

　　肺癌是一种常见的恶性肿瘤，其早期症状往往不明显，容易被忽视。然而，随着病情的进展，患者可能会出现咳嗽、呼吸困难等症状。腰痛虽然并非肺癌的典型症状，但也可能是肺癌引起的一种非特异性表现。

案例经过

　　患者，男性，73 岁，腰痛 10 余年，5 天前加重且伴有双下肢疼痛，自行服用止痛药后效果欠佳，遂来我院就诊，门诊以"腰椎间盘突出症"收入院。有肺结核病史，未规律用药治疗；有吸烟史；近一个月活动后出现喘息、咳嗽现象；食纳精神睡眠一般，大小便正常。否认其他慢性病史。

　　入院体查：体温 36.5 ℃，脉搏 116 次 / 分，呼吸 18 次 / 分，血压 158/93 mmHg。右肺叩诊音为浊音。腰椎未见明显畸形，双侧竖脊肌无明显紧张，腰 4/5、腰 5/ 骶 1 椎间隙压痛，双下肢和会阴部无异常，病理反射未引出。检验三大常规项目显示有炎症感染，腰椎片检查（正侧位＋过伸过屈位）显示腰椎退行性骨关节病；心腹（-）；胸部 CT 平扫提示：右侧大量胸腔积液，右肺中下叶不张肺组织内合并其他病变可能；左肺下叶慢性炎症及纤维增殖灶可能。当天下午行右侧胸腔闭式引流术并申请做进一步胸腔积液相关检查和查因。

实验结果报告显示：炎症指标值升高。胸腔积液常规的白细胞计数值增高及蛋白定性阳性，胸腔积液 TP、LDH 值升高，为渗出液。镜下可见异型细胞，考虑为肿瘤细胞；符合恶性胸腔积液并提示肿瘤细胞发生胸膜腔转移浸润。加做肿瘤相关检验项目，结果显示肿瘤相关的多项指标升高。最后病理活体组织诊断报告显示：可查见腺癌细胞，免疫组化支持来源于肺组织。

综合以上检查结果诊断为：①腰椎不稳定（腰 4）；②腰椎管狭窄（腰 4/5）；③腰椎间盘突出伴神经根病（腰 4/5）；④肺和支气管恶性肿瘤。

通过治疗，患者自述腰椎疼痛好转，叮嘱其多卧床休息，避免久站、弯腰负重等行为；气喘现象亦减轻；建议转入呼吸科等相关诊疗机构进一步治疗；腰椎如有不适随诊。

案例分析

1. 检验案例分析

患者肝肾功能结果无异常，胸腔积液中亦未找到细菌及抗酸杆菌。其他检测结果：白细胞计数 10.72×10^9 L↑；红细胞沉降率 86 mm/h↑；纤维蛋白原 7.9 g/L↑；超敏 C 反应蛋白 70.8 mg/L↑。胸腔积液常规结果：标本外观黄色，微浊，有凝块；白细胞计数 2034×10^6/L↑；单核细胞百分数 95.4%，多核细胞百分数 4.6%；李凡他蛋白定性实验阳性。胸腔积液生化：乳酸脱氢酶 284 U/L↑，总蛋白 46.3 g/L↑，葡萄糖 6.66 mmol/L↑；提示为渗出液。胸腔积液镜检发现有体积异常大的细胞（图 28.1）。蓝色箭头显示。未染色 ×100 倍。

为进一步明确病因，继续做胸腔积液细胞形态学检查。镜下发现异型细胞，考虑是肿瘤细胞；此类细胞单个散在或呈团分布，细胞胞体大，边界不清，可见数量不等、大小不一的分泌泡；细胞胞质丰富，呈深蓝色，强嗜碱性，云雾状；核浆比高，胞核巨大，核仁明显（图 28.2）。

综合以上结果，很大概率符合恶性胸腔积液，检验科立即与临床医生进行沟通。为进

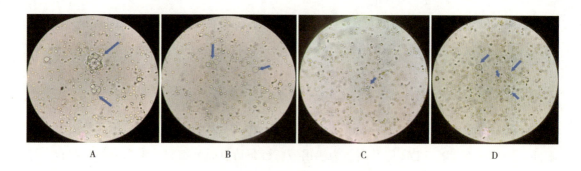

注：蓝色箭头显示为体积异常大的细胞

图 28.1　胸腔积液镜检（未染色，×100）

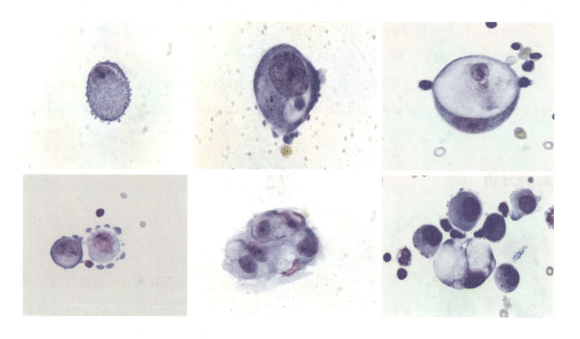

图 28.2　胸腔积液细胞形态学检查（瑞 - 吉染色，×1000）

一步确诊，建议需加做肿瘤相关项目的检查以及进一步明确肿瘤类型和来源部位，送检至病理科做胸腔积液活体组织诊断。

隔天，检验结果回报显示：胸腔积液癌胚抗原 123.0 μg/L↑，血清癌胚抗原 10.3 μg/L↑，血清糖链抗原 15-3 25.5 kU/L↑，血清糖链抗原 -125 126 kU/L↑，细胞角蛋白 19 片段 7.5 ng/mL↑。

当时病理结果报告未出，但补充的检验结果显示肿瘤相关的多项指标有升高，加上胸腔积液细胞形态学发现典型的异型细胞，考虑为肿瘤细胞；提示肿瘤细胞可能已发生胸膜腔转移浸润。

最后病理报告显示：（胸腔积液）可观察到腺癌细胞，免疫组化支持来源于肺组织。免疫组化结果：瘤细胞 Ki-67（70%+），WT-1（-），MC（-），CK5/6（-），CR（-），CK7（+），TTF-1（+），Napsin-A（+），CK20（-）；即肺腺癌。

本例患者因治疗腰痛入院，却在诊疗期间发现了新的疾病并确诊，检验科第一时间与临床医生沟通，为疾病诊断指引正确方向，及时给临床医生传递准确信息。

2.临床案例分析

患者治疗期间，胸部 CT 提示右侧大量胸腔积液，胸腔积液引流术后常规送检胸腔积液到检验科，细胞形态学检查显示考虑肿瘤可能性大，并发生胸膜腔浸润转移。建议补充肿瘤相关检验；结果提示多项肿瘤标志物指标上升；而病理检查诊断仍是肿瘤确诊的金标准，继续送检至病理科活体组织诊断检查，五天后病理报告诊断为查见腺癌细胞，来源于肺组织。

结合病史、体征、实验室检查结果，最终诊断为肺腺癌。与家属沟通后转至呼吸重症区进一步治疗。转科后继续送检患者胸腔积液或肺病变组织以明确肺癌的病理类型和分期，为后续治疗方案的制订提供依据。

知识拓展

肺腺癌是肺癌的一种病理类型，属于非小细胞肺癌。它起源于支气管黏膜上皮，多数发生在肺部周边的小支气管上，因此又被称为周围型肺癌。肺腺癌的发病率虽然较鳞状细胞肺癌低，但近年来有逐渐上升的趋势。肺腺癌在早期阶段通常无明显临床症状，很多患者都是在胸部 X 线或 CT 检查时才被发现，但如果肿瘤太小、位置隐蔽或患者个体差异及各种人为因素影响，也存在漏诊现象。此时应该综合多种检查手段，例如体液细胞学检查和各种诊断检查进行综合判断，提高诊断的准确性。

体液细胞学检查广泛应用于很多疾病的检查，也可用于肿瘤细胞筛查。有快速简便，高灵敏度，多部位运用，辅助诊断和预后评估以及实时监测与跟踪，有效发现潜在疾病风险等优点。所需的工具材料容易获取且操作简便，特别适合基层医院开展使用。通过对体液样本的细胞形态及数量、化学成分以及不同病理条件下的变化进行检测和分析，结合患者病史，临床表现和其他检验结果，可提高细胞学检查的准确性和可靠性，辅助临床正确诊断和治疗相应的疾病。日常工作中，为保证体液细胞学检查结果的准确性和可靠性，降低漏诊率、误诊率，应做好质量控制。即临床按要求及时送检，检验科在接收标本后应及时处理，如果不能及时处理，要放在 4 ℃的冰箱里；制片染片规范；熟悉掌握各种细胞的形态特征等。总之，体液细胞学检查是一个不断发展的领域，随着医学技术的进步和临床需求的变化，新的检查方法和诊断标准不断涌现。因此，检验人员应保持持续学习的态度，关注最新的研究进展和临床实践，不断更新和完善自己的知识体系。

肺腺癌治疗方面，应当采取综合治疗的原则，采取多学科综合治疗模式，有计划、合理地应用手术、化疗、放疗和生物靶向等治疗手段，以期达到根治或最大程度控制肿瘤，提高治愈率，改善患者的生活质量，延长患者生存期的目的。目前，肺癌的治疗仍以手术治疗、放射治疗和药物治疗为主。

（1）手术治疗：手术切除是肺癌的主要治疗手段，也是目前临床治愈肺癌的唯一方法。肺癌手术分为根治性手术与姑息性手术，应当力争根治性切除，以期最佳、彻底地切除肿瘤，减少肿瘤转移和复发，并且进行最终的病理 TNM 分期，指导术后综合治疗。

（2）放射治疗：肺癌放疗包括根治性放疗、姑息性放疗、辅助性放疗和预防性放疗等。放疗可用于因身体原因不能手术治疗的早期非小细胞肺癌患者的根治性治疗，可用于手术患者的术前、术后辅助治疗，局部晚期病灶无法切除患者的局部治疗以及晚期不可治愈患者的重要姑息治疗。

（3）药物治疗：肺癌的药物治疗包括化疗和分子靶向药物治疗（EGFR-TKI 治疗）。化疗分为姑息化疗、辅助化疗和新辅助化疗，应当严格掌握临床适应证，并在肿瘤内科医师的指导下施行。化疗应当充分考虑患者病情、体力状况、不良反应、生活质量及患者意愿，避免治疗过度或治疗不足。

肺腺癌的预防措施主要包括避免吸烟和减少暴露于有害环境。吸烟是肺癌的主要危险因素，戒烟可以显著降低肺癌的发病率。此外，避免长时间接触二手烟、减少接触有害化学物质和放射性物质等也有助于预防。保持良好的生活方式也对预防肺腺癌具有重要意义。保持健康的饮食习惯，摄入足够的蔬菜、水果和全谷类食物，减少高脂肪、高热量食物的摄入。适量运动，保持体重在正常范围内。同时，保持良好的心态和充足的睡眠也有助于提高免疫力，预防癌症的发生。

案例总结

本案例患者因"腰痛加重伴双下肢疼痛"入院，近一个月有咳嗽喘息现象，胸部 CT 显示右侧大量胸腔积液，左肺下叶慢性炎症；无病史显示患者有肿瘤相关疾病，常规体查及辅助检查项目亦无提示患者有肺部特殊病变的直接证据。通过胸腔积液的细胞学检查，发现了很可能引起肺部一系列的炎症和纤维增殖灶的主要原因，并且提示肿瘤细胞已发生胸膜腔转移。无疑给临床诊疗提供了新的指引方向，缩短了诊断疾病时间。对于本例患者来说，腰痛虽然是就医的初衷，但幸运的是，通过这次就医，他能够及早发现肺癌，为治疗争取了宝贵的时间。

专家点评

随着医疗技术的快速发展，临床对检验技术的要求也越来越高。科学、精准、快捷是检验追求的方向。体液检查，特别是浆膜腔积液、脑脊液、关节腔积液等，往往不再只满足于单核细胞计数、多核细胞计数、蛋白定性实验等，临床往往希望检验能提供更多有价值的线索，例如肿瘤细胞、特殊细菌、结晶、寄生虫等。检验科体液细胞形态学检查长期因为收费低廉及相关形态学专业技术水平有限而不被重视。本案例作者能在日常工作中对体液细胞学保持重视和高度责任心，不断提高自身对体液细胞形态学的把控水平，在标本中寻找"蛛丝马迹"去验证自己的观点，最终查见肿瘤细胞并在时间节点上优于其他辅助检查，为临床指明诊疗方向，得到了临床的高度认可，值得学习和借鉴。

参考文献

［1］段爱军，吴茅，闫立志.体液细胞学图谱［M］.长沙，湖南科学技术出版社，2021.
［2］武湘云，曾婉怡，孙桂兰，等.胸腹水的细胞学检查对诊断恶性肿瘤的价值［J］.临床荟萃，2010，25（22）：1995-1996.
［3］胡锡林，邓群英，吴轮治，等.胸腹水细胞学检查对恶性肿瘤的诊断价值［J］.东南国防医药，

2005，7（6）：449，455.

［4］ 郭建华，伍亚云，陈炜，等.不同性状胸腹水放置时间和取样部位对细胞学检查结果的影响［J］.
微循环学杂志，2010，20（4）：51-52.

［5］ 吕文静，谭云昌，曾正莲.细胞学检查联合肿瘤标志物检测在胸腹水性质鉴别中的应用［J］.
中国误诊学杂志，2011，11（10）：2362-2363.

［6］ 高胜海，唐古生，周道银，等.浆膜腔脱落细胞学检查与肿瘤标志物水平相关性探讨［J］.
检验医学，2012，27（1）：15-17.

黑色素瘤浆膜腔及骨髓转移 1 例 **29**

作　者：李长琴[1]，向可超[2]（1 绵阳市第三人民医院游仙分院，检验科；2 绵阳市第三人民医院，肿瘤科）

点评专家：马永能（绵阳市第三人民医院）

前　言

患者，女性，50 岁，因"腰痛、少尿 1 个月余"门诊就诊。患者生命体征平稳，体型肥胖，查体腹软，膨隆，剑突下压痛，无反跳痛及肌紧张，肝肾区无叩痛，双下肢中度凹陷性水肿。入院后查腹水常规、血涂片及骨髓涂片均查见异常细胞，疑似肿瘤侵犯骨髓及浆膜腔，病理细胞学检查及免疫组织化学染色诊断支持恶性黑色素瘤细胞。

黑色素瘤并发骨髓、浆膜腔等全身广泛转移为罕见病例，外周血涂片及浆膜腔积液细胞形态学检查中查见异常细胞，通常具有重要的临床价值，其检查简单、快速、操作性强，具有与影像学检查、病理检查相似的诊断价值，可为患者明确诊断和治疗的选择提供有力的帮助。

案例经过

患者因"腰痛、少尿 1 个月余"入院，随后患者出现双下肢活动僵硬，恶心、嗳气、反酸、腹胀，在上述症状基础上，患者感觉胸闷、气紧，以活动后明显，查体腹软，膨隆，剑突下压痛，无反跳痛及肌紧张，肝肾区无叩痛，双下肢中度凹陷性水肿，面部额纹消失，左侧眼睑闭合不全，左侧鼻唇沟变浅，伸舌左偏，通过血常规、尿常规检查及患者病史，初步诊断：①腰痛待诊，急性肾盂肾炎？②浮肿原因待查，肾源性？肿瘤肾脏转移？经多科会诊后不排除肿瘤远处转移可能，遂转入肿瘤科进一步诊治。

行腹水常规、外周血涂片及骨髓涂片均查见异常细胞，腹水脱落细胞学检查结合病史考虑恶性黑色素瘤细胞，免疫组织化学染色诊断：S100（+），HMB45（+），MART-1（+），PCK（-），LCA（-），P40（-），P53（++），Ki67（+），支持为恶性黑色素瘤。结合患者病史和系列检验检查修正诊断为：外阴黑色素瘤术后伴骨髓等全身广泛转移（Ⅳ期）。

案例分析

1.临床案例分析

患者中年女性，起病急，病程短；入院前 1 个月无明显诱因出现腰痛，以腰骶部为主，伴少尿。入院前 20 天，患者出现双下肢活动僵硬，恶心、嗳气、反酸、腹胀，无腹痛、腹泻、便秘等不适。入院前 1 天，在上述症状基础上，患者感觉胸闷、气紧，以活动后明显，无咳嗽、咳痰、心慌等。既往史：1 年前患者发现外阴包块 7 个月收入他院，病理活检确诊为外阴黑色素瘤，宫颈刮片无转移，遂进行手术治疗及化疗，共化疗 6 次。该患者入院时因症状体征不典型，诊断尚不明确，后请血液科、消化内科、神经内科及肿瘤科会诊，结合腰椎 CT 扫描提示骨质破坏，胸部 CT 扫描提示双肺下叶多个结节样稍高密度影，腹部超声提示肝内弱回声，腹腔大量积液，双侧胸腔少量积液，行肿瘤标志物、免疫功能等系列检查，并通过腹水常规、血涂片、骨髓涂片及病理结果，明确诊断为外阴黑色素瘤术后伴骨髓等全身广泛转移（Ⅳ期）。

疾病处于终末期，由于 PS 评分大于 3 分，予以对症支持治疗，无抗肿瘤治疗适应证，若患者 PS 评分为 0~1 分，能够尽早识别发现骨髓转移，进行规律抗肿瘤治疗，或许可延长患者带瘤生存期，提高生存质量。

鉴别诊断方面，由于该患者有贫血、腰痛、骨痛、肾功能损害等，因此需要与多发性骨髓瘤等浆细胞肿瘤进行鉴别。

2.检验案例分析

患者入院后完善各项检验，主要结果如下。

（1）血细胞分析（五分类）：白细胞计数 9.61×10^9/L，红细胞计数 3.63×10^{12}/L，血红蛋白 102 g/L↓，血小板计数 86×10^9/L↓，中性粒细胞百分比 82.0%↑，淋巴细胞百分比 12.8%↓。

（2）外周血细胞涂片：查见异常细胞（图 29.1）。

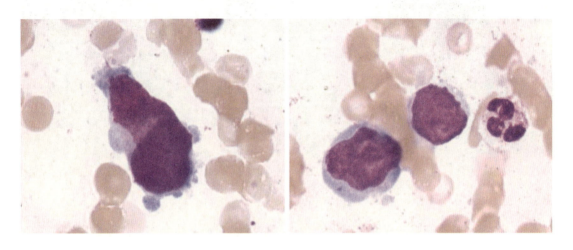

图 29.1　外周血异常细胞（瑞氏 - 吉姆萨染色，×1000）

（3）骨髓涂片：符合部分稀释骨髓象，查见分类不明细胞，疑似肿瘤骨髓浸润，建议行流式细胞分析、病理活检等相关检查并结合临床。此类细胞形态特征：胞体较大，圆形、类圆形或不规则形，胞浆丰富，染色蓝，胞浆内可见较多蓝黑色颗粒，胞核大，圆形或类圆形，可见双核或多核，核仁明显，1~2 个。结合病史及细胞形态，考虑肿瘤骨髓浸润，请结合临床及骨髓病理活检（图 29.2）。

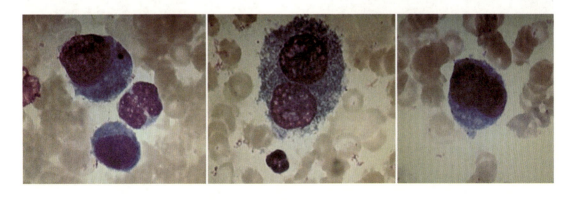

图 29.2　骨髓异常细胞（瑞氏 - 吉姆萨染色，×1000）

（4）腹水常规：外观棕黑色，浑浊，无凝块；单核细胞百分比为 90%，多核细胞百分比为 10%；白细胞计数 $215 \times 10^6/L$，红细胞计数 $940 \times 10^6/L$；蛋白定性阳性。

（5）腹水细胞学检查：涂片可见大量异常细胞，该类细胞体积较大，形态不规则，胞浆丰富，可见较多蓝黑色颗粒，部分包浆相互融合，分界不清，胞核大，圆形或类圆形，核仁 1~2 个（图 29.3）。

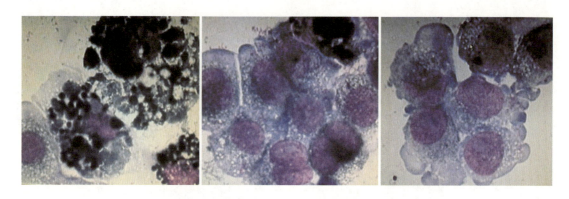

图 29.3　腹水异常细胞（瑞氏 - 吉姆萨染色，×1000）

（6）腹水脱落细胞学诊断：Ⅴ级，查见恶性肿瘤细胞，结合病史，考虑为恶性黑色素瘤细胞（图 29.4）。

（7）腹水免疫组织化学染色诊断：S100（＋），HMB45（＋），MART-1（＋），PCK（-），LCA（-），P40（-），P53（＋＋），Ki67（＋），支持恶性黑色素瘤诊断（图 29.5）。

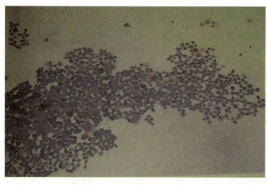

图 29.4　腹水脱落细胞（HE 染色，×10）

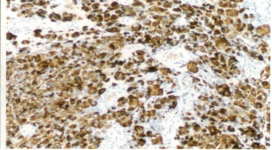

图 29.5　腹水免疫组织化学（×10）

知识拓展

恶性黑色素瘤（malignant melanoma，MM）又叫黑色素瘤（melanoma），是一种恶性程度较高的黑色素细胞肿瘤，其导致的死亡率占皮肤癌总死亡率的 80% 以上，其发病率在全球范围内与日俱增。黑色素瘤好发于皮肤和黏膜，原发于女性生殖系统的恶性黑色素瘤较罕见，发病率为（0.48~1.4）/100 万，占女性生殖系统恶性肿瘤的 1%~3%，其中外阴黑色素瘤在女性生殖器黑色素瘤中居首位，占外阴恶性肿瘤的 2%~10%，外阴恶性黑色素瘤的恶性程度高，早期易发生远处转移，预后较差，5 年生存率为 47%，转移部位多见肺、脑、肝，骨髓转移实属少见。骨髓转移的常见症状有贫血、骨痛、发热，以上症状呈进行性加重，常伴有消瘦、咳嗽、咳痰、心悸、胸闷、气短、多汗、发绀、出血、明显乏力等非特异性症状；晚期高钙血症，肾功能损害，呼吸循环衰竭是患者死亡的主要原因。治疗方面，随着免疫靶向治疗时代的到来，黑色素瘤的治疗有了更多选择，2021 年有文献报道，在黑色素瘤患者中观测到了 α 地中海贫血 / 智力迟钝综合征 X 连锁基因及 TP53 基因的突变；同时在不同的患者中观测到 SF3B1 基因的突变，可能与黑色素瘤的不良预后相关，因此对于初诊患者应进行基因检测，通过基因分型选择适合患者的治疗方式，可为患者带来无进展生存时间（PFS）及总生存期（OS）的获益。

案例总结

本例患者在一年前即诊断外阴黑色素瘤，并行手术治疗及化疗，由于行手术治疗的病理资料未曾获取，患者亦未行 PET、骨扫描及骨髓检查明确当时有无黑色素瘤远处转移。此次以肾功能损害症状（腰痛、少尿）为主诉入院，通过患者血细胞形态检查提示骨髓造血功能异常，从而进一步完善骨髓穿刺活检，明确诊断为恶性黑色素瘤伴骨髓转移，腹部彩超提示腹腔大量积液，并行腹水常规及腹水脱落细胞学检查，发现腹水内有大量黑色素瘤细胞，提示患者处于疾病终末期。针对本例外阴黑色素瘤转移至骨髓的罕见病例，提醒医师，对既往有过黑色素瘤手术病史，不论术后时间长短，有原因不明的贫血、骨痛、发热症状及消瘦、咳嗽、咳痰、心悸、胸闷、气短、多汗、发绀、出血、明显乏力等非特异性症状，甚至出现肾功能损害时，应全面查体，注意皮肤、黏膜及隐私处有无黑色素瘤可能，尽早行骨髓穿刺检查进行诊断与鉴别诊断，排除有无黑色素瘤全身多处及骨髓转移，从而不断提高对恶性肿瘤的诊断及认识水平，以防漏诊、误诊，进一步提高恶性肿瘤的治疗效果。

综上，识别骨髓等远处转移对黑色素瘤进一步诊治有重要的临床意义。目前，恶性黑色素瘤骨髓转移的诊断主要依据骨髓穿刺涂片形态学检查，而病理免疫组织化学染色，肿瘤细胞弥漫表达 S-100 蛋白、人黑色素细胞瘤抗原 45、Melan-A 和波形蛋白是诊断恶性黑色素瘤的重要标志；在形态学上，要注意黑色素细胞瘤与浆细胞肿瘤的鉴别。因此，对于检验人员来讲，要有扎实的理论基础和临床经验，在工作中主动学习临床和检验医学的专业知识，并能融会贯通，将检验结果结合患者临床表现等进行综合分析，才能为临床诊断和治疗提供依据和支撑。同时，在工作中应积极与临床沟通交流，进行报告解读并主动为临床医生提出进一步检查的建议，为临床的诊断和鉴别诊断提供有力帮助。

专家点评

恶性黑色素瘤是一种恶性程度较高的黑色素细胞肿瘤，是一种起源于神经嵴的弥散神经内分泌组织肿瘤，好发于皮肤和黏膜，原发于女性生殖系统的恶性黑色素瘤较罕见，外阴恶性黑色素瘤的恶性程度高，早期易发生远处转移，预后较差。转移瘤一般症状体征不典型，可能给临床诊断和鉴别诊断带来一定困难。该患者先后进行全血细胞分析和腹水检查，分别在外周血和腹水细胞学检查中发现形态特殊的异常细胞并给予临床提示，从而进行了后续一系列的检查以明确诊断。本案例体现了外周血和浆膜腔等体液标本的细胞学检查在临床应用中的价值，也体现了检验与临床之间沟通交流的重要性和必要性，值得临床和检验人员学习和关注。

参考文献

［1］ 邵薇 . 氯羟喹通过激活 PPARγ 抑制恶性黑色素瘤增殖迁移作用研究［D］. 南京：南京师范大学，2019.

［2］ 陈静红，尹如铁 . 外阴恶性黑色素瘤的研究进展［J］. 现代妇产科进展，2021，30（4）：

314-316，320.

［3］　张小玲，陈真云，盛修贵．外阴阴道黑色素瘤研究进展［J］.实用癌症杂志，2006，21（1）：110-112.

［4］　冯志清，张莹．骨髓形态学检查恶性黑色素瘤骨髓转移1例［J］.包头医学院学报，2014，30（2）：99-100，132.

［5］　唐京京，赵晓明，盛光耀.巨型先天性黑色素细胞痣恶变并多发转移一例报告并文献复习［J］.中国实用医刊，2020，47（4）：122-124.

［6］　王娟，宋坤，周金宝，等.颅内转移性恶性黑色素瘤：一例报告并文献复习［J］.中国现代神经疾病杂志，2011，11（4）：458-463.

［7］　AN L，ZHANG P，SHEN W，et al. A sulfur dioxide polymer prodrug showing combined effect with doxorubicin in combating subcutaneous and metastatic melanoma［J］. Bioact Mater，2020，6（5）：1365-1374.

［8］　王翠玲，李开智，李颖，等.恶性黑色素瘤多发转移1例诊断与分析［J］.中国急救医学，2017，37（z1）：89-90.

［9］　WOHLMUTH C，WOHLMUTH-WIESER I，LAFRAMBOISE S. Clinical characteristics and treatment response with checkpoint inhibitors in malignant melanoma of the vulva and vagina［J］. J Low Genit Tract Dis，2021，25（2）：146-151.

肺孢子菌感染 1 例

30

作　　者：林宇晖[1]，陈鹤鸣[1]，戴晓新[2]（福建中医药大学附属人民医院，1 医学检验科；2 呼吸科）
点评专家：林青（福建中医药大学附属人民医院）

前　言

　　肺孢子菌是一种曾被认为是原虫的单细胞生物，现被归类为真菌。它分布于自然界、人和多种哺乳动物肺内，属于条件性致病菌，其包囊经空气传播侵入宿主肺组织，多表现为隐性感染。2001 年起将感染人类的肺孢子菌从原来的卡氏肺孢子菌更名为耶氏肺孢子菌，由耶氏肺孢子菌在体内大量繁殖引起的肺部感染，称为肺孢子菌肺炎。这是一种威胁生命的真菌感染，尤其是对于免疫缺陷或免疫功能低下者，近年来已成为 AIDS 患者常见的并发症。如诊断不及时，急性期患者多会在 2~6 周内因呼吸衰竭而死亡。为提高检验人员对肺孢子菌的鉴定能力，为临床及早诊断和对症治疗提供依据，现分享一例肺孢子菌感染案例。

案例经过

　　患者，男性，47 岁，入院前 10 余天无明显诱因出现咳嗽、咳痰，伴气喘，咳嗽呈阵发性，夜间咳嗽较频繁，与活动无关系，痰多色黄质黏，时有痰中带血，色鲜红，易咳出，伴鼻塞、流涕，乏力，时有畏冷寒战，无发热，无恶心呕吐，无腹痛、腹泻。曾于当地医院耳鼻喉科就诊，查肺部 CT 提示：双肺阴影，感染？经治疗后症状未见明显好转（具体不详）。为求进一步诊治，遂至我院求诊，门诊拟"肺部感染"于 2024 年 2 月 15 日 11 时收住入院。

个人史：吸烟史 30 年，20 支 / 天。有不洁性行为史。

入院查体：体温 36.2 ℃，脉搏 82 次 / 分，呼吸 21 次 / 分，血压 82/45 mmHg。胸廓对称，胸骨无压痛，双肺呼吸运动正常、对称，触诊双肺语颤正常、对称，无胸膜摩擦感、皮下捻发感，叩诊呈清音，听诊呼吸规整，双肺呼吸音粗，双肺未闻及干、湿性啰音。初步诊断：肺部感染。实验室检查结果如下。

血常规（2024 年 2 月 15 日）：WBC 6.0×10^9/L，NE 5.6×10^9/L，LY 0.3×10^9/L↓，NE% 93.1%↑，LY% 4.7%↓，MO% 1.8%↓。

生化全套检查（2024 年 2 月 16 日）：钠 135.0 mmol/L↓，钙 1.84 mmol/L↓，镁 0.73 mmol/L↓，渗透压 269.1 mOSM/L↓，乳酸脱氢酶 739.9 U/L↑，肌酸激酶 29.6 U/L↓，间接胆红素 2.5 μmol/L↓，总蛋白 52.6 g/L↓，白蛋白 22.2 g/L↓，白球比例（A/G）0.73↓，尿酸 182.6 μmol/L↓，高密度脂蛋白 0.43 mmol/L↓，载脂蛋白 A 0.65 g/L↓，余正常。

血气分析＋乳酸测定（2024 年 2 月 16 日）：酸碱度 7.476↑，氧分压 106.0 mmHg↑，二氧化碳分压 33.8 mmHg↓，酸碱度（体温校正）7.476↑，氧分压（体温校正）106.0 mmHg↑，二氧化碳分压（体温校正）33.8 mmHg↓，二氧化碳总含量 57.4 mmol/L↑，标准碳酸氢根 26.1 mmol/L↑，肺泡动脉氧分压差 149.7 mmHg↑，余正常。

肺部 CT 提示：胸膜下、双肺磨玻璃影沿肺门延伸（图 30.1）。

HIV 病毒抗原抗体联合检测＋抗梅毒螺旋体抗体（2024 年 2 月 16 日）：抗梅毒螺旋体特异性抗体 0.170S/CO，人类免疫缺陷病毒抗原及抗体阳性。

T 淋巴细胞亚群绝对计数：T 淋巴细胞（CD3$^+$）绝对计数 353.0 个 /μL↓，CD4$^+$T 淋巴细胞百分比 1.7%↓，CD4$^+$T 淋巴细胞绝对计数 9.0 个 /μL↓，CD8$^+$T 淋巴细胞百分比 61.2%↑，CD4/CD8：0.03%↓，余正常。

真菌 D- 葡聚糖检测：真菌 D- 葡聚糖 108.75 pg/mL↑↑。

一般细菌涂片（痰液）（2024 年 2 月 18 日）：① G$^+$ 球菌少量成对；② G$^-$ 杆菌少量，未见白细胞吞噬；③酵母样孢子偶见。

查房记录（2024 年 2 月 18 日）：患者有 HIV 感染史，结合其淋巴细胞水平低下、G 试验阳性及肺部 CT 特征性毛玻璃样改变等，临床医生高度怀疑耶氏肺孢子菌感染。于

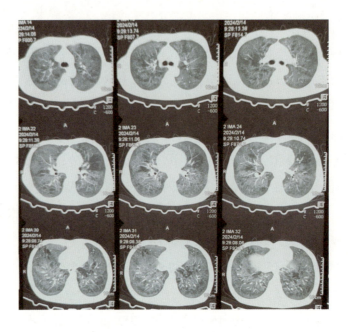

图 30.1　患者肺部 CT 平扫 + 增强扫描片（入院前）

16：00 行床旁气管镜检查，取肺泡灌洗液送检体液细胞学检查与诊断、液基薄层细胞制片术等进一步明确病因。

液基薄层细胞制片术（2024 年 2 月 19 日）："左下肺肺泡灌洗液"液基制片未查见恶性肿瘤，主要为鳞状上皮、纤毛柱状上皮细胞（图 30.2）。

体液细胞学检查与诊断：①涂片以中性粒细胞为主，可见大量细菌及真菌（图 30.3）；②查见耶氏肺孢子菌滋养体及包囊（图 30.4）。

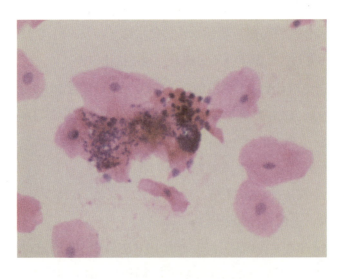

图 30.2　液基细胞学检查病理图像

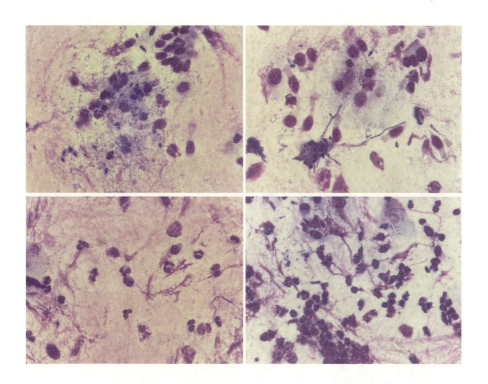

图 30.3　体液细胞学涂片（瑞 - 吉染色，×1000）

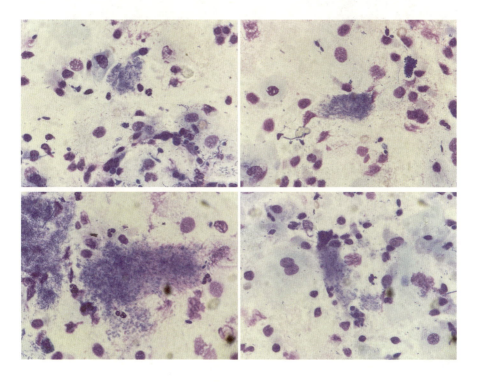

图 30.4　肺孢子菌（瑞 - 吉染色，×1000）

肺孢子菌有 3 种发育形式：①滋养体；②前包囊；③包囊。瑞 - 吉染色通常呈现为大而多层的、紧密黏附的聚合体形式，较难区分各生长阶段。六胺银染色时仅包囊显现特殊着色，肺孢子菌表现特殊形态，像踩扁的乒乓球。包囊壁呈黑色或棕褐色，囊壁厚处染成括号状，囊内小体不着色（图 30.5）。

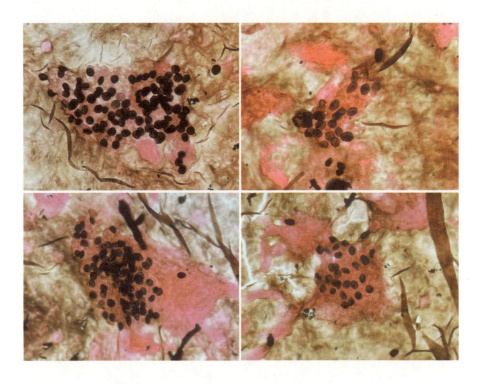

图 30.5　肺孢子菌包囊（六胺银染色，×1000）

微生物培养及鉴定结果（2024 年 2 月 20 日）：①培养结果未检出致病菌；②真菌培养及鉴定为白色念珠菌；③厌氧瓶培养 5 天无厌氧菌生长；④需氧瓶（血培养）培养 5 天无细菌生长。

出院诊断：①耶氏肺孢子菌肺炎；②艾滋病；③电解质代谢紊乱；④低蛋白血症。

案例分析

1. 检验案例分析

耶氏肺孢子菌感染的诊断金标准为合格下呼吸道标本中检出肺孢子菌，包括诱导痰、肺泡灌洗液等。耶氏肺孢子菌感染患者的痰量少，痰涂片检出率相对较低。肺泡灌洗液涂片镜检的阳性率较高且安全性良好，通常作为首选方法。尽管下一代测序技术（next generation sequencing，NGS）作为一种高度敏感的检测方法，在耶氏肺孢子菌的快速诊断中具有显著优势，但高昂的价格限制了其在临床上的广泛应用。染色镜检法虽然成本较低，但在本案例中却遇到了不少挑战。首先，送检样本显微镜下以上皮细胞为主，采样质量并不理想，不利于异常细胞或病原体的检出。其次，由于患者可能存在多重感染，样本中的背景杂菌数量极多，使得耶氏肺孢子菌的识别变得更加困难。

更为复杂的是，在肺泡灌洗液送检之前，患者已经开始接受复方磺胺甲噁唑的治疗，这是一种广谱的抗菌药物，虽然对患者的整体治疗是有益的，但同样降低了在肺泡灌洗液中检出耶氏肺孢子菌的可能性，因为该药物可能已经部分或完全抑制了病原体的活性，使得它们在微生物检查中难以被发现。

由于成本和其他临床因素的限制，临床医生仍然需要依赖传统的病原学检查方法。本案中，检验人员充分利用瑞 - 吉染色的独特优势，结合六胺银染色技术，成功在复杂背景中识别出了肺孢子菌，且发出报告用时不到一天时间。这一结果不仅体现了形态学检验人员在面对诊断难题时的坚持与努力，也再次证明了多学科协作在罕见病原体检测中的重要性。

2. 临床案例分析

获得性免疫缺陷综合征（acquired immunodeficiency syndrome，AIDS）患者因其免疫功能受损，容易合并各种机会性感染。耶氏肺孢子菌作为 AIDS 患者感染常见病原体，严重的耶氏肺孢子菌感染可导致弥漫性肺泡损害、气体交换受损和呼吸衰竭，乃至死亡。因此，临床及时识别、诊断及治疗就显得尤为重要。

肺孢子菌肺炎临床表现无明显特异性，经常以发热、干咳、呼吸困难为首发症状，此外也有可能出现嗜睡、恶心、呕吐、腹泻、体重下降等；体格检查肺部听诊可无异常或闻及干、湿性啰音，大多表现为症状与体征的严重程度不成比例；在 HIV 阳性患者中，肺孢子菌肺炎通常表现为亚急性进行性恶化，持续数周；如果出现呼吸衰竭、需要机械通气和血管活性药物则提示预后不良。

实验室检查方面，在未取得明确传染病结果前，其他检验的佐证也尤为重要。艾滋病肺孢子菌肺炎感染患者中约有 90% 的病例发生于 $CD4^+T$ 淋巴细胞计数低于 200 个 $/\mu L$ 的患者中，因此对血细胞分析中淋巴细胞绝对计数极度低下人群应更加关注。乳酸脱氢酶是在人体组织中广泛表达的宿主分子，在细胞质、细胞膜受损后，该酶被释放到支气管肺泡腔中，肺孢子菌肺炎患者血清水平升高，很可能是肺孢子菌和（或）其他病原体引起的潜在肺损伤和炎症所致，因此，当怀疑 AIDS 合并肺孢子菌肺炎感染时，乳酸脱氢酶的升高也值得临床医生的重视。血浆（1，3）-β-D 葡聚糖检测是大多数真菌细胞壁都含有的一种多糖，也是肺孢子菌包囊细胞壁的主要成分，在生物体的炎症反应中起到重要作用，因此也可以为临床明确是否为肺孢子菌感染提供线索。

该患者既往有不洁性生活史，发病急，入院血气分析提示氧合情况尚稳定，外院肺部 CT 呈现双肺弥漫性病变以肺门为中心，逐渐向外带扩散，呈磨玻璃样、网格状高密度，病变有由下向上的趋势，与病情严重程度不符，加之入院急查淋巴细胞绝对计数极度下降、乳酸脱氢酶水平明显升高（大于 500 mg/dL），属于 AIDS 合并肺孢子菌感染的高危人群，且为重度肺孢子菌肺炎，因而启动了早期治疗。在之后的传染病筛查中，该患者被检测出 HIV 阳性，CD4+T 淋巴细胞计数明显低下，免疫系统功能严重受损，血浆（1，3）-β-D 葡聚糖检测升高，肺泡灌洗液中找到了病原体，均印证了临床诊断。

知识拓展

肺孢子菌肺炎是一种由肺孢子菌引起的致命性肺炎，常见于免疫抑制的人群，如先天性免疫缺陷患者、营养不良的婴幼儿患者、HIV 感染的患者、器官移植、恶性肿瘤、自身免疫性疾病等曾接受免疫抑制疗法、化疗及长期使用糖皮质激素的患者。对具有肺孢子菌感染危险因素、存在肺炎和提示性影像学表现的患者，应当考虑肺孢子菌肺炎。而肺孢子菌具有特殊的生物特性，在实验室环境中无法进行体外培养，故肺孢子菌检测主要依赖直接镜检法、免疫学检测及分子生物学方法。

肺孢子菌肺炎的临床表现无特异性，大部分患者以发热为首发表现，出现胸闷气短、干咳少痰，查体表现为呼吸加快、心动过速等。随着病情的进展，气短逐渐加重，尤其是活动后，可出现进行性呼吸困难。部分患者可以是正常的肺部体征，肺部体征少与呼吸窘迫症状的严重不成比例为本病特点之一。在艾滋病合并肺孢子菌肺炎的患者中，发热、咳嗽是最主要的临床特征，同时合并肺纤维化、肺泡 - 动脉血氧分压差高、人血白蛋白水平低、血清乳酸脱氢酶水平高、外周血白细胞计数高以及外周血 CD4+T 淋巴细胞计数低等均为导致患者死亡的危险因素。

由于肺孢子菌肺炎在免疫抑制人群中具有较高的发病率和死亡率，未及时发现的患者病死率甚至可高达 90%~100%。非艾滋病的肺孢子菌肺炎患者病情往往起病急，进展更快，低氧血症更重。因此，针对这些高危人群，及时、准确地诊断肺孢子菌感染，以及早期使用复方磺胺甲噁唑（TMP-SMX）等有效治疗药物，是降低病死率的关键。

案例总结

在肺孢子菌检测方面，许多实验室检查手段存在局限性，如本案中微生物培养、革兰氏染色镜检等常用的诊断方法都未能直接检出肺孢子菌。这一案例不仅凸显了体液细胞学检查作为一种重要的辅助检查方法，在病原体感染诊断中的不可或缺性，也反映了检验工作者在面临复杂情况时，应具备的专业素养和解决问题的能力。特别是在当前临床环境中，随着病原体种类的增多和患者病情的复杂性增加，对检验工作者的要求也越来越高。

综上所述，本病例的成功诊断，不仅归功于临床医生的专业能力，更是对形态学检验技术在现代医学领域的应用价值的肯定。这一经验为类似病例的诊断和治疗提供了有益参考，值得广大同行借鉴和学习，以不断提高自身的诊断水平和应对复杂病情的能力。

专家点评

体液细胞学是通过检查胸腔积液、腹腔积液、脑脊液、肺泡灌洗液及各类穿刺液中细胞的形态学特点，进行疾病的筛查、诊断和研究，是肺孢子菌肺炎等疾病诊断的金标准，同时也是判断疾病疗效和预后的重要依据。本案例中，检验人员成功在复杂背景中鉴定出肺孢子菌，为临床及早诊断和对症治疗提供了有效的依据，不仅充分体现了体液细胞学检查在疾病诊断中的重要性，也再次证明了在罕见病原体检测中多学科协作的必要性。

参考文献

［1］ 李凡，徐志凯 . 医学微生物学［M］.9 版 . 北京：人民卫生出版社，2018.

［2］ 闫立志，郑磊，蔡绍曦.呼吸系统细胞学检验诊断图谱［M］.北京：人民卫生出版社，2023.

［3］ "十三五"国家科技重大专项艾滋病机会性感染课题组.艾滋病合并肺孢子菌肺炎临床诊疗的专家共识［J］.西南大学学报（自然科学版），2020，42（7）：49-60.

［4］ 唐静煜，陆兴，吴春园，等.艾滋病合并肺孢子菌肺炎的临床特征及影响患者预后的危险因素分析［J］.现代医学与健康研究（电子版），2023，7（20）：100-103.

膀胱癌患者胸腔积液镜检诊断肺结核 1 例

31

作　　者：张冽[1]，窦荣聪[2]（贵州省兴仁市人民医院，1 检验科；2 肿瘤科）
点评专家：曾强武（贵阳市第二人民医院）

前　言

　　结核病是一种由结核分枝杆菌复合群感染引起的古老疾病，在全球各大疾病死因中占据重要位置。这种疾病主要通过空气传播，人们吸入肺结核患者排出的带菌飞沫而感染。肺结核通常分为原发性和继发性两种类型。

　　本例患者既往患膀胱癌，肿瘤患者往往免疫力较低，特别是在肿瘤晚期。放疗和化疗药物虽然能够杀死肿瘤细胞，并能有效抑制肿瘤细胞的生长，但同时也会全面抑制机体的免疫功能，从而损害机体的免疫机制。临床在不知道患者患有结核病的情况下，选择穿刺或者手术治疗，可能导致结核杆菌等病原体的活跃和繁殖。

　　体液常规细胞学检查是指对取自人体的各种体液标本（如脑脊液、胸腹水、关节腔液、肺泡灌洗液、脓肿穿刺物等）在完成常规检验的基础上将标本离心，取沉渣制成涂片染色后，在显微镜下进行细胞形态学观察。

　　体液中检出的恶性细胞、病原微生物、寄生虫以及干酪样坏死颗粒等物质，对临床诊断至关重要。各类体液形态学检查有时甚至可以作为疾病恶化或感染初期的关键依据和重要信号。体液样本的采集方式可以直接留取或者通过微创方法获得。细胞学检查被视为诊断恶性体液和感染性体液的金标准，其中细胞形态学则构成了细胞学诊断的基本依据。

案例经过

患者，男性，74 岁，农民，4 个月前确诊膀胱癌，最近一次化疗是在 22 天前。目前患者表现为咳嗽，咳出少量白色黏痰，活动后感气促。胸部 CT 示胸腔中等量积液，考虑泌尿系统肿瘤向胸腔转移所致。临床决定在胸腔积液引流术后行灌注化疗。胸腔积液细胞学检查以淋巴细胞增多为主，同时见到大量干酪样坏死颗粒。检验科立即告知临床胸腔积液常规镜检所见。临床非常重视，立刻暂停了胸腔灌注化疗及静脉化疗，并积极向结核病方向进行检查，最终患者确诊为肺结核，转入感染科规律抗结核治疗。

案例分析

1. 检验案例分析

血生化：总蛋白 60.4 g/L↓，尿素氮 9.1 mmol/L↑，超敏 C 反应蛋白 14.3 mg/L↑，其余项目检查结果均正常。

血常规：白细胞 5.91×10^9/L，红细胞 4.14×10^{12}/L，血红蛋白 118 g/L↓，血小板 295×10^9/L，单核细胞百分比 16.6%↑，淋巴细胞百分比 15.8%↓，其余项目无明显异常。

血清肿瘤标志物：糖类抗原 CA19-9 23.51 U/mL↑，其余项目检测结果均正常。

尿常规：尿液常规检查结果显示尿隐血弱阳性，其余项目检查结果均正常。尿液沉渣脱落细胞学检查见单个或成团细胞等异常细胞，胞体大小不一，胞浆嗜碱性，胞核畸形，核染色质分布不均，核染色质着色不一，核仁明显，排列紊乱，考虑肿瘤细胞可能（图 31.1）。

胸腔积液生化：总蛋白 41.7 g/L↑，葡萄糖 9.1 mmol/L↑，乳酸脱氢酶 481 U/L↑，腺苷脱氢酶 58.0 U/L↑。

胸腔积液常规及细胞学形态检查：胸腔积液外观呈黄色，微浑浊，李凡他试验阳性（＋）；离心沉渣推片，瑞氏 - 吉姆萨染色，镜检见大量淋巴细胞及紫红色干酪样坏死颗粒，提示结核分枝杆菌感染可能（图 31.2）。

痰液涂片抗酸染色：早、中、晚三次痰液涂片，抗酸染色均为阳性，查见抗酸杆菌（图 31.3）。

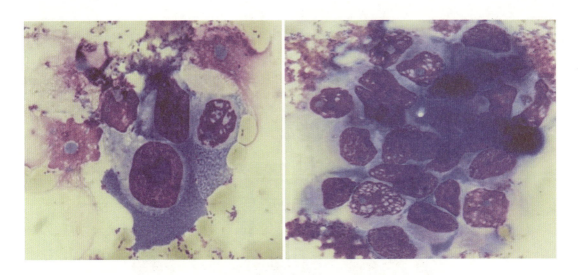

图 31.1　尿液沉渣脱落细胞

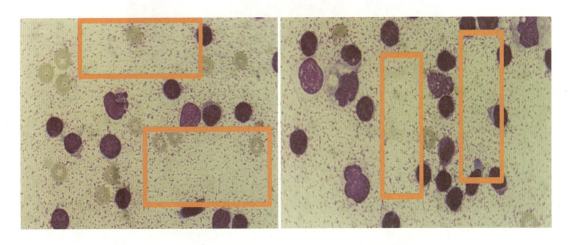

图 31.2　胸腔积液细胞学涂片（黄色长方形框提示干酪样坏死颗粒）

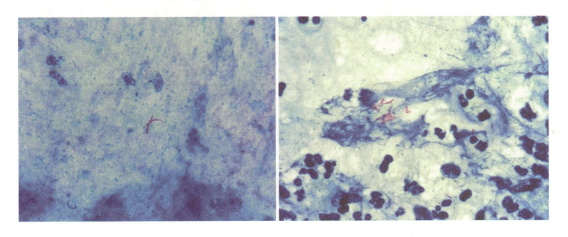

图 31.3　痰涂片查见抗酸杆菌

结核感染 T 细胞检测结果：阳性。

结核杆菌培养：专用于结核分枝杆菌的培养基（罗氏斜面培养基），痰液样本培养 4 周后，罗氏斜面培养基见结核分枝杆菌菌落生长，菌落形态呈干燥、皱缩、灰白色（图 31.4）。

罗氏斜面培养基菌落直接涂片抗酸染色：阳性（图 31.5）。

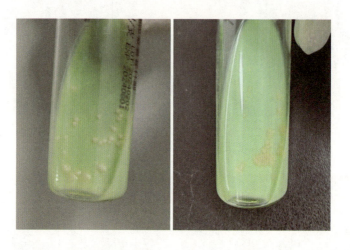

图 31.4　结核杆菌培养细菌菌落

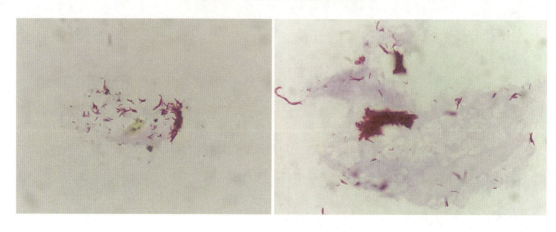

图 31.5　罗氏培养基菌落抗酸染色

结核分枝杆菌核酸（DNA）检查：取罗氏斜面培养基上生长的菌落，进行结核分枝杆菌核酸 DNA 检测，结果为阳性。

影像学检查：胸部 CT 提示双肺感染、结节，考虑结核感染，左侧胸腔中等量积液。

2. 临床案例分析

主要病史：患者，男性，74 岁，农民，因"确诊膀胱癌 4 个月，末次化疗后 22 天"

就诊，患者 4 个月前因"反复肉眼血尿 3 年，加重 1 周"，就诊上级医院，行"经尿道膀胱镜检查＋膀胱肿瘤活检术"，术后病理诊断：①（膀胱肿瘤组织）尿路上皮肿瘤，考虑癌；②（膀胱肿瘤基底）送检少许平滑肌组织，其边缘内查见少许挤压变形的异型细胞，切缘不易判断。免疫组化结果：CK7（＋），CK20（＋），CK5/6（-），CK34Be（＋），GATA3（＋），Ki-67（+40%），P63（＋）。排除化疗禁忌证后两次行（吉西他滨＋卡铂）方案化疗，化疗顺利，患者症状好转后出院。

既往史：1 年前因慢性阻塞性肺疾病于呼吸内科住院治疗，具体不详；9 年前因外伤致右膝关节骨折行手术治疗，现无特殊不适；6 年前于外院诊断考虑冠心病，未规律服药。

体格检查：体温 36.4 ℃，脉搏 120 次 / 分，呼吸 20 次 / 分，血压 106/76 mmHg，体重 67 kg，身高 149 cm。PS 1 分，NRS 0 分，发育正常，营养中等，神志清楚，慢性病容，表情自如，自动体位，查体合作。胸部皮肤见散在皮肤破溃、部分结痂，无渗出，余皮肤无黄染、出血点，各浅表淋巴结未触及。

现病史：患者，男性，74 岁，既往确诊患膀胱癌，最近一次化疗已有 22 天。主要症状包括咳嗽、咳出少量白色黏痰，并在活动后有气促。临床表现显示胸腔中有中等量的积液，考虑为泌尿系统肿瘤向胸腔转移所致，临床决定在胸腔积液引流后行灌注化疗。送检胸腔积液进行胸腔积液生化检查，提示为渗出液，胸腔积液细胞学检查观察到大量淋巴细胞，并没有发现肿瘤细胞，暂不考虑泌尿系肿瘤胸腔转移；同时在涂片中见到大量干酪样坏死颗粒，不能排除胸腔结核感染。经过检验与临床沟通，在临床的支持下完善检查后得到了明确诊断。

知识拓展

在结核病的病灶中，因脂质较多，使坏死区呈黄色，形状类似干酪样物，所以被称为干酪样坏死。这种坏死物为镜下无结构颗粒状紫红色染物，不见坏死部位原有组织结构的残影，甚至不见核碎屑，是坏死更为彻底的特殊类型凝固性坏死。这种颗粒主要来自淋巴组织的坏死，所以涂片中淋巴细胞可出现增多。另外，这种颗粒和淋巴细胞的数量还受标本处理中残留水分、出血后的红细胞量以及淋巴细胞坏死程度和时间等多种因素影响。该例患者胸腔积液标本涂片中有泥沙样、紫红色的不规则颗粒，颗粒粗细不一，成为淋巴细胞背景，所以对结核性积液的诊断有重要的参考价值。

案例总结

在本案例中，患者的主要症状是咳嗽、咳少量白色黏痰，以及活动后感气促。胸腔积液常规细胞形态学检查显示大量淋巴细胞和干酪样坏死颗粒。尽管这些结果提示可能存在结核感染，但需要进一步完善诊断。通过与临床沟通，进行了更全面的检查，包括痰液涂片抗酸染色、痰液结核分枝杆菌培养、培养菌落结核分枝杆菌核酸检测以及结核感染 T 细胞检测。这些检查结果都支持了综合诊断：①结核分枝杆菌感染；②膀胱癌。

在本案例中，通过胸腔积液细胞形态检查发现大量淋巴细胞及干酪样坏死颗粒，确认了患者存在结核分枝杆菌感染。检验及时与临床沟通，避免了结核分枝杆菌广泛播散感染，有效降低医护人员被感染的风险，更为患者诊断及治疗提供依据，减少患者感染扩散的风险，保障患者的生命安全。

专家点评

本病例从一个既往膀胱癌病史引入，临床在积极治疗肿瘤的过程中，患者出现了呼吸系统症状，且有胸腔积液，按惯性思维，很可能是泌尿系统肿瘤胸膜转移，临床准备行胸腔引流后灌注化疗。值得庆幸的是，检验人员有效地阻止了这一治疗过程的发生。这一切，均源于检验人员对浆膜腔积液结核感染镜下形态的把握（干酪样坏死颗粒以及淋巴细胞增多），值得所有检验同仁效仿学习。

参考文献

［1］ 丹尼斯·L.卡斯珀, 安东尼·S. 福西 . 哈里森感染病学［M］. 胡必杰, 潘珏, 高晓东, 主译 . 上海：上海科学技术出版社, 2019.

［2］ 程文 . 肿瘤放化疗后并发肺结核复燃 8 例分析［J］. 临床肺科杂志, 2002, 7（2）：44-45.

［3］ 段爱军, 吴茅, 闫立志 . 体液细胞学图谱［M］. 长沙：湖南科技大学出版社, 2021.

［4］ 吴茅 . 细胞学进行带教的只言片语［M］. 南昌：江西科学技术出版社, 2023.

［5］ 詹姆斯·H. 约根森, 迈克尔·A. 普法勒 . 临床微生物学手册［M］.11 版 . 王辉, 马筱玲, 钱渊, 等译 . 北京：中华医学电子音像出版社, 2017.

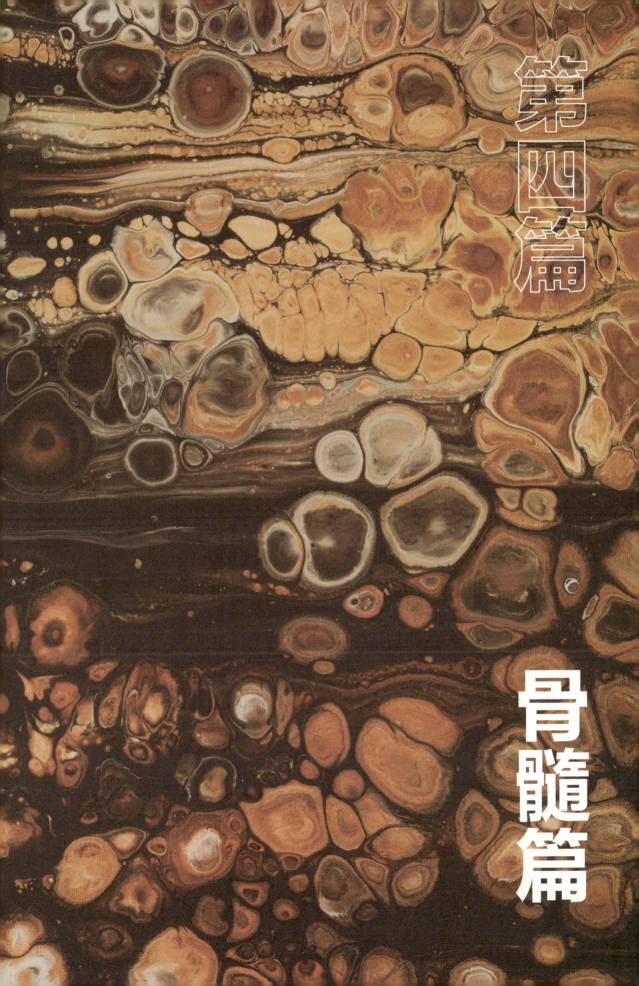

第四篇

骨髓篇

淋巴浆细胞淋巴瘤 / 华氏巨球蛋白血症 1 例

32

作　　者：李懿[1]，李波[2]（1 德阳市第二人民医院，检验科；2 什邡市第二人民医院，肿瘤科）

点评专家：郑沁（四川大学华西医院）

前　言

　　患者，刘某，男性，61 岁，因"腹泻"入院。入院后发现凝血功能明显异常，单纯肌酐明显升高，与临床情况不符合，使临床诊疗陷入困境。在检验的帮助下，发现了异常免疫球蛋白的存在及其对检验结果的影响，随后通过血清蛋白电泳及免疫固定电泳、骨髓检查、流式细胞分析等检查诊断为淋巴浆细胞淋巴瘤（lymphoplasmacytoid lymphoma，LPL）/ 华氏巨球蛋白血症（Waldenström's macroglobulinemia，WM）。这是一例罕见的以克隆性 IgM 非结晶聚集性组织沉积致腹泻为首发表现的淋巴浆细胞淋巴瘤病例，现报道如下。

案例经过

　　入院前一周患者无明显诱因出现腹痛、腹泻，主要表现为脐周阵发性隐痛，解黄色水样便，每日 10 余次，量约 600 g，无里急后重、黏液、脓血，便后腹痛无明显缓解。现有口干、口渴、疲乏、头晕、头痛症状，门诊以急性腹泻原因待查收入消化内科。

既往史：患者既往体健，5 个月前因头痛头晕、睡眠不佳就诊于神经内科，头颅 CT 检查未见异常。

患者入院后，给予对症等处理，大便常规检查：颜色黄褐色，性状稍稀，脂肪球 25~30 个 /HP。提示存在胃肠道功能紊乱和消化不良。

血常规结果：WBC 15.9×10⁹/L，RBC 2.91×10¹²/L，Hb 100 g/L，MCH 34.4 pg，中性粒细胞百分比 45.0%，淋巴细胞百分比 47.0%，嗜酸性粒细胞百分比 0，中性粒细胞计数 7.15×10⁹/L，淋巴细胞计数 7.48×10⁹/L，单核细胞计数 1.27×10⁹/L，网织红细胞百分比 1.96%，其他结果无异常。提示患者白细胞增高，以中性粒细胞、淋巴细胞为主；轻度贫血，网织红细胞比例略偏高。

CRP：0.1 mg/L（参考范围 0~10 mg/L）。

PCT：0.08 ng/mL（参考范围 0~0.076 ng/mL）。

凝血功能检测结果：PT 25.1 秒（危），PTR 2.18，INR 2.34，APTT 132.4 秒（危），D- 二聚体 >320.00 μg/mL，P-FDP 1094.80 μg/mL。提示患者 PT、APTT 双重危急值，D- 二聚体、FDP 异常增高，稀释最大倍数后检测，仍然远超检测线性。嘱临床重新采样复查仍然是同样的结果，排除实验室内部因素，立即报告危急值，了解患者病情。

临床方面，接到检验科危急值报告，再次追问病史，患者否认肝病、血友病等基础疾病；否认服用引起凝血功能障碍的食物（如毒蕈）及抗凝药物（如肝素、法华令）。再次查体，皮肤黏膜颜色正常，仍未发现瘀点瘀斑及血栓相关表现。立即完善 APTT 纠正试验。密切观察患者有无自发出血的临床表现。

生化检测结果：血肌酐 1095.0 μmol/L（危），而肾功能其他指标不升高，再次追问病史，患者自述小便量正常，否认肾功能不全病史；否认服用引起急性肾衰竭的食物及药物。查体，肾区无叩、压痛。检测结果与临床明显不符。目前病因不明，给予记录 24 小时尿量，完善结肠镜检查，密切关注病情变化等临床处置。

案例分析

1.检验案例分析

为了寻找原因，检验科再次仔细审核每一份样本结果并查看原始记录。

（1）血常规结果分析：患者白细胞增高，且以中性粒细胞和淋巴细胞增高为主。

白细胞分类散点图异常，淋巴单核散点区域融合，荧光强度增强，呈灰色，提示此区域细胞核酸物质含量增加，可能存在原始细胞/异常细胞，需人工复片进行手工分类（图32.1）。

经过瑞氏染色，发现部分淋巴细胞体积略偏大，胞浆量增多，嗜碱性增强，胞核染色质不均匀，且可见浆样淋巴细胞。成熟红细胞可见缗钱状排列。根据欧洲血细胞淋巴细胞形态分类相关共识，这类细胞考虑为疑似肿瘤性或性质不确定的不典型淋巴细胞。按照国内形态专家给出的形态分类建议，则考虑为异常淋巴细胞（图32.2）。

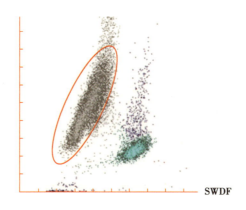

SWDF

图 32.1　白细胞分类散点图

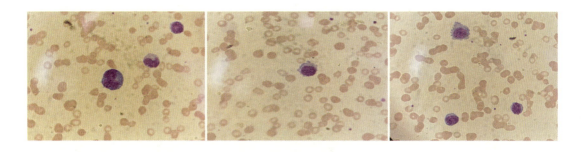

图 32.2　血涂片（瑞氏染色）

（2）凝血结果分析：患者PT、APTT均升高，且APTT升高明显，完善APTT纠正试验（表32.1）。即刻RI：（115.2-26.3）/113.5 = 78.3%，纠正试验未纠正，提示可能存在凝血因子抑制物或狼疮抗凝物。狼疮抗凝物是一种能延长凝血时间的抗体，可以是IgG或IgM或两者共存。可见于SLE、自发性流产、多发性血栓形成、血小板减少症、恶性肿瘤等。

表 32.1　APTT 纠正试验结果

编号	血浆	APTT
5001	PP	113.5
5002	NPP	26.3
5003	1：1 混即刻	115.2
5004	1：1 混后孵育 2 h	133.5
5005	PP 孵育 2 h	117.1
5006	NPP 孵育 2 h	27.8
5007	NPP、PP 分别孵育后 1：1 混	125.9

患者 D- 二聚体、FDP 明显升高，考虑是否存在深静脉血栓、心梗、脑出血等，结合患者临床情况，未发现血栓相关症状，暂不考虑是血栓的问题。

样本出现微凝。仔细观察离心后的样本，在血浆和红细胞间的白细胞层并未发现肉眼可见的纤维蛋白丝。且如果样本出现微凝的话，PT 和 APTT 应该表现为缩短（微凝导致凝血酶提前激活，使体外凝血反应的基线期缩短），Fib 表现为减低（直接消耗导致），这与实际结果也存在不符。抽血过程顺利，重新采血送检后，与首次结果并无差别。

异嗜性抗体（heterophile antibody，HA）、类风湿因子（rheumatoid factor，RF）、自身抗体、人抗动物抗体等影响均可导致结果出现假阳性。因凝血结果与临床的严重不符，检验科仍考虑是某种物质影响了检验结果。

（3）异常增高的肌酐分析：目前检验科肌酐检测方法为肌氨酸氧化酶法，线性范围为 4~8840 μmol/L。单纯的血肌酐升高（1095 μmol/L）罕见，考虑存在某种物质干扰了肌酐的检测。可采用稀释的方法，降低可能存在的干扰物质对检测的影响，于是检验人员使用纯水进行 1：3 稀释。在加入纯水的一瞬间，白色云雾状的沉淀立刻显现，析出的白色雾状沉淀物很有可能是免疫球蛋白（图 32.3）。遂将稀释的血清静置 40 分钟，使析出的白色物质沉淀，取上清液进行肌酐检测，结果为 60 μmol/L。

随即进行了免疫球蛋白分析，结果提示：患者 IgM 升高为 8.28 g/L。沉淀后的样本上清液进行 IgM 检测，结果为 1.5 g/L。肌酐和 IgM 稀释后的检测值与理论值相差很大，说明白色的浑浊物确实干扰了肌酐的测定，而白色浑浊物极有可能就是 IgM。

检验人员在血清稀释的过程中偶然发现异常升高的肌酐可能是因为免疫球蛋白 IgM 干扰导致，且外周血查见浆样淋巴细胞（以及异常淋巴细胞），而免疫球蛋白是由浆细胞

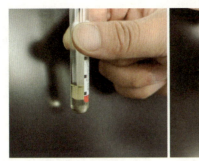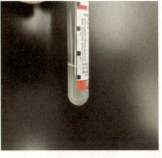

图 32.3　纯水稀释检测血肌酐

分泌的，有理由怀疑这两者之间存在某种关联。检验科立即审核了报告，并备注肌酐升高可能是因为高 IgM 的干扰导致，建议临床完善血清蛋白电泳及免疫固定电泳检测，明确是否存在克隆性免疫球蛋白。

血清蛋白电泳分析结果显示：发现 M 蛋白条带，M 蛋白 7.06%（图 32.4）。

血清免疫固定电泳分析结果显示：IgM 泳道及 κ 泳道发现异常单克隆条带，单克隆免疫球蛋白类型为 IgM-κ 型（图 32.5）。

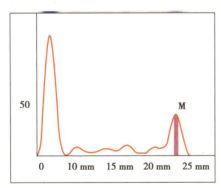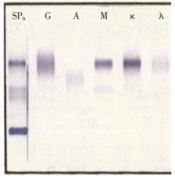

图 32.4　血清蛋白电泳分析　　图 32.5　血清免疫固定电泳分析

结合 APTT 纠正试验未纠正，以及外周血涂片成熟红细胞缗钱状排列、查见异常淋巴细胞、浆样淋巴细胞，建议临床尽快完善骨髓相关检查及流式分析。

骨髓穿刺涂片结果显示：①骨髓取材、涂片、染色良好。②有核细胞增生减低，粒：红 =5.77：1。③浆细胞异常增生，占 ANC 9.5%，幼稚浆细胞占 ANC 4.5%，其胞体大小不均，圆形或椭圆形，胞浆丰富，淡蓝色，有泡沫感，胞核圆形或椭圆形，核染色质为粗颗粒状，核仁较明显，多为一个。部分浆细胞胞体小，胞浆中等量，淡蓝色，呈淋巴样改变。④粒系增生活跃占 ANC 37.5%，以较成熟阶段细胞增生为主，形态大致正常。⑤红系增生减低占 ANC 6.5%，以中晚幼红细胞增生为主，形态大致正常。成熟红细胞可见缗钱状排列。⑥淋巴细胞比例增高，可见幼稚淋巴细胞，部分淋巴细胞呈浆样改变。⑦单核细胞比例略偏高，均为成熟单核细胞。⑧全片未见巨核细胞及骨髓小粒（需排除取材原因），散在血小板易见，成堆血小板可见（图 32.6）。骨髓象提示浆细胞异常增生，淋巴细胞比例增高。

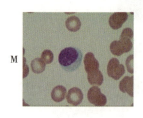 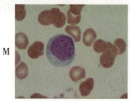 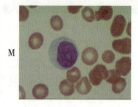 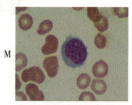

图 32.6　骨髓穿刺涂片

骨髓流式细胞分析结果显示：检测到 39.89% 克隆性 B 淋巴细胞及 2.16% 单克隆浆细胞，符合淋巴浆细胞淋巴瘤 / 华氏巨球蛋白血症免疫表型。

血清游离轻链：免疫比浊法检测血清游离 κ 轻链 4225.00 mg/L↑，血清游离 λ 轻链 8.23 mg/L；游离 κ 轻链 / 游离 λ 轻链 =513.37↑。

相关基因检查：CXCR4 阴性，MYD88 阴性。不能排除 LPL。

2. 临床案例分析

患者因"腹痛、腹泻 1 周"入院。入院后完善相关检查：白细胞增高，CRP 正常，PCT 0.08ng/mL 略偏高，凝血检查明显异常，肌酐明显异常，考虑诊断：①肾功能衰竭；②急性胃肠炎伴脱水；③凝血功能障碍。患者否认肾功能不全病史，此次检验结果以单纯血肌酐升高为主，尿酸及尿素均正常。患者否认口服鼠药、抗凝药物，否认肝病、血友病等基础疾病，皮肤无瘀点瘀斑、无出血表现、无血栓相关症状。

检验科提示临床，患者淋巴细胞形态异常，且可能存在异常免疫球蛋白，影响了肌酐和凝血的检测结果。立即完善相关检查，明确了免疫球蛋白为单克隆免疫球蛋白 IgM-κ 型。临床上可能出现 IgM-κ 型单克隆免疫球蛋白的疾病有：淋巴浆细胞淋巴瘤 / 华氏巨球蛋白血症、IgM 型意义未明的单克隆免疫球蛋白血症、IgM 型多发性骨髓瘤、B 细胞慢性淋巴增殖性疾病。通过完善骨髓检查及流式分析，结果符合 LPL/WM 的诊断。

肠镜检查：肛管未见内外痔。直肠黏膜粗糙，活检质软，易出血，余所见肠黏膜颜色呈橘红色，结肠袋规整，无充血、糜烂、溃疡、息肉、新生物及异常隆起，血管纹理清晰，肠腔内无血迹。回盲瓣呈唇形，阑尾窝类圆形。回肠末端见肠黏膜呈细颗粒样改变，未见新生物及溃疡。

患者结肠镜检查、病理活检、大便培养均无特殊。头、胸、腹部 CT 显示：未见淋巴结肿大、肝脾无增大，且 24 小时尿量正常。根据 WM 诊断标准，患者血清中存在 IgM 型 M 蛋白，骨髓中存在克隆性淋巴浆细胞，临床上有贫血及 IgM 导致的相关临床症状（如头晕头痛、腹泻）。MYD88 阳性有助于 WM 的诊断，但并不完全特异。综上，修正诊断为淋巴浆细胞淋巴瘤（LPL）/ 华氏巨球蛋白血症（WM）。

知识拓展

LPL 是 B 系淋巴肿瘤的一种，是一类较为罕见的非霍奇金淋巴瘤（non-Hodgkin lymphoma，NHL），表现为骨髓中淋巴细胞、淋巴浆样细胞和浆细胞大量聚集，并分泌单克隆 IgM。根据欧美淋巴瘤修订方案和 WHO 的分类，WM 和 LPL 相对应，多数 LPL 病例即 WM，有少于 5% 的华氏巨球蛋白血症为 IgA 型、IgG 型或者不分泌型。遗传因素参与了 WM 的发病，有家族聚集现象。根据国内一项多中心大样本研究，LPL/WM 占所有淋巴瘤的 0.57%。

根据 2018 年版《威廉姆斯血液学》，患者临床特征取决于：肿瘤细胞对组织的浸润和单克隆 IgM 的生化免疫特性。患者腹泻的原因是：IgM 的非结晶聚集性组织沉积在肠道固有层或黏膜下层，导致肠道吸收功能障碍引发腹泻。而本例患者在几个月之前发生头晕头痛的症状也是 IgM 高黏血症所导致。WM 单克隆 IgM 蛋白生化和免疫学特性见表 32.2。

表 32.2 WM 单克隆 IgM 蛋白生化和免疫学特性

单克隆 IgM 蛋白特性	临床特征	临床表现
五聚体结构	高黏血症	头疼头晕、视物模糊、鼻出血、颅内出血
冷却时沉淀	冷球蛋白血症 I 型	雷诺现象、手足发绀、紫癜
针对外周神经鞘髓鞘相关蛋白、神经节苷脂，硫苷脂集团的自身抗体活性	周围神经病	感觉运动障碍、神经性疼痛、共济失调、双侧足下垂
IgG 自身抗体活性	冷球蛋白血症 II 型	关节痛、肾衰
红细胞抗原的抗体激活	冷凝集素	溶贫、雷诺现象、手足发绀

续表

单克隆 IgM 蛋白特性	临床特征	临床表现
非结晶聚集性组织沉积	器官功能障碍	皮肤：丘疹、大疱性皮肤病 肠道：腹泻、消化道障碍 肾脏：蛋白尿、肾衰
淀粉样纤维状组织沉积（轻链）	器官功能障碍	劳累、体重减轻、水肿、肝大

案例总结

本例患者以腹泻为主要症状而就诊，临床表现缺乏特异性，且生化检查肌酐明显升高而其他肾功能项目不升高，让临床诊疗迷失方向。从外周血涂片中可以查见异常淋巴细胞及浆样淋巴细胞，给予临床提示，同时，生化检查在血清稀释时发现可疑免疫球蛋白的存在，二者综合后，通过骨髓检查、免疫学相关检查证实淋巴细胞克隆性及免疫球蛋白克隆性，揭示了疾病属于恶性肿瘤的本质，明确了 WM 的诊断。

检验报告审核的结束意味着临床诊疗的开始，一代代检验人用自己的方式向临床和患者证明，检验并不是机械地操作仪器获取数据，而是切切实实参与了临床诊疗的过程。让我们心怀敬畏，在实践中学习和成长，让平凡的工作岗位也能闪闪发光。

专家点评

该病例是一例以常见症状为首发临床表现，实验室根据异常的检测结果，紧密联系临床，抽丝剥茧寻找实验室证据，协助临床对疾病进行诊断和鉴别诊断的案例。

LPL 是一种由小 B 淋巴细胞、浆细胞样淋巴细胞和浆细胞组成的肿瘤，通常累及骨髓，有时累及淋巴结和脾脏，不符合其他可发生浆细胞分化的小 B 淋巴样肿瘤的标准。WM 是 LPL 患者的重要亚群，但并不完全等同于 LPL，限定为有骨髓受累且存在 IgM 型单克隆丙种球蛋白病的 LPL。因此，WM 是一种惰性 B 细胞肿瘤，骨髓中可见淋巴细胞、浆样淋巴细胞和浆细胞聚集，并分泌单克隆 IgM。

WM 外周血可见与骨髓类似的细胞谱，正如此病例中，血常规散点图淋巴细胞区域散点异常，提示淋巴细胞数量增多、体积增大，外周血涂片镜检可见大量的小淋巴细胞，浆样淋巴细胞及浆细胞，成熟红细胞呈明显缗钱状排列。进一步血清蛋白电泳及免疫固定电泳，证实了 IgM-κ 型单克隆球蛋白的存在，骨髓形态及流式免疫分型检测到大于 10% 的克隆性 B 淋巴细胞及克隆性浆细胞，支持 WM 诊断。该患者的分子生物学检查显示，MYD88 阴性，CXCR4 阴性，基因突变尤其是 MYD88 L265P 突变可以提高或降低诊断的可能性，但不是必需条件，也并不完全特异。约大于 90% 的 WM 病例有 MYD88 L265P 突变，约 30% 有 CXCR4 突变，MYD88 和 CXCR4 突变是 WM 患者临床表现的重要决定因素。有 MYD88 L265P 和 CXCR4 WHIM/NS 突变的患者可有明显骨髓受累、高血清 IgM 水平和需要治疗的包括高黏滞血症在内的症状性疾病。且有文献报道，缺乏 MYD88L265P 突变的病例预后不良，对伊鲁替尼的反应较差。

贫血是 WM 患者最常见的症状，血涂片显示正细胞正色素性红细胞，缗钱样排列明显，WM 大多数患者表现出的虚弱和疲劳通常与贫血有关。其他临床表现包括高黏滞综合征、冷球蛋白血症、冷凝集素性溶血性贫血、IgM 相关的神经病变以及较少见的 IgM 组织沉积，后者单克隆蛋白能以无定型聚合的形式沉积在多种组织之中，如单克隆 IgM 沉积在肠道固有层或者黏膜下层，可引起腹泻、吸收障碍和胃肠出血。本例患者以贫血、乏力、不明原因腹泻为主要临床症状发病，也支持 WM 的诊断。

实际临床工作及文献报告均证实 M 蛋白可以干扰比色法、免疫比浊法等多种生化免疫项目的检测结果，本例患者异常增高的肌酐稀释后明显降低也是由于 M 蛋白对检测的干扰造成的。WM 患者凝血常规多表现为凝血酶原时间延长，凝血异常可能由于 IgM 与凝血因子、血小板和纤维蛋白结合引起。还有一点需要注意的是，WM 患者应筛查冷球蛋白和冷凝集素，如果冷凝集素和冷球蛋白阳性，待测血清应保持在 37 ℃，以保证单克隆 IgM 检测的准确性。

参考文献

［1］李小秋，李甘地，高子芬，等.中国淋巴瘤亚型分布：国内多中心性病例 10002 例分析［J］.诊断学理论与实践，2012，11（2）：111-115.

［2］陈竺，陈赛娟.威廉姆斯血液学［M］.9 版.北京：人民卫生出版社，2018.

［3］顾刚，欧维正，陶铜芳，等.改良肌氨酸氧化酶法肌酐试剂抗高 IgM 干扰分析［J］.检验医学，

2023，38（3）：294-296.

［4］ 李江，王立伟，赵兴波，等 . 罕见的 IgA 型 M 蛋白对临床化学检测的干扰及分析［J］. 标记免疫分析与临床，2011，18（6）：398-402.

［5］ 王淼，池罗，陈莹，等 . 华氏巨球蛋白血症患者血清高 IgM 对肌酐检测干扰的评析［J］. 国际检验医学杂志，2018，39（4）：511-512.

［6］ 何静，王治伟，胡远明 .IgM 型 M 蛋白干扰对临床生化检测的影响［J］. 中国医药指南，2013（15）：432-433，437.

［7］ DJUNIC I，ELEZOVIC I，ILIC V，et al. The effect of paraprotein on platelet aggregation［J］. J Clin Lab Anal，2014，28（2）：141-146.

8p11 骨髓增殖综合征的 MICM 整合诊断 1 例

33

作 者：周丽君[1]，于洁[2]（山东大学附属威海市立医院，1 检验科；2 血液科）

点评专家：王毅力（山东大学附属威海市立医院）

前 言

患者，女性，57 岁，以"发热、头痛 3 天"为主诉，于当地医院查血常规发现白细胞增高，血小板减低，遂来我院就诊。查体：咽部充血，双侧扁桃体Ⅱ°肿大，无脓性分泌物，双侧腹股沟淋巴结可触及肿大，大小约 2.5 cm×2.5 cm，质韧，无触痛，心肺无异常，肝脾肋下未及。复查血常规：白细胞计数 19.57×10^9/L↑，中性粒细胞计数 13.75×10^9/L↑，单核细胞百分比 14.60%↑，单核细胞计数 2.86×10^9/L↑，嗜酸性粒细胞计数 0.53×10^9/L↑，血红蛋白 149.00 g/L，血小板 76.00×10^9/L↓。外周血细胞形态示：原始细胞 3%，中晚幼粒细胞 4%，单核细胞比例增高，血小板数量减少。初步疑诊为慢性粒 - 单核细胞白血病（chronic myelomonocytic leukemia，CMML），为求进一步诊治入院。

案例经过

患者入院后完善相关检查：超声示双侧腹股沟淋巴结肿大，较大约 28 mm×15 mm

（右）、23 mm×11 mm（左）；胸部 CT 示纵隔淋巴结肿大，大小约 24 mm×14 mm；双侧腋窝多发小淋巴结，脾脏稍大；血生化示乳酸脱氢酶 546.70 U/L↑；鼻咽拭子甲型流感病毒抗原检测＋乙型流感病毒抗原检测阴性；体液免疫、抗核抗体谱、免疫固定电泳未见明显异常；血培养、痰培养未见异常。根据骨髓形态学结果，进一步完善 MDS/MPN 相关检查，包括骨髓流式细胞学、二代测序及 FISH 检测。

实验室结果回报如下，骨髓流式发现 3 群异常细胞，1.72% 的异常髓系原始细胞，8.27% 的异常 B 淋巴母细胞，0.26% 的异常 T 淋巴细胞。67 种 MDS/MPN 相关基因突变筛查，包括 CMML 常见的 AXSL1、NRAS、RUNX1 和 SETBP1，仅发现了 RUNX1 基因突变。FISH 检测发现 D7S486 基因缺失阳性，提示 -7；CEPX、CEPY、CEP8、D20S108、EGR1、TP53 未见异常。

尽管骨髓形态、二代测序和 FISH 的结果均支持 CMML 的诊断，但流式结果显然提出了异议。

案例分析

1. 检验案例分析

一般检查结果中，血常规示白细胞增高以中性粒细胞增高为主，单核细胞的比例和绝对计数均增高，嗜酸性粒细胞稍高，血红蛋白正常，血小板减低。根据散点图和仪器报警信息提示推片复检，发现原始细胞 3%，中晚幼粒细胞 4%，单核细胞比例增高，血小板减少（图 33.1）。

为明确诊断，继续完善相关检查，结果如下。

骨髓涂片提示：有核细胞增生明显活跃，粒系增生显著，可见类巨变，偶见双核粒，嗜酸性粒细胞易见（比例 8.5%），巨核细胞 7 个，血小板减少（图 33.2）。

FISH 检测 MDS/MPN 相关基因异常：发现 D7S486 基因缺失阳性，提示 -7（图 33.3），支持 CMML；CEPX、CEPY、CEP8、D20S108、EGR1、TP53 未见异常。

二代测序：CMML 诊断与鉴别诊断相关基因检测包括三个方面：① MDS/MPN 相关基因突变筛查（67 种）；②排除性诊断涉及的 BCR-ABL 融合基因；③伴嗜酸粒细胞增多患者还应检测 PDGFRA、PDGFRB、FGFR1 重排等。该病例初筛检查仅做了 MDS/MPN 相关基因突变筛查，结果仅发现了 RUNX1 基因突变（图 33.4），支持 CMML。

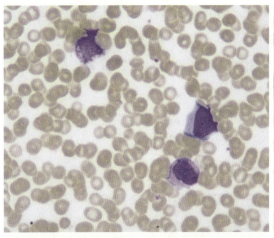
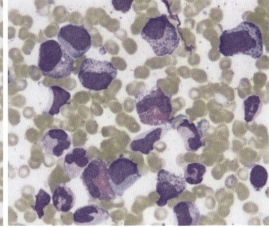

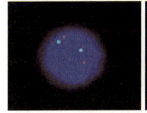
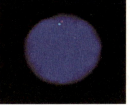

正常对照　　　　　　　　结果图片

	图 33.1	图 33.2
	图 33.3	
	图 33.4	

基因信息	变异结果	突变丰度（%） （测序深度）	药物相关 （敏感性，证据等级）	诊断 / 预后 相关（证据等级）
RUNX1 NM_001754 21q22.12	Exon8 c.958C>T p.R320X	25.1 （1064.0×）		AML-MR: 诊断分型（A）; MDS: 预后不良（A）; AML 预后不良（A）; PV: 预后不良（A）; ET: 预后不良（A）
RUNX1 NM_001754 21q22.12	Exon6 c.602G>A p.R201Q	21.4 （720.0×）	变异结果解读: p.R320X 突变为无义突变。p.R201Q 突变为错义突变，文献报道，该氨基酸突变为低活性突变，携带低活性突变的 MDS 或 CMML 患者更易进展为 AML（PMID25840971）。 RUNX1 基因突变主要见于 MDS（10%~15%）、CMML（32.1%~37%）和 AML（5.6%~17.9%），多为无义、移码突变以及 RHD 和 TAD 结构域错义突变。RUNX1 突变与 MDS 患者不良预后相关（NCCNV2.2022 AMLNCCN V1.2023 MDS;PMID:31964134）。携带该基因突变的 AML 患者在排除伴有明确重现性遗传学异常的情况下可诊断为 AML-MR，该类患者预后不良（WHO2022;ELN2022）。 RUNX1 突变在 MPN 向急性白血病的转化过程中也起着重要作用，在 PV 和 ET 中，RUNX1 突变与无白血病生存期缩短有关（NCCN V3.2022 MPN）。此外，RUNX1 胚系突变见于遗传性疾病（FPD/AML,FA,SCN），携带该基因突变的患者易转化为髓系肿瘤 MDS/AML（PMID:31964134）。	

图 33.1　外周血涂片（瑞氏 - 吉姆萨染色，×1000）

图 33.2　骨髓涂片（瑞氏 - 吉姆萨染色，×1000）

图 33.3　FISH 检测 D7S486 基因缺失

图 33.4　二代测序检测 MDS/MPN 相关基因突变筛查

流式细胞学检查：发现 3 群异常细胞，1.72% 的异常髓系原始细胞（红色）部分表达 CD56，弱表达 CD7，表型异常；8.27% 的异常 B 淋巴母细胞（黑色），CD38 表达减弱，SSC 增大，表型异常；0.26% 的异常 T 淋巴细胞（草绿色），$mCD3^-cCD3$ 部分 $^+$ $CD4^+CD8^-CD2^+CD5^+CD7dimCD10^-$（图 33.5）。

流式结果对形态、FISH 和二代测序支持 CMML 的诊断提出了异议，基于目前实验室结果，可以总结为：原始比例达不到 AL 的标准，然而骨髓形态、FISH、二代测序均支持髓系肿瘤的存在，考虑 CMML 合并 B-LBL？ 患者多发肿大的淋巴结，是髓系肿瘤的髓外浸润还是 B-LBL 浸润？ 0.26% 的异常 T 淋巴细胞是老年患者的 T 细胞克隆病还是 T-NHL 骨髓侵犯？

以上情况均与临床进行了沟通。继续完善相关检查，包括外周血 TCR 重排和腹股沟淋巴结穿刺活检。

外周血 TCR 重排结果回报：阴性。

淋巴结活检：考虑 T 细胞淋巴瘤。免疫组化结果：CD20（-），CD79a（-），CD3（3+），CD5（3+），Bcl-2（散在 +），Bcl-6（散在 +），CD10（-），Cyclind-1（-），CD21（FDC 网 +），CD23（FDC 网 +），Ki-67（+90%），Sox11（-），P53（+25%~50%），EBER（-）（图 33.6）。

骨髓病理活检：髓腔内造血组织增生明显活跃，其内幼稚细胞略增多，核圆形或卵圆形，小片状增生，结合免疫组化结果判断，倾向慢性粒 - 单核细胞白血病伴幼稚细胞增多，继发性骨髓纤维化的可能，另见少量胞体小、核型不规则细胞，免疫组化标记未显示明确细胞类型，请结合临床及实验室检查协助诊断（图 33.7）。

尽管 TCR 重排结果阴性（分析可能的原因是骨髓和外周血异常 T 淋巴细胞比例极低，低于检测下线导致无法检出），不支持 T 细胞淋巴瘤骨髓侵犯，然而，腹股沟淋巴结活检的结果佐证了流式多个系别（T、B、M）受累的事实。

染色体核型分析：该病例染色体是复杂核型，可见 3 群异常克隆，干系克隆 5 个核型，异常为 add（8p），der（13）；一群旁系克隆 6 个核型，在干系克隆基础上出现 +der（21）；另一群旁系克隆 9 个核型，在干系克隆基础上出现 -7，+der（21）。总结如下：发现 8p21 有未知来源片段附着，13 号衍生染色体，-7，21 号染色体三体形成（图 33.8）。

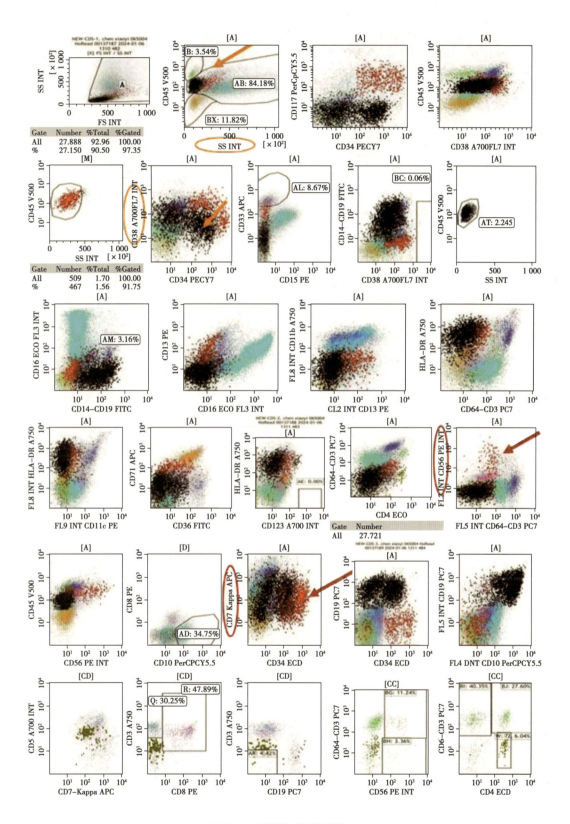

图 33.5　骨髓流式细胞学检查

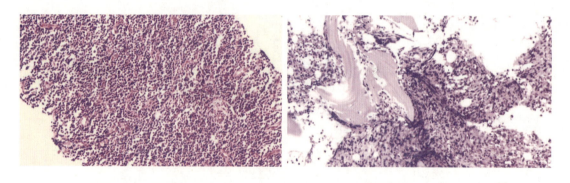

图 33.6　右侧腹股沟淋巴结活检（HE 染色，×100）　　图 33.7　骨髓病理活检（HE 染色，×100）

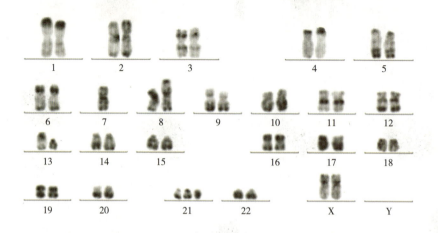

图 33.8　染色体核型分析

2. 临床案例分析

结合患者骨髓流式发现 3 群异常细胞（包括异常髓系原始细胞、异常 B 淋巴母细胞、异常 T 淋巴细胞）及腹股沟淋巴结病理提示 T 细胞淋巴瘤，考虑患者存在 T、B、M 三个系列受累明确，高度提示该病例可能是起源于多潜能造血干细胞的疾病。

该病例外周血、骨髓形态及病理酷似 CMML，且外周血嗜酸性粒细胞数稍高（0.53×10^9/L），骨髓嗜酸性粒细胞多见（比例 8.5%）。但在 CMML 诊断标准中，明确指出需要除外髓系 / 淋系肿瘤伴嗜酸性粒细胞增多和酪氨酸激酶融合基因（MLN-TK）这一类别的疾病。这一类别疾病的诊断有赖于遗传学和分子生物学的证据，该患者遗传学染色体核型分析为复杂核型，发现 8p21 有未知来源片段附着以及 13 号衍生染色体。这一染色体核型结果让临床联想到了 8p11 骨髓增殖综合征（EMS），又名干细胞白血病 / 淋巴瘤综合征，归类于 MLN-TK，WHO 分类中的命名为髓系 / 淋系肿瘤伴嗜酸增多和 FGFR1

重排，其特征性的核型改变是累及 8p11 的易位。累及 8p11 的 FGFR1 基因与不同的伙伴基因发生易位产生新的融合基因，被认为是导致细胞恶性转化的主要原因。目前为止，国内外已鉴定出 18 种伙伴基因，其中最常见的伙伴基因是 ZMYM2（又名 ZNF198），是由 t（8;13）（p11;q11-12）产生 FGFR1：：ZMYM2 融合基因（表 33.1）。

表 33.1　染色体易位与伙伴基因

Year	Translocation	Partner gene of FGFR1
1998	t（8;13）（pl1;q11–12）	ZNF198
1999	t（6;8）（q27;pl1–12）	FGFR1OP（FOP）
2000	t（8;9）（pll;q33）	CEP110
2001	t（8;22）（pl1;q11）	BCR
2003	t（8;19）（p12;q13.3）	HERVK
2004	ins（12;8）（pll;pllpl2）	FGFR1OP2
2005	t（7;8）（q34;pl1）	TIF1（TRIM24）
2005	t（8;17）（pl1;q23）	MYO18A
2009	t（2;8）（q37;pl1）	LRRFIP1
2001/2009	t（8;12）（pll;q15）/9 dic（8;12）（pl1;pl1）	CPSF6
2001	t（8;11）（pll;p15）	NUP98（postulated）
2011	t（7;8）（q22;pl1）	CUX1
2012	t（1;8）（q25;pl1.2）	TPR
2012	t（2;8）（q12;pl1）	RANBP2/MUP358
2014	t（5;8）（q35;pl1）	SQSTM1
2020	inversion	PCM1
2020	（3;8）（q12;pl1）	TFG
2022	inversion	HOOK3

该病例染色体核型异常累及 8p21，并非 EMS 特征核型改变。

继而检验人员考虑 8 号染色体短臂的异常可能是一些不易辨别的隐匿性改变。查阅相关文献，发现 2019 年《中华血液学杂志》王建祥教授团队对 2014—2018 年间诊治的 5 例 EMS 患者的回顾性分析中提到，有 1 例患者的 8 号染色体异常涉及 8p21 的易位，而非已报道的 EMS 特征核型改变，并分析了可能的原因：①核型分析显带技术本身的分辨率影响；②细胞培养生长不佳，导致核型条带辨认误差；③分析人员主观经验性误差。继续完善相关检查，FISH 检测 FGFR1 重排，结果阳性（图 33.9）。为了弄清楚伙伴基因，完善基因测序检查，结果证实该患者遗传学异常为 t（8;13）（p11.23;q12.11）/ZMYM2：FGFR1。根据 FGFR1 重排及基因测序结果，重新修正染色体核型分析结果：可见 3 群异常克隆，干系克隆 5 个核型，异常为 t（8;13）（p11;q21）；一群旁系克隆 6 个核型，在干系克隆基础上出现 +der（21）；另一群旁系克隆 9 个核型，在干系克隆基础上出现 -7，+der（21）。

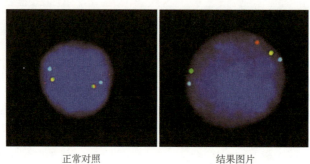

正常对照　　　　　　　　　结果图片

图 33.9　FISH 检测 FGFR1 重排

综上，通过 MICM 整合诊断最终确诊了一例以 CMML 为首发表现的 8p11 骨髓增殖综合征。临床给予"阿扎胞苷＋阿糖胞苷＋维奈克拉＋泼尼松"联合化疗方案，并期待尽早进行异基因造血干细胞移植以获得长期生存。

知识拓展

8p11 骨髓增殖综合征是起源于多潜能造血干细胞的髓系肿瘤。该类疾病临床罕见，1992 年由 Abruzzo 首次描述，至今全世界仅报道百余例。其特征性的遗传学改变是 8 号染色体短臂（8p11）与伙伴染色体发生易位，导致位于 8p11 上的 FGFR1 基因与伙伴基因融合，持续活化 FGFR1 酪氨酸激酶活性，致使细胞增殖及恶性转化。早期就诊时可无特异性临床表现，骨髓形态可表现为髓系造血明显活跃，似 CML 或 CMML 等 MPN 骨髓象，易误诊；全身淋巴结肿大并可累及结外淋巴组织是其显著特征之一。目前尚无特定的流式细胞学标志，染色体核型分析和分子遗传学检查是诊断该病的主要方式。随着分子生物学技术的发展，或可为诊断提供更为敏感的检测方法。

FGFR1 激酶的激活是 EMS 发生的关键事件，然而不同的融合基因有其独特的结构域，如 ZMYM2 中的辛酯基序、CEP1104 中的亮氨酸拉链基序、NUP98 中的寡聚体卷曲结构域等，都会促进 FGFR1 激酶二聚化；EMS 进展是一个复杂的过程，随着 EMS 的进展，会检测到一些额外染色体异常，其中 +21 最常见，全外显子组测序显示 21 号染色体上 RUMX1、NBPF1、FMNL3 和 NOTCH1 基因存在变异。有研究显示 RUNX1 基因突变在 EMS 中的发生率达 66.7%，明显高于 MDS 和 AML 组，提示 RUNX1 突变可能在 EMS 发病及疾病进展中扮演重要角色。

该类疾病异质性很强，在不同病例或疾病的不同阶段，肿瘤细胞可以是前体细胞或者成熟细胞，可以表现为一种 MPN 或 MPN 处于转化期，如 AML、T/B-LBL 或 T/B-NHL 或 MPAL。临床通常以慢性骨髓增殖性疾病起病，易误诊，但该病预后差、进展快，通常在发现的 1~2 年内发生急变，因此，及时借助遗传学和分子生物学诊断手段，尽早发现和治疗并尽早进行异基因造血干细胞移植，患者有望获得长期生存。

该类疾病的实验室特点通常表现为外周血白细胞增高，中性粒细胞核左移，可有多少不一的原始细胞；嗜酸性粒细胞有不同程度的增多；血红蛋白正常或增高，血小板正常或减少。骨髓粒系高度增生伴不同程度核左移，类似 CML，aCML，CMML 等，嗜酸性粒细胞比例增高。淋巴结活检常示 T-NHL 或 T-LBL。流式分析对慢性期意义不大，但对证实 T 系或 B 系细胞或前体细胞有重要提示意义。

EMS 诊断优先级高于其他任何髓系肿瘤，多伴有外周血单核细胞增高，可以帮助临床理解为什么 CMML 诊断标准中主要标准之一是要排除髓系 / 淋系肿瘤伴嗜酸性粒细胞增多和酪氨酸激酶融合基因（MLN-TK）这一类疾病（表 33.2）。

表 33.2　2022 版 WHO 关于 CMML 诊断、分型与分组标准

主要标准	①持续性外周血单核细胞绝对或相对增多：计数 ≥ 0.5×10^9/L 或比例 ≥ 10%。 ②外周血和骨髓原始细胞 <20%[1]。 ③不符合慢性髓性白血病或其他骨髓增殖性肿瘤诊断标准[2]。 ④不符合髓系 / 淋系肿瘤伴酪氨酸激酶融合基因的诊断标准[3]。
次要标准	①至少 1 系（髓系）病态造血[4]。 ②存在获得性克隆性细胞遗传学或分子生物学异常。 ③外周血单核细胞亚群流式分类异常[5]。
诊断要求	①需满足主要标准。 ②单核细胞计数 ≥ 1×10^9/L，须满足 ≥ 1 条次要标准。 ③单核细胞计数 ≥ 0.5×10^9/L 且 <1×10^9/L，必须满足第 1 和第 2 条次要标准。

续表

分型标准	①骨髓增生异常性 CMML（MD–CMML）：WBC<13×10⁹/L。 ②骨髓增殖性 CMML（MP–CMML）：WBC>13×10⁹/L。
分组标准（按原始细胞 和幼稚单核细胞比例）	① CMML–1：外周血原始细胞 <5%，骨髓原始细胞 <10%。 ② CMML–2：外周血原始细胞 5%~19%，骨髓原始细胞 10%~19%。

注：[1] 原始细胞包括原始粒细胞、原始单核细胞和幼稚单核细胞。[2] 其他 MPN 在初诊和病程中也可出现类似 CMML 的单核细胞增多，依 MPN 病史以排除 CMML。骨髓表现出 MPN 特征或（和）高负荷 MPN 相关基因（JAK2、CALR 或 MPL）突变更支持 MPN 伴单核细胞增多而不是 CMML。[3] 伴嗜酸粒细胞增多者尤其需要排除髓系 / 淋系肿瘤伴酪氨酸激酶融合基因。[4] 骨髓中该系病态造血细胞比例须 ≥ 10%。[5] CD14+/CD16- 经典型单核细胞增多（流式细胞术测定界值 >94%），并排除活动性自身免疫病和（或）系统性炎症综合征。

有些情况下，EMS 发病时就是急性白血病，因累及多个系别，通常表现为混合细胞白血病（MPAL）；EMS 诊断优先级高于其他任何 MPAL，在 2022 版 WHO 关于 MPAL 的诊断标准中有所体现。第五版 WHO 对 MPAL 的诊断标准进行了微调，相比上一版，其诊断标准更加细化（定量），具体如下：

（1）形态学和免疫表型显示原始细胞或异常祖细胞 ≥ 20%。

（2）在双系 MPAL 病例中，每个异常的原始细胞群必须满足该谱系的免疫表型标准，但原始细胞总数仍然 ≥ 20% 即可。

（3）系来源的判断标准：

① B 系：CD19 强阳性（流式细胞免疫分型显示为部分细胞 CD19 阳性强度超过正常 B 祖细胞 CD19 强度的 50%），同时强表达 CD10、CD22、CD79a 中的 1 个或多个；或者 CD19 弱阳性（阳性强度低于正常 B 祖细胞强度的 50%），同时强表达 CD10、CD22、CD79a 中的 2 个或 3 个（如果考虑 T 细胞来源，CD79a 不能作为 B 系分化的判读标准）。

② T 系：CD3（胞质或表面），流式细胞检测显示荧光强度超过正常成熟 T 细胞的 50% 或免疫组化染色阳性（非 -zeta 链，因为 zeta 链非特异性标记 NK 细胞）。

③髓系：部分原始细胞过氧化物酶（MPO）强度超过成熟粒细胞强度的 50%，或者表达 2 个或 2 个以上单核细胞分化抗原，如 NSE（non-specific esterase）、CD11c、CD14、CD64 或 lysozyme。

（4）排除 AML 伴 RUNX1：：RUNX1T1 融合、AML 伴 CBFB：MYH11 融合、髓系 / 淋巴系肿瘤伴嗜酸细胞增多及特定基因重排、CML 母细胞期、骨髓增生异常相关 AML 和治疗相关 AML。

案例总结

该患者以"发热、头痛"来诊，既往无其他慢性病病史，根据形态学结果，较易误诊为 CMML，骨髓流式检出多个异常细胞群，对 CMML 的诊断提出异议，引导进一步完善淋巴结活检病理检查，结果发现 T 细胞淋巴瘤，进一步证实了患者多个系列受累的病情，将诊断思路引向多潜能造血干细胞起源的肿瘤，染色体核型分析涉及 8p21 的隐匿性改变让真相暴露出来，通过分子遗传学和分子生物学检查，最终解开谜团。该患者为复杂核型，且存在 RUNX1 基因突变，提示可能处于疾病进展期，好在诊断及时，期望经规范化疗后，能尽早进行异基因造血干细胞移植以改善生存。

该病例的诊断经历给了我们很多启示：当形态遇到 MPN 或 MDS/MPN 骨髓象，且嗜酸多见或者有全身淋巴结肿大等临床表现时，要结合流式、病理及遗传学检查除外 EMS，尤其淋巴结活检病理检查不可以惯性思维想当然地认为是髓系肿瘤髓外浸润的表现；当形态、流式等支持 MPAL，且嗜酸性粒细胞多见时，要结合病理及遗传学检查除外 EMS；EMS 的诊断最终落脚点在遗传学结果上，当临床高度怀疑，而染色体核型分析非 EMS 特征核型改变时，要谨慎分析，可能是一些不易观察的隐匿性改变，必要时需借助分子遗传学和分子生物学等技术进一步证实。另外，作为血液病检验诊断技术人员既要有扎实的基本功，又要与临床紧密联系，积极参与临床疑难病例讨论和多学科 MDT 会诊，拓展临床思维，在 MICM 整合诊断思路的指引下为临床提供更多、更可靠的实验室依据。

专家点评 8p11 骨髓增殖综合征临床罕见，是一组起源于多潜能造血干细胞的恶性肿瘤，发病之初往往没有特异性的临床表现，甚至实验室检查（骨髓形态、流式等）都可能没有特异性的发现，临床容易延误诊断。该类疾病进展快、预后差，及早做出正确的诊断对该类患者来说尤为重要。对于该病的治疗，异基因移植是目前治疗的重要手段。而针对 FGFR1 融合基因的 TKI 靶向治疗是目前的研究方向，也是移植前后治疗体系的一环。该患者因经济原因未应用 FGFR1 抑制剂佩米替尼，暂应用兼顾髓系及淋系的联合化疗，希望尽早达到完全缓解（complete response，CR），尽早行异基因移植。

该病例的第一个挑战，在于骨髓形态、病理包括围绕 MDS/MPN 类疾病相关的 FISH 和二代测序的结果都支持 CMML；如果此时受固化思维局限，想当然地认为患者多发淋巴结肿大是髓系肿瘤髓外浸润而不去进一步深究，很有可能造成延误诊断。该病例另一个挑战，在于染色体核型分析 8p11 的异常改变非常隐匿，实验室难以观察到，可喜的是经过临床与检验的及时有效沟通以及查阅文献，找到了分子遗传学和分子生物学的可靠证据。

　　为患者做出正确的诊断如同完成一次探秘之旅，每一个环节、每一个线索我们检验人都要充分关注；另外，在整个疾病诊疗过程中，检验与临床团队时刻保持密切的沟通能够大大提高诊断效率，为患者的后续治疗争取宝贵时间。

参考文献

［1］周峰，陈苏宁，晁红颖，等．伴 ins（13；8）（q12；p11p23）8p11 骨髓增殖综合征一例报告及其受累基因的研究［J］．中华血液学杂志，2015，36（4）：291-296.

［2］吕梦瑶，李峰 .8p11 骨髓增殖综合征研究进展［J］．现代肿瘤医学，2023，31（16）：3114-3117.

［3］刘云涛，赵佳炜，冯娟，等 . 伴嗜酸性粒细胞增多和 FGFR1 重排髓系 / 淋系肿瘤五例报告及文献复习［J］．中华血液学杂志，2019，40（10）：848-852.

［4］ABRUZZO LV，JAFFE ES，COTELINGAM JD，et al. T-cell lymphoblastic lymphoma with eosinophilia associated with subsequent myeloid malignancy［J］. Am J Surg Pathol，1992，16（3）：236-345.

［5］CHONG Y，LIU Y，LU S，et al. Critical individual roles of the BCR and FGFR1 kinase domains in BCR-FGFR1-driven stem cell leukemia/lymphoma syndrome［J］. Int J Cancer，2020，146（8）：2243-2254.

［6］HU T，CHONG Y，LU S，et al. Loss of the BCR-FGFR1 GEF domain suppresses RHOA activation and enhances B-lymphomagenesis in mice［J］. Cancer Res，2019，78（1）：114-124.

［7］HU T，WU Q，CHONG Y，et al. FGFR1 fusion kinase regulation of MYC expression drives development of stem cell leukemia/lymphoma syndrome［J］. Leukemia，2018，32（11）：2363-2373.

［8］晁红颖 .FGFR1 重排的精确诊断及相关融合基因的克隆和初步功能研究［D］.苏州：苏州大学，2017.

慠性中性粒细胞白血病诊断过程1例

34

作　　者：丁国胜[1]，阎俊文[1]，赵进秀[1]，魏小芳[2]（甘肃省人民医院，1 检验中心；2 血液科）
点评专家：侯金霞（甘肃省人民医院）

前　言

　　患者，女性，72 岁，因"多次血常规检查发现白细胞增高"就诊。从开始时体检发现白细胞 18.6×10^9/L，至几个月后患者因"白内障"准备手术治疗，术前血常规发现白细胞进一步增高到 30×10^9/L。临床怀疑血液系统肿瘤，送检外周血查血细胞形态，分类计数中性粒细胞占 89%，以分叶核为主，未见幼稚阶段粒细胞、原始细胞、异型淋巴细胞等其他异常细胞；中性粒细胞碱性磷酸酶积分（neutrophil alkaline phosphatase score，NAP score）335 分，阳性率 99%。初步考虑为慠性中性粒细胞白血病（chronic neutrophilic leukemia，CNL）。就诊至血液科，进一步做骨穿等相关检查以明确诊断。

案例经过

　　患者，女性，72 岁，因"多次血常规检查发现白细胞增高"就诊。一年前体检时发现白细胞升高（18.6×10^9/L）未予重视，仅给予"抗炎"处理。几个月后患者行白内障手术，术前血常规发现白细胞明显升高（30×10^9/L）。因怀疑血液系统肿瘤，就诊于血液科，以"血液系统肿瘤待排除"收住入院。

入院查体：无发热，无肝、脾、淋巴结肿大，无骨痛，无胸骨压痛，腹部平坦，无压痛、反跳痛，胸部未闻及干、湿性啰音。

既往史：2014 年因乳腺肿瘤行左侧乳腺全切手术。

入院后完善相关检查，结果如下。

外周血细胞形态学检查：白细胞数目明显增多，以中性粒细胞为主，分类计数约占 89%，未见原始及幼稚阶段细胞，嗜酸性粒细胞、嗜碱性粒细胞比例不高。中性粒细胞浆内颗粒增多、增粗，可见空泡变性及杜 - 勒小体（图 34.1）。

中性粒细胞碱性磷酸酶积分：325 分，明显增高，阳性率 100%（图 34.2）。

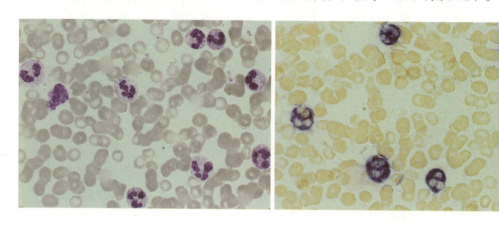

图 34.1　外周血细胞形态学检查（×1000）　　　图 34.2　NAP 积分（×1000）

骨髓细胞形态学检查：骨髓增生极度活跃，粒系占 90.0%，红系占 4.0%，粒 : 红 =22.5 : 1。粒系增生明显，其中原粒细胞 0.5%，早幼粒细胞 1.5%，中性中幼粒细胞 12.0%，中性晚幼粒细胞 8.5%，杆状核粒细胞 44.0%，分叶核粒细胞 21.0%，嗜酸性分叶核粒细胞 2.0%，嗜碱性分叶核粒细胞 0.5%；分类计数明显以杆状及分叶核为主。红系比例明显减低占 4.0%，余未见明显异常，未见呈缗钱状分布者。淋巴单核细胞形态如常。浆细胞容易见到占 2.5%，部分区域可见浆细胞成簇分布。巨核细胞常见，血小板成簇分布。未见特殊异常细胞及寄生虫（图 34.3、图 34.4）。

形态学特点总结如下：①外周血白细胞明显增多，中性粒占 80%~90%，全部为杆状及分叶细胞，且有明显中毒性改变，多次 NAP 积分均在 300 分以上，阳性率几乎为 100%；未见幼稚粒细胞。嗜酸、嗜碱性细胞比例不高。②骨髓增生极度活跃，粒系占 90%，以杆状、分叶为主（占 60% 以上），原、早、中、晚幼粒比例不高。嗜酸、嗜碱

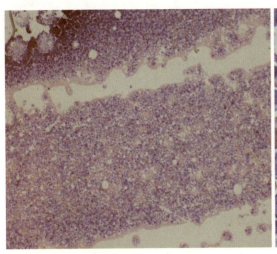

图 34.3　骨髓细胞形态学检查（×100）

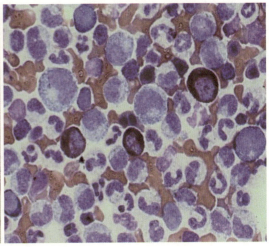

图 34.4　骨髓细胞形态学检查（×1000）

性细胞比例不高。③三系均没有明显病态造血表现。④巨核细胞数目、形态无明显异常。⑤浆细胞常见，占 2.5%，部分胞体稍大，形态偏幼稚。

继续完善其他相关检查，结果如下。

CRP：2.24 mg/L。

细菌感染两项：PCT<0.5 ng/L，IL-2 2.15 pg/L。

细胞因子 12 项：IL-2 1.65 pg/L，IL-4 7.23 pg/L，TNF-α 5.79 pg/L，IL-6 8.55 pg/L，IFN-Y 10.41 pg/L，IL-10 19.55 pg/L，IL-17 8.54 pg/L，IL-5 5.54 pg/L，IL-8 19.22 pg/L，IL-12p70 2.98 pg/L，IL-1β 9.43 pg/L，IFN-α 1.41 pg/L。

血沉：8 mm/h。

生化常规：无明显异常。

近 3 个月血常规（白细胞计数、中性粒细胞比例）结果见表 34.1。

表 34.1　近 3 个月血常规结果

日期	白细胞计数（×10⁹/L）	中性粒细胞百分比（%）
6 月 4 日	28.1	86.6
6 月 15 日	32.1	83.8
6 月 22 日	28.7	85.5
7 月 1 日	29.1	88.3
7 月 15 日	33.0	89.4

续表

日期	白细胞计数（×10⁹/L）	中性粒细胞百分比（%）
7 月 22 日	32.7	87.5
8 月 24 日	16.5	80.7
8 月 28 日	32.9	85.7

影像学检查：胸腹部 CT 提示双肺纹理增重，左肺下叶陈旧性炎症病灶，余无异常；妇科 B 超无异常提示；乳腺 B 超提示左侧乳腺切除后，右乳腺无异常。

根据以上检查结果，提示可能的疾病有：①感染。②骨髓增殖性肿瘤（MPN）？CNL、MF。形态特征更倾向于 CNL。③浆细胞疾病。

继续完善分子生物学相关检查：

MPN 相关基因检测：未检测到异常突变。

MDS 免疫分型检查：分析 1.2% 的优质细胞群体，未见异常表达，另外检 89.0% 的粒细胞分化抗原表达异常，建议加做 CML 与 MPN 相关基因检测。

白血病融合基因检查：未检测到 BCR-ABL 异常融合基因。

免疫球蛋白基因重排克隆性分析：检测到 IgH 和 IgK 基因克隆性突变，建议定期随访。

骨髓活检：骨髓增生明显活跃，粒系比例明显增高，红系比例减低，巨核细胞不少。网状纤维染色：MF-1 级（图 34.5）。

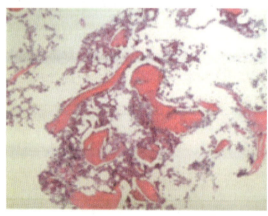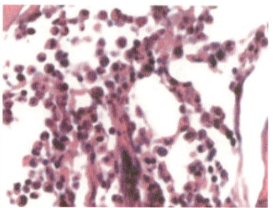

图 34.5　骨髓活检

总结以上各项检查结果：①血常规白细胞计数持续在 30×10^9/L 左右，超过 3 个月。

②骨髓象提示粒系明显增生，以中性杆状、分叶为主，嗜酸、嗜碱性细胞比例不高，无明显病态造血表现。③暂未发现提示髓系增殖的阳性基因；BCR/ABL 融合基因阴性。④骨髓活检提示轻度骨髓纤维化。⑤流式细胞术检查提示 89% 粒系细胞表达异常。

案例分析

1. 临床案例分析

目前可考虑的诊断选项：①反应性中性粒细胞增多？基本可排除细菌感染（白细胞持续性增高但无明确感染灶，无发热，ESR、CRP 均不高，炎症因子浓度不高）。待排除恶性肿瘤引起的类白血病反应。② MPN? 结合已有的实验室检查及形态学检查基本可排除：PV、ET、CML、CEL、肥大细胞增多症、CMML、JMML、MDS/MPN-RS-T。结合血常规结果、BCR/ABL 融合基因、JAK2、CALR、MPL 基因结果及骨髓细胞形态学检查，排除以上几种疾病并无困难。筛选后需重点排除的疾病：CNL，aCML，PMF。鉴别诊断过程如下。

（1）aCML？

WHO 2022 版将不典型慢性粒细胞白血病（atypical chronic myelogenous leukemia）更名为骨髓增生异常 / 骨髓增生性肿瘤伴中性粒细胞增多（MDS/MPN with neutrophilia），强调了该病的 MDS/MPN 属性，避免与 CML 混淆。aCML 诊断的主要难点是与 CNL 鉴别：

1）aCML 特点：①中性粒细胞增多伴前体细胞增加（早幼粒、中幼粒、晚幼粒占白细胞 >10%）；②病态造血显著，现已归类于 MDS/MPN；③约 1/3 的 aCML 伴 SETBP1 和（或）ETNK1 基因突变，罕有 JAK2、CALR 以及 CSF3R 基因突变。

2）CNL 特点：①以成熟中性粒细胞增加为主；②几乎无病态造血（可见中毒颗粒）；③ CNL 以 CSF3R 突变常见。

3）aCML 的诊断不仅要排除 BCR/ABL1 阳性 CML，还要排除 PV、ET、PMF 在加速期出现的中性粒细胞增加的表现。

本病例中，三系无明显增生异常情况，形态学不符合 aCML 特点，也没有检测到上述基因突变，基本可排除 aCML 的诊断。CNL 的诊断除非有明确的基因突变，否则基本是排除性诊断，在排除其他 MPN 情况下，同时又能够排除继发性中性粒细胞增多，方可诊断。

（2）prePMF 或 PMF？

2016 WHO 新分类将 PMF 分为原发性纤维化早前期（prePMF）和原发性纤维化明显期（overt PMF）。而按 MF 研究和治疗国际工作组（IWG-MRT）达成的术语共识，推荐使用 PMF、post-PV MF 和原发性血小板增多症（ET）后 MF（post-ET MF）。首先是要明确骨髓中纤维化分级。2016 年 WHO 骨髓纤维化（MF）的半定量分级分为：①0 级，松散的线型网硬蛋白、无交叉，相应于正常骨髓；②1 级，疏松的网硬蛋白网、有许多交叉，特别是在血管周围区域；③2 级，网硬蛋白弥漫、密度增加，有广泛交叉，偶见灶性胶原束与胶原伴行和（或）骨硬化；④3 级，网硬蛋白弥漫、致密增加，有广泛交叉，粗胶原束与胶原。

2016 年 WHO 原发性纤维化早前期（prePMF）诊断标准（确诊需要满足 3 项主要标准及 1 项次要标准；次要标准需重复检查 1 次）：

1）主要标准：①有巨核细胞增生和异型巨核细胞，无显著的网状纤维增多（≤ MF-1），网状纤维或胶原纤维增多（MF-2 或 MF-3）是 PMF 明显期的诊断标准，巨核细胞改变必须伴有以粒细胞增生且常有红系造血减低为特征的按年龄调整后的骨髓增生程度增高。②不能满足 PV、慢性髓系白血病（Ph+）、MDS 或其他髓系肿瘤的 WHO 诊断标准。③有 JAK2V617F、CALR、MPL 基因突变。如果没有以上突变，需有其他克隆性增殖的证据。

2）次要标准：①贫血非其他疾病伴发；②白细胞计数 >11 × 10^9/L；③可触及的脾脏肿大；④乳酸脱氢酶（LDH）增高。

综上，目前临床不能明确诊断，考虑为疑似病例，需要进一步随访观察。

2. 检验案例分析

骨髓活检分析：①骨髓活检网状纤维轻度增多，中性粒细胞明显增高，需要排除 MF（MF 加速期可有中性粒细胞明显增多表现）；PMF 的特征是骨髓中异常巨核细胞和粒细胞增生，纤维化期与成纤维细胞的多克隆增加相关，这导致继发性网状纤维和 / 或胶原纤维增生性骨髓纤维化、骨硬化和髓外造血。本例不存在三系增生异常情况，尤其是巨核细胞系，并无小巨核及成簇分布的小巨核等。②轻度网状增多可继发于感染、自身免疫性疾病、其他慢性炎症、毛细胞白血病、转移性肿瘤等。③无诊断 PMF 主要标准之一的 JAK2、CALR 以及 MPL 基因突变（三阴），因此 PMF 暂不考虑，网状纤维轻度增多常考虑继发性 MF。④尚需要检测 ASXL1、EZH2、TET2、IDH1/2、SRSF2、SF3B1 等提示疾病克隆性的伴发突变基因。

本例患者虽然持续性外周血中性粒细胞增多，但以成熟阶段细胞为主，未见幼粒细胞、幼红细胞等，无脾脏肿大等临床表现，结合基因等检查基本排除 MF 可能。

综合上述所有检查结果及分析，在排除 aCML、PMF 后，唯一需要鉴别诊断的是 CNL。本例形态学及临床表现极符合 CNL，但仍然缺乏病理及分子检查的支持，诊断依据不充分。后期补充检查，结果如下。

（1）血清蛋白电泳：发现 M 蛋白。

（2）免疫固定电泳：免疫球蛋白 G（IgG）阳性，轻链 κ 阳性。

（3）流式细胞术：发现少量单克隆浆细胞，约占 4.5%。

（4）反复阅读骨髓涂片：浆细胞容易见到，某些区域成簇状分布，形态表现为浆细胞胞体普遍偏大，胞浆量较丰富，并可见幼稚浆细胞，提示肿瘤性增殖的可能（图 34.6、图 34.7）。

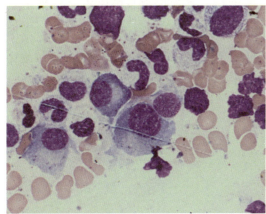 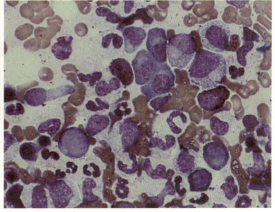

图 34.6 骨髓涂片中的浆细胞（×1000）　　　　图 34.7 小簇状分布的浆细胞（×1000）

讨论分析：①骨髓形态学可见到幼浆细胞，且多数浆细胞体积均较大，提示浆细胞肿瘤性增殖的可能；②免疫学检查证实存在单克隆免疫球蛋白；③流式细胞术证实有单克隆性浆细胞存在；④该患者诊断 MM 的线索极为有限，免疫球蛋白相关检查是接诊医生一时的心血来潮还是既往的经验教训？复习 CNL 的诊断标准，发现标准里面重点提到了需要排除浆细胞肿瘤！

浆细胞疾病引起反应性中性粒细胞增高事件文献报道并不少见：早在 2001 年 CNL 正式命名前，有学者报道单克隆丙种球蛋白血症相关"CNL"，现已明确其并非真正 CNL，而是由浆细胞驱动的反应性中性粒细胞多克隆增多，经有效治疗浆细胞病，此类

"CNL"可自发缓解，CSF3R 突变检测无一例阳性。也有学者在单克隆丙种球蛋白血症相关"CNL"患者血清中检测到高浓度的 G-CSF，更加证实了浆细胞疾病完全可导致中性粒细胞明显增高。

综上，患者浆细胞病诊断明确：发现单克隆免疫球蛋白；流式细胞学证实有单克隆性浆细胞存在；检测到 IgH 和 IgK 基因克隆性突变。因此，优先考虑浆细胞疾病伴反应性中性粒细胞增多，如能证实存在血清高水平的 G-CSF 浓度，则更加支持浆细胞疾病引起的反应性中性粒细胞增高；针对浆细胞疾病进行试验性治疗，如果中性粒细胞大幅度下降则可排除 CNL，如果无明显变化，则支持 CNL 诊断。此外，目前患者 CNL 诊断依据不足，但不完全排除；活检提示骨髓轻度纤维增多，没有依据表明为 PMF 或 prePMF，缺乏相关基因支持，骨髓活检也不支持，基本可排除，至于骨髓中提及的网状纤维增多则考虑为继发性的。

后续将加强对该患者的随访，患者平均 2~3 个月复查血常规，WBC 多在（18~25）×10⁹/L 之间。2022 年 6 月，患者去天津某血研所治疗，骨穿提示浆细胞占有核细胞的 7.0%，与 2019 年 7 月比较浆细胞比例进一步增高。常见 40 余种白血病基因检查，发现 TET2 基因突变，出院诊断：①浆细胞疾病；②可疑 CNL 待排，建议随诊。患者浆细胞比例从最初的占 2.5% 逐步增加到 7.0%，为 MM 前状态，没有采取任何治疗措施，仍然以随访为主。

知识拓展

MPN 即骨髓增殖性肿瘤，包括 CML、PV、PMF、ET、CEL、CNL 和肥大细胞增多症。WHO（2016）中强调 JAK2、CARL、MPL 基因突变为主要诊断标准之一，诊断模式已从临床诊断模式转变为临床—病理—分子诊断模式。WHO（2022）版骨髓增殖性肿瘤（MPN）的分类，主要类型与之前的版本基本保持一致。MPN 的初步诊断仍然依赖于临床特征、分子诊断和骨髓活检形态学评估。MPN 的分子学诊断思路流程如图 34.8 所示。

JAK2、CALR、MPL 基因为 MPN 的重要特征基因，联合检测能极大地提高 MPN 的阳性率。

（1）JAK2 基因：即胞内型酪氨酸激酶基因。基因编码一种含有自我抑制结构域的酪氨酸激酶，在 JAK-STAT 信号通路中发挥作用。而 JAK2 基因突变几乎只见于血液系统肿

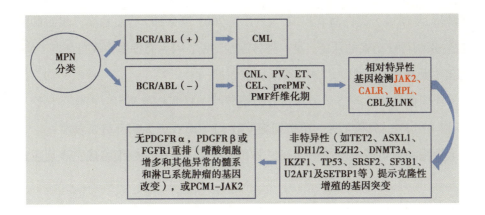

图 34.8　MPN 的分子学诊断思路流程

瘤。突变的 JAK2 蛋白失去自我抑制活性，对 EPO 表现出超敏感性，还可以逃避 SCS3 抑制因子的负性调节作用，导致肿瘤细胞不受调控地持续性增殖。其常见突变点为 14 号外显子，即 JAK2V617F 突变；12 号外显子，见于 JAK2V617F 突变（-）的病例。与 JAK2 基因相关的疾病主要是 PV、ET、PMF、B-ALL、T-ALL、BCR-ABL1 样 ALL。

（2）钙网蛋白（CALR）基因突变：与 JAK2 和 MPL 是相互独立的，仅见于 JAK2-/MPL- 的患者。CALR 基因编码钙网蛋白，参与细胞增殖、凋亡、免疫反应等多个生物学过程。其最常见的位置为 9 号外显子；目前已有超过 50 种 CALR 突变类型被报道。其突变后的意义：见于 67%~88% 的 JAK2/MPL 突变阴性的 ET 或 PMF 患者。其特点为青年男性居多，PLT 更高、WBC 及 Hb 水平较低，总体生存期更长。

（3）血小板生成素受体基因（髓系增殖性白血病基因，MPL 基因）突变：最常见突变发生区域为 10 号外显，最常见类型 W515L 和 W515K，W515A、W515S、S505N 也有报道。其突变后的意义及特点：见于 3%~5% 的 ET 和 8%~10% 的 PMF 患者；伴 MPL 基因患者预后较差。

（4）文献也报道"三阴"患者（JAK2/MPL/CALR 突变阴性 MPN）：全外显子组测序的结果显示，18.9% 的患者存在 MPL 及 JAK2 基因非热点区域突变，其中 MPL 突变位于非 10 号外显子；JAK2 基因突变位点为 G335D、G571S 、F556V 和 V625F。

CNL 是一种罕见的 BCR/ABL 阴性的 MPN，表现为中性粒细胞持续增多，伴肝脾肿大、AKP 活性增高，容易误诊。老年人好发，其特征为外周血中性粒细胞持续增多（白细胞计数 $\geq 25 \times 10^9$/L，杆状及分叶核粒细胞 $\geq 80\%$），骨髓增生明显活跃，中性粒细胞增殖明显。早期仅表现为白细胞增高，晚期可出现发热、出血、贫血、脾大等临床症状，且过程缓慢，易误诊为类白血病反应。CNL 在 2001 年 WHO 造血和淋巴组织肿瘤分型中才作为独立疾病得到正式的认定，是一种排除性诊断，因为有许多情况可能与 CNL 相似。

在 2016 版 WHO 分类中，CNL 诊断标准如下：

（1）外周血 WBC ≥ 25×10^9/L，分类中分叶 + 杆状核 ≥ 80%，前体（早幼、中幼和晚幼粒细胞）<10%，原粒罕见，单核细胞计数 $<1 \times 10^9$/L，无病态造血表现。

（2）骨髓细胞增多，中性粒细胞比例和数量增多，中性粒细胞成熟表现正常，原粒细胞 <5%。

（3）不符合 WHO 的 BCR-ABL1 阳性 CML，PV，ET 或 PMF 标准。

（4）无 PDGFRα，PDGFRβ 或 FGFR1 重排，或 PCM1-JAK2。

（5）存在 CSF3R T618I 或其他 CSF3R 激活突变；在无 CSFR3R 突变时，持续中性粒细胞增多至少 3 个月，脾大和无明确的反应性中性粒细胞增多的原因，包括无浆细胞肿瘤，如有则需用细胞遗传学或分子生物学检查显示的髓系细胞克隆性。

CSF3R，即集落刺激因子 3 受体基因（或干细胞因子受体基因），又名 CD114、GCSFR，编码集落刺激因子 3 受体蛋白。CSF3R 是一种穿膜型受体蛋白，具有调节粒细胞生长、分化和功能的作用。CSF3R 突变常见于 CNL 患者，用靶向药物治疗有效。其见于约 80% 的 CNL 患者，最常见的是 T618I 突变，较少见于 aCML；CSF3R 突变可发生于近膜区（T615、T618 突变多见，位于 exon14）和胞浆内尾区（D771fs、Y752X 等截短型突变多见，位于 exon17），少数患者同时携带两种类型的突变。两个部位的突变均可导致白细胞具有非 IL-3 依赖的增殖活性，近膜区突变增殖活性更强。

案例总结

该患者骨髓活检未提示浆细胞异常的任何情况，仅有形态提示浆细胞容易见到，导致一开始的诊断就偏离了方向。过多增殖的粒系细胞拉低了浆细胞在骨髓中的比例，也掩盖了浆细胞疾病的诊断线索，一开始形态学的重点在 MPN 这一方向，忽略了浆细胞情况，让诊断过程走了不少的弯路。

CNL 为极少见病例，借助该病例系统复习了 CNL 的相关知识，全面了解 CNL 诊断与鉴别诊断，丰富了经验知识。CNL 本身缺乏典型的形态学特征，其增高的中性粒细胞主要是成熟阶段细胞，而这一特征与反应性粒细胞增高没有明显区别，很难通过形态将两者区分开来。针对浆细胞疾病可进行试验性治疗，如果中性粒细胞明显下降则可排除CNL，如果无明显下降则支持CNL。

此外，需要重视检验与临床的沟通，多学科会诊可以进一步开阔检验人员的视野，丰富相关临床知识。

专家点评

慢性中性粒细胞白血病是一种少见类型的白血病，该病进展缓慢，目前已报道的病例数不多。对于没有相应基因突变的病例，诊断基本是一个排除性的过程，相对比较困难。该病主要是与反应性的中性粒细胞增高相鉴别，而本例恰恰没有检测到 CSF3R 基因突变，且有持续存在浆细胞疾病这一诱发因素，在这种情况下优先考虑反应性中性粒细胞增高。

此病例报告详细介绍了 CNL 的诊断思路、与其他 MPN 相关疾病的鉴别诊断，思路清晰。

参考文献

［1］肖志坚.进一步规范我国骨髓增殖性肿瘤的诊断和治疗［J］.中国实用内科杂志,2018,38(2)：89-92.

［2］中华医学会血液学分会白血病淋巴瘤学组.原发性骨髓纤维化诊断与治疗中国指南(2019年版)［J］.中华血液学杂志,2019,40(1)：1-7.

［3］徐俊卿,徐泽锋,王静雅,等.615 例 Ph 染色体 /BCR-ABL 融合基因阴性骨髓增殖性肿瘤患者的症状负荷评估［J］.中华血液学杂志,2016(1)：26-29.

［4］徐泽锋,李冰,刘晋琴,等.JAK2、MPL 和 CALR 基因突变在中国原发性骨髓纤维化患者中的预后意义［J］.中华血液学杂志,2016,37(7)：576-580.

［5］LI B,XU Z,LI Y,et al. The different prognostic impact of type-1 or type-1 like and type-2 or type-2 like CALR mutations in patients with primary myelofibrosis［J］. Am J Hematol,2016,91(7)：E320-E321.

慢性嗜酸性粒细胞白血病合并人芽囊原虫感染 1 例

35

作　者： 崔曼 [1]，刘定华 [1]，江自云 [2]，李颖 [2]（重庆医科大学附属大学城医院，1 检验科；2 血液科）
点评专家： 刘定华（重庆医科大学附属大学城医院）

前　言

　　慢性嗜酸性粒细胞白血病（chronic eosinophilic leukemia，CEL）是一种罕见的骨髓增殖性肿瘤，以外周血和骨髓中嗜酸性粒细胞异常增多为特征，可浸润多器官（如心血管、肺脏、皮肤、胃肠道、周围神经系统等）并致其功能受损。人芽囊原虫（Blastocystis hominis）是一种寄生于人体肠道的寄生性原虫，无临床特异性表现，大部分感染者表现为腹痛、腹泻、腹胀等消化道症状。本案例患者以"呕吐、腹泻"为主诉来我院治疗，在检验与临床的共同努力下，最终诊断为慢性嗜酸性粒细胞白血病合并人芽囊原虫感染。其诊断过程曲折，既需要临床医生结合病史、症状进行综合分析，也需要检验科医生提供准确有价值的诊断性结果。

案例经过

　　患者，女性，74 岁。1 天前不洁饮食后出现呕吐、腹泻，伴全身乏力、头晕，送至我院急诊科就诊。患者 10 天前因"肺炎"于外院行抗生素治疗并查白细胞计数为

$40 \times 10^9/L$，我院完善血常规结果提示白细胞及嗜酸性粒细胞异常增高，镜检显示成熟嗜酸性粒细胞 82%。在不除外由多细胞寄生虫和过敏、恶性肿瘤引起嗜酸性粒细胞增多的同时，坚持多次行大便寄生虫检查，终于查见人芽囊原虫。患者服用驱虫药后，复查血常规提示嗜酸性粒细胞仍明显增多，白细胞呈上升趋势。结合人芽囊原虫感染一般不致嗜酸性粒细胞显著增多，提示不排除血液系统疾病可能，联系临床建议完善血液系统相关检查，最终确诊为"慢性嗜酸性粒细胞白血病合并人芽囊原虫感染"。

案例分析

1. 检验案例分析

患者于我院完善血常规，结果提示白细胞（$81.45 \times 10^9/L$）及嗜酸性粒细胞（$68.41 \times 10^9/L$）明显升高，血红蛋白、血小板未见异常，引起仪器报警，疑存异常细胞，立即行外周血细胞形态检查，镜检显示成熟嗜酸性粒细胞 82%，部分胞质清亮可见空泡，红细胞、血小板形态未见明显异常（图 35.1）。

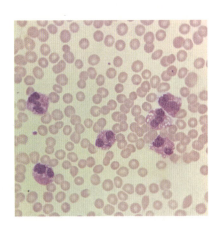

图 35.1　外周血细胞形态检查

患者收入消化内科治疗，结合病史，首先完善大便常规和寄生虫检查，然而镜检未发现寄生虫，考虑由多细胞寄生虫感染导致嗜酸性粒细胞增高的可能性较小。

联系临床后得知患者亦无过敏史，考虑患者高龄，建议完善肿瘤标志物筛查，结果均在正常范围内，考虑由过敏、恶性肿瘤引起嗜酸性粒细胞增高的可能性亦较小。

在此期间，患者的嗜酸性粒细胞计数仍持续增高，考虑可能由骨髓异常引起，再次联系临床建议请血液中心会诊。会诊结果为转入血液中心治疗，并连续多次完善大便寄生虫检查，终于行第三次大便寄生虫检查时提示疑似人芽囊原虫感染（图 35.2），结果回报临床后予阿苯达唑片驱虫。

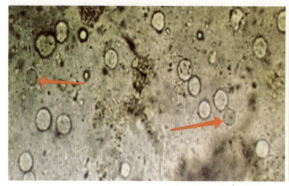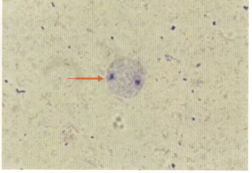

盐水涂片（×400）　　　　　　　　　　瑞氏染色（×1000）

图 35.2　大便寄生虫镜检

复查血常规，仍提示嗜酸性粒细胞明显增多。考虑到人芽囊原虫感染一般不致嗜酸性粒细胞计数异常增高，此时不可排除血液系统疾病的可能，联系临床建议完善血液系统相关检查。骨髓涂片提示：①有核细胞增生明显活跃。②粒系比例增高占 ANC 94%，早幼粒及以下阶段细胞均可见，嗜酸性粒细胞异常增生占 ANC 84%，以成熟为主，部分可见双染颗粒。③红系增生减低占 ANC 1%，形态未见明显异常。成熟红细胞形态及染色大致正常。④淋巴细胞比例减低，形态大致正常。⑤单核细胞、浆细胞形态及比例大致正常。⑥全片见巨核细胞约 13 个，散在血小板易见，成堆血小板可见。⑦全片未见寄生虫及其他异常细胞。骨髓象提示：粒系比例增高伴嗜酸性粒细胞异常增生；建议进行染色体核型分析、CBFβ、PCM1-JAK2 融合基因等检查，并结合临床及相关检查综合分析。

骨髓活检提示：骨髓有核细胞增生程度极度减低（造血面积约 20%），粒/红比例大致正常；粒系少见，以偏成熟阶段细胞为主，嗜酸性粒细胞易见；红系少见，以中晚幼红细胞为主；巨核细胞少见，淋巴细胞、浆细胞散在少数（图 35.3）。

JAK2 基因重排检测（FISH）提示：分析 200 个细胞，未检测到 JAK2 基因分离重排。

流式细胞免疫分型提示：CD34⁺ 细胞占有核细胞比例约为 0.08%，其免疫表型未见明显异常，粒细胞相对比例明显增多，其免疫表型 CD16，CD13，CD15，CD11b 未见明显表达紊乱，另可见约 74.50% 的嗜酸性粒细胞。结论：送检标本中未检测到明显的急

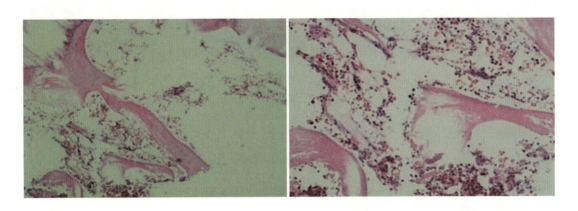

图 35.3　骨髓活检

性白血病和高位 MDS 相关免疫表型异常证据；嗜酸性粒细胞明显增多，请结合临床及 PDGFRA、PDGFRB 及 FGFR1 等结果综合考虑。

染色体核型分析提示：46，XX［20］。分析 20 个中期分裂相细胞，未见克隆性数目及结构异常。

FIP1L1：：PDGFRa 融合基因检测：阴性。

BCR：：ABL1 融合基因检测：P190/P210/P230 阴性。

2. 临床案例分析

患者，女性，74 岁，因"呕吐、腹泻 1 天"入院。患者 1 天前进食不洁饮食后出现恶心、呕吐，呕吐物为胃内容物，约 3~4 次，伴解黄色稀糊状大便，每次约 300 mL。至急诊科血常规提示：白细胞 81.45×10^9/L，嗜酸性粒细胞计数 68.41×10^9/L。查体：神志清，颈前、臀部可见大小不一疱疹，已结痂，心肺（-）。腹部无压痛，无反跳痛，肝脾未扪及肿大，双下肢无水肿。

该患者入院后考虑嗜酸性粒细胞增多原因待查，结合临床，考虑寄生虫感染诱发该病的可能。多次完善粪便检查。发现寄生虫，镜检疑似人芽囊原虫，寄生虫卵计数中量。人芽囊原虫是寄生在高等灵长类和人类肠道内可致病的原虫。人芽囊原虫感染后可分为有症状型和非症状型。临床表现轻重不一。症状重者有消化道症状，如腹泻等。患者予抗寄生虫治疗，方案为阿苯达唑片。

经治疗后发现患者嗜酸性粒细胞不降反增。最高升至 118.271×10^9/L。经讨论，该患者有几点不支持单细胞寄生虫感染：①该寄生虫有呕吐、腹泻症状，腹泻症状与虫体数量有关，一般症状可持续存在或反复出现，甚至几年，间隙时间为数天或数月，本例患者临床表现不支持。②有文献报道 283 例寄生虫感染患者，27.2% 的患者外周血嗜酸性粒细胞增高，嗜酸性粒细胞百分比增高幅度平均为 12.2%。但本例患者嗜酸性粒细胞严重升高，与现有文献报道寄生虫感染引起的嗜酸性粒细胞增高不符。③本例患者迅速出现颅内症状，完善 MRI 后考虑多发性脑梗死，为高黏质血症典型表现。于是进一步完善嗜酸性粒细胞升高的其他疾病排查工作，如嗜酸性粒细胞增多症、嗜酸性粒细胞增生性淋巴肉芽肿、嗜酸性粒细胞白血病、慢性粒细胞白血病、恶性淋巴瘤等。经 MICM 分型充分鉴定，患者无重现性基因出现，无典型性 JAK2 基因，BCR：：ABL1、FIP1L1：：PDGFRa、PDGFRb、FGFR1 检测结果均为阴性。

于是，临床迅速定位慢性嗜酸性粒细胞白血病。根据 NCCN 指南制订专科治疗：糖皮质激素控制病情，患者嗜酸性粒细胞明显下降，但此后迅速回升；予化疗方案，行"阿糖胞苷 20 mg 皮下 d1~d11、环磷酰胺 200 mg d1~d3、地塞米松"联合化疗，患者嗜酸性粒细胞明显下降，迅速恢复至正常水平。患者症状、体征恢复正常。

知识扩展

慢性嗜酸性粒细胞白血病是一种罕见的骨髓增殖性肿瘤，以外周血及骨髓中异常嗜酸性粒细胞克隆性增多以及器官受损为特征，常累及皮肤、心脏、肺、胃肠道及神经系统。《中国嗜酸性粒细胞增多症诊断和治疗指南（2024 版）》和《嗜酸性粒细胞增多症诊断与治疗中国专家共识（2017 年版）》表明，CEL 的诊断主要依据 2017 年 WHO 诊断标准：①有嗜酸性粒细胞增多（嗜酸性粒细胞绝对计数 $>1.5 \times 10^9/L$）。②不符合 BCR-ABL（+）慢性髓性白血病、真性红细胞增多症（PV）、原发性血小板增多症（ET）、原发性骨髓纤维化（PMF）、慢性中性粒细胞白血病（CNL）、CMML 和 aCML 的 WHO 诊断标准。③无 PDGFRA、PDGFRB 和 FGFR1 重排，无 PCM1-JAK2、ETV6-JAK2 或 BCRJAK2 融合基因。④外周和骨髓原始细胞比例 <20%、无 inv（16）（p13;1q22）/t（16;16）（p13;q22）、无其他 AML 的诊断特征。⑤有克隆性染色体或分子遗传学异常或外周血原始细胞 ≥ 2% 或骨髓原始细胞 ≥ 5%。

人芽囊原虫是一种分布在世界各地寄生于人或动物体肠道内的寄生原虫，属于机会致病性原虫，常不会使嗜酸性粒细胞升高。传播途径主要为粪 - 口途径，常寄生于人与动物肠道回盲部。感染者临床表现轻重不一，感染后可无症状或出现胃肠道症状，人芽囊对人体是否致病，关键取决于感染虫体的数量和机体的抵抗力，多数感染者无任何症状，一般免疫功能正常患者多数具有自限性。目前临床检测人芽囊原虫最常用的方法是病原学检测，主要有直接涂片法、染色镜检法、体外培养法等。

案例总结

本例患者高龄，以消化道症状起病，有不洁饮食史，血常规及外周血细胞形态镜检显示嗜酸性粒细胞增多且为成熟嗜酸性粒细胞，在考虑由多细胞寄生虫感染和过敏、恶性肿瘤引起嗜酸性粒细胞增多的可能性较小后，仍坚持多次行大便寄生虫检查，最终查见人芽囊原虫。患者服用驱虫药后，复查血常规提示嗜酸性粒细胞仍明显增多，白细胞呈上升趋势。结合人芽囊原虫感染一般不致嗜酸性粒细胞显著增多，仍应考虑其为血液系统疾病，于是联系临床积极完善血液系统相关检查后，最终确诊为"慢性嗜酸性粒细胞白血病合并人芽囊原虫感染"。

该患者诊断过程曲折，最终诊断得来不易。检验医师从检验角度分析和思考，积极与临床沟通，协助临床找到正确的诊疗方向。临床医生与检验医师的共同努力，实现了疾病的早诊断、早治疗，为患者的预后奠定了良好的基础。

专家点评

该案例为本院真实临床案例，患者急诊科就诊，后收治于消化科、血液科，病情看似简单，但诊断过程曲折。从日常的血常规检测发现病例的特殊性开始，完善外周血细胞形态镜检、大便寄生虫检查，再到完善骨髓细胞形态学、免疫分型、染色体和基因检测等血液系统相关检查，直到最终的诊断结果，将病例的真实面目揭示出来，充分体现了检验与临床沟通的及时性和必要性。日常工作中，检验人员应将检验结果与患者临床表现结合起来综合分析，主动与临床医生沟通交流，并提出进一步的检查建议，为临床进一步明确诊断提供帮助，做到早识别、早诊治，更好地服务于患者。

参考文献

［1］ 中华医学会血液学分会白血病淋巴瘤学组.中国嗜酸性粒细胞增多症诊断和治疗指南(2024版)
　　　［J］.中华血液学杂志，2024，45（1）：1-7.

［2］ 中华医学会血液学分会白血病淋巴瘤学组.嗜酸粒细胞增多症诊断与治疗中国专家共识（2017
　　　年版）［J］.中华血液学杂志，2017，38（7）：561-565.

［3］ SANGGARI A，KOMALA T，RAUF-ADEDOTUN AA，et al. Blastocystis in captivated and
　　　free-ranging wild animals worldwide：a review［J］. Trop Biomed，2022，39（3）：338-372.

［4］ STENSVOLD CR，CLARK CG. Current status of Blastocystis：A personal view［J］. Parasitol
　　　Int，2016，65（6 Pt B）：763-771.

尿酸负值提示华氏巨球蛋白血症1例

36

作　者：公帅[1]，鲍凯青[2]（平邑县人民医院，1 检验科；2 老年医学科）

点评专家：刘宗英（平邑县人民医院）

前　言

　　华氏巨球蛋白血症（Waldenström's macroglobulinemia，WM）是一类少见的惰性非霍奇金淋巴瘤，常伴有淋巴浆细胞骨髓浸润与克隆免疫球蛋白 M 蛋白。临床表现通常不明显且不具有特异性，包括正常血细胞性贫血、低血小板计数、肝脾肿大、淋巴结病变和高黏滞性症状等，漏检率和误诊率较高。有症状的 WM 患者的 5 年生存率低风险患者为87%，中风险患者为 68%，高风险患者为 36%。在临床检验工作中，一名胆囊结石患者标本在 BECKMAN COULTER 全自动生化分析仪 AU5800 上检测时，尿酸结果出现负值（−73.6 μmol/L），通过查阅资料，分析尿酸负值结果出现的原因，高度怀疑该患者为浆细胞系统疾病，联系血液内科会诊并转入其科室作进一步相关检查，最终明确诊断为无症状华氏巨球蛋白血症。

案例经过

　　患者，男性，68 岁，于 2 天前出现右上腹疼痛不适，伴食欲减退及上腹部饱胀不适，无发热，无恶心及呕吐，无头晕、头痛，无胸痛、胸闷，为进一步治疗，于门诊行腹部 CT 示：胆囊结石，遂以"胆囊结石"收入肝胆外科，皮肤黏膜无黄染，无尿黄。体格检查：体温 37.0 ℃，脉搏 114 次 / 分，呼吸 22 次 / 分，血压 147/114 mmHg，一般状况可，发育正常，营养好，神志清，精神可，自主体位，查体合作。心率 72 次 / 分，心音有力，节律规整，未闻及病理性杂音。外科检查：腹部平坦，未见胃肠型及蠕动波，未见腹壁静脉曲张及蜘蛛痣，腹软，肝脾肋下未触及，右上腹压痛，无反跳痛，墨菲症阴性，未触及明显包块，无移动性浊音，肠鸣音正常。患者诊断明确，各项辅助检查无明显手术禁忌证，非手术治疗效果差，应行"腹腔镜下胆囊切除术"。

术后第 5 天，常规检查尿酸（uric acid，UA）结果为负值（-73.6 μmol/L），复查后结果无变化。考虑影响 UA 检验结果的因素，与临床医生沟通后，建议检查免疫球蛋白，结果显示 IgA、IgG 均正常，而 IgM 144.0 g/L（0.46~3.04 g/L），增高明显，遂与血液科会诊，待患者恢复后转入血液科。后续骨髓细胞形态学（右侧髂骨）检查提示：骨髓增生活跃，片尾段可见分化差的浆细胞 7%；骨髓细胞形态学（左侧髂骨）：骨髓增生活跃，片尾段可见分化差的浆细胞 3%；上述结果提示：初步诊断免疫球蛋白增多，具体原因需进一步检查。

案例分析

1. 检验案例分析

该患者行"腹腔镜下胆囊切除术"后第 5 天，常规检查肾功时，UA 结果为负值（-73.6 μmol/L），肉眼观察标本无溶血、脂血及凝块等异常现象，多次复查后结果无变化，全自动生化分析仪也无相应报警信息。在确保当天仪器状态和质控均正常后，调出该标本的反应曲线显示异常。该标本血清在 0 观测点与 R1 试剂混匀后，吸光度明显增高，10 观测点加入 R2 试剂后反而下降，提示该负值结果出现原因在 0 观测点到 10 观测点之间，即该患者血清与 R1 试剂混匀后，反应体系出现了浑浊现象。在生化分析仪上调取 UA 的反应参数得知，0 观测点到 10 观测点之间的反应体系是由 5.6 μL 的样本、48 μL 的 R1 试剂以及 72 μL 的去离子水组成，将每个反应组分体积分别扩大 10 倍后，肉眼观察反应体系，可见轻微浑浊现象（图 36.1）。查阅相关文献得知，UA 检测的常见干扰包括抗坏血酸、黄疸、溶血、脂血症以及特定丙种球蛋白病等因素，建议临床完善免疫球蛋白相关检查。次日结果显示 IgA、IgG 均正常，而 IgM 144.0 g/L↑，建议待患者身体条件允许后转入血液科诊治。

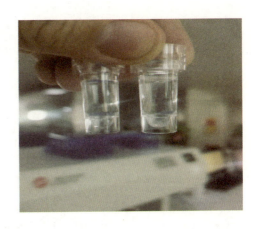

图 36.1 反应体系（左侧为对照）

2. 临床案例分析

与检验科沟通后，临床立即完善相关检查，其中血凝常规、轻链检查、抗核抗体谱正常；血常规提示：红细胞沉降率 23 mm/h↑，白细胞 6.44×10^9/L，红细胞 4.63×10^{12}/L，血红蛋白 132.00 g/L，血小板 595×10^9/L↑；生化提示：总蛋白 55.37 g/L↓，白蛋白 36.93 g/L↓，直接胆红素 4.30 μmol/L↑，低密度脂蛋白 3.32 mmol/L↑；免疫球蛋白 IgM 144.00 g/L↑；骨髓细胞形态学（右侧髂骨）提示：骨髓增生活跃，片尾段可见分化差的浆细胞 7%（图 36.2）；骨髓细胞形态学（左侧髂骨）：骨髓增生活跃，片尾段可见分化差的浆细胞 3%（图 36.3）；骨髓活检病理评估提示：淋巴浆细胞淋巴瘤（图 36.4）；血清、尿免疫固定电泳在 γ 区均可见一条单克隆 IgMκ 成分（图 36.5、图 36.6）；基因突变 MYD88-L265P 阳性，该突变广泛存在于 WM 患者中，突变率可达 96%，而在多发性骨髓瘤、边缘区淋巴瘤以及 CLL 等中无表达。综上，诊断考虑 WM。

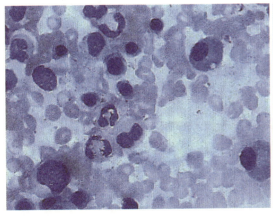

图 36.2 骨髓涂片（右侧髂骨）

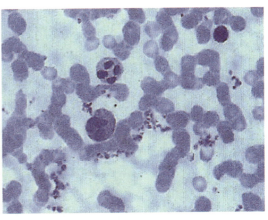

图 36.3 骨髓涂片（左侧髂骨）

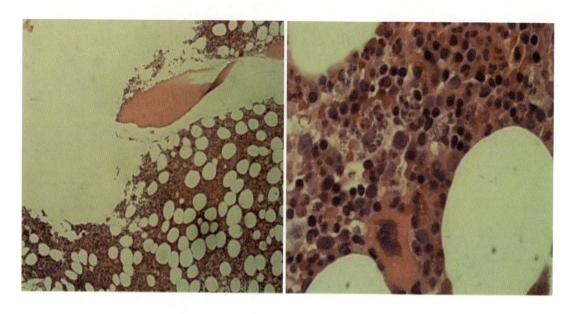

图 36.4　骨髓活检病理

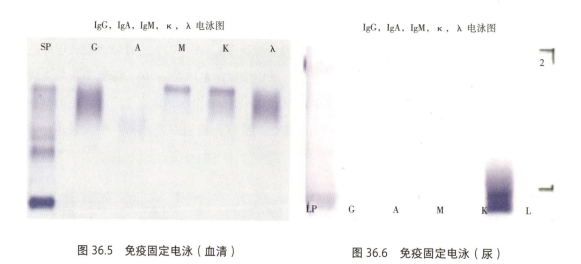

图 36.5　免疫固定电泳（血清）　　　　　图 36.6　免疫固定电泳（尿）

知识拓展

在临床检测过程中，全自动生化分析仪结果出现负值的原因主要包括以下几类：①仪器原因，如比色杯清洗系统堵塞、样本针堵塞、灯源光老化或者光线不稳定、比色杯或搅拌棒污染等；②样本因素，如标本量过少、标本有气泡、纤维蛋白原或者凝块、标本脂浊以及标本采集不顺；③试剂因素，如试剂变质或被污染、试剂稳定性变差、R1/R2 试剂位置颠倒等；④水质影响。上述原因均可通过仪器报警或人为检查排除。本案例是由于 IgM 水平升高引起负值出现，仪器并未出现报警信息，较为少见。

WM 是一种罕见的非霍奇金淋巴瘤亚型，以骨髓淋巴浆细胞淋巴瘤伴血清中单克隆免疫球蛋白 M（IgM）升高为特征。1944 年最先由 Jan Waldenström 报道，直到 1988 年才再被报告为恶性肿瘤。在 2000 年之前，很少有系统性的临床研究来描述其发病率、临床特征、危险因素以及预后标准。患者会单独或混合出现多系统、非特异性的临床症状。WM 的临床表现和实验室异常与肿瘤的直接浸润以及单克隆 IgM 的数量和特异性有关，常见的症状包括贫血，肝、脾淋巴结的肿大，各系血细胞的降低以及高黏滞综合征，主要表现为头晕头痛、各类黏膜出血、视物模糊等。本例患者除 IgM 明显增高外，其他症状均未出现，考虑早期 WM。

WM 是源自 B 型淋巴细胞的一种典型的惰性非霍奇金淋巴瘤，它属于淋巴浆细胞淋巴瘤的一个亚型，发病率低，约占血液系统恶性肿瘤的 2%，年发病率约为（2~3）/10万。其发病机制尚未明确，目前认为 WM 的发病极有可能与遗传性因素有关。早期症状特异性低，在临床工作中极易漏诊和误诊，延误患者的治疗。本案例样本血清无肉眼可见溶血、脂血及凝块等异常现象，分析样本反应曲线得知是由样本血清与 UA R1 试剂混匀后反应体系出现浑浊导致，猜测可能是高水平的 IgM 通过相互聚集或者结合血清中的其他物质与 UA R1 试剂的某些成分相互作用引起。由于本实验室无法及时地获取 PEG6000 试剂，于是通过采取加大离心力，延长离心时间的方法取微量上清液稀释检测，最终报告尿酸检测结果 143.2 μmol/L。此外，IgM 的检测结果远高于球蛋白，考虑可能是由两者检测仪器和原理的差异导致。

案例总结

本案例患者以"胆囊结石"就诊，无 WM 相关临床表现，仅通过术后尿酸的负值检测结果进而考虑浆细胞系统疾病，并通过进一步检查，最终明确 WM 诊断。检验人员结合患者样本尿酸反应曲线的异常，指导临床完善相关检查，充分发挥了检验工作者在临床诊疗活动中的协同引导作用。

专家点评

　　检验人员通过一个负值的尿酸结果，观察样本反应曲线，进而怀疑样本血清免疫球蛋白异常，抽丝剥茧，步步为营，在与血液科医生的共同协作下，做出最终诊断。该案例提示我们检验人员，在今后的工作中要认真对待每一份患者标本，对各项检验指标的检测原理、反应曲线以及临床意义都要熟练掌握，重视每一个异常结果，同时也要加强与临床科室的沟通与合作，更好地发挥好检验工作的价值。

参考文献

［1］王淼，池罗，陈莹，等 . 华氏巨球蛋白血症患者血清高 IgM 对肌酐检测干扰的评析［J］. 国际检验医学杂志，2018，39（4）：511-512.

［2］BAĎUROVÁ K，GREGOROVÁ J，VLACHOVÁ M，et al. Waldenström macroglobulinemia［J］. Klin Onkol，2021，34（6）：428-433.

［3］KASI PM，ANSELL SM，GERTZ MA. Waldenström macroglobulinemia［J］. Clin Adv Hematol Oncol，2015，13（1）：56-66.

［4］YOUNG DS，PESTANER LC，GIBBERMAN V. Effects of drugs on clinical laboratory tests［J］. Clin Chem，1975，21（5）：1D-432D.

［5］INSUASTI-BELTRAN G，GALE JM，WILSON CS，et al. Significance of MYD88 L265P mutation status in the subclassification of low-grade B-cell lymphoma/leukemia［J］. Arch Pathol Lab Med，2015，139（8）：1035-1041.

［6］OISHI N，KONDO T，NAKAZAWA T，et al. High prevalence of the MYD88 mutation in testicular lymphoma：immunohistochemical and genetic analyses［J］. Pathol Int，2015，65（10）：528-535.

［7］MCMASTER ML. The epidemiology of Waldenström macroglobulinemia［J］. Semin Hematol，2023，60（2）：65-72.

［8］GROVES FD，TRAVIS LB，DEVESA SS，et al. Waldenström's macroglobulinemia：incidence patterns in the United States，1988-1994［J］. Cancer，1998，82（6）：1078-1081.

［9］李健平，于文征 . 华氏巨球蛋白血症的诊断与治疗［J］. 国际医药卫生导报，2022，28（10）：1476-1480.

［10］DIMOPOULOS MA，ANAGNOSTOPOULOS A. Waldenström's macroglobulinemia［J］. Best Pract Res Clin Haematol，2005，18（4）：747-765.

［11］CASTILLO JJ，GARCIA-SANZ R，HATJIHARISSI E，et al. Recommendations for the diagnosis and initial evaluation of patients with Waldenström Macroglobulinaemia：A Task Force from the 8th International Workshop on Waldenström Macroglobulinaemia［J］. Br J Haematol，2016，175（1）：77-86.

［12］SWERDLOW SH，CAMPO E，PILERI SA，et al. The 2016 revision of the World Health Organization classification of lymphoid neoplasms［J］. Blood，2016，127（20）：2375-2390.

［13］BUSKE C，LEBLOND V，DIMOPOULOS M，et al. Waldenstrom's macroglobulinaemia：ESMO Clinical Practice Guidelines for diagnosis，treatment and follow-up［J］. Ann Oncol，2013，24 Suppl 6：i155-i159.

［14］KRISTINSSON SY，BJÖRKHOLM M，GOLDIN LR，et al. Risk of lymphoproliferative disorders among first-degree relatives of lymphoplasmacytic lymphoma/Waldenstrom macroglobulinemia patients：a population-based study in Sweden［J］. Blood，2008，112（8）：3052-3056.

［15］吕献敏,王静燕,肖龙,等.1例由生化检测"吸样错误"报警提示发现的华氏巨球蛋白血症[J]. 临床检验杂志，2021，39（11）：879-880.

MDS-biTP53 的 MDT 联合诊断 1 例

37

作　　者：陈泽[1]，杨炳钦[2]（福建省南安市医院，1 检验科；2 血液肿瘤科）

点评专家：李景岗（福建医科大学附属协和医院）

前　言

骨髓增生异常综合征（myelodysplastic syndrome，MDS）是一组起源于造血干细胞的异质性髓系克隆性疾病，其特点是髓系细胞发育异常，表现为无效造血、难治性血细胞减少，高风险向急性髓系白血病（acute myeloid leukemia，AML）转化，血常规表现两系及以上减少居多，极少数情况诊断 MDS 时伴单系减少或轻微减少。本案例中，患者因血液检查结果显示血细胞计数呈现出非典型的变化（"两高一低"）的同时，伴多个血常规指标异常升高，将疑难杂症的特性鲜明地展现出来，对临床的诊断决策产生了复杂的影响。然而，检验科通过血细胞人工分析发现了意想不到的线索，这促使医技科室与临床团队进行沟通，双方针对本案例提出了独特的分析和诊断策略。

案例经过

患者，男性，58 岁，因"反复头晕乏力"2 月余就诊，入院前 10 余年因"消化道溃疡"行胃切除术，2 年前诊断"食管恶性肿瘤"并行放化疗 1 年。体格检查：神志清醒，贫血面容，血压 160/74 mmHg，心率 103 次 / 分，心律齐，无杂音，无心包摩擦音。肺部无啰音，腹部平软，无压痛，无反跳痛，肝未触及，脾未触及，双下肢无浮肿。首次血常规结果：WBC 14.08×10^9/L，嗜酸性粒细胞百分比 5.3%，未成熟粒细胞百分比 34.6%，RBC 3.95×10^{12}/L，Hb 62 g/L，MCV 58.9 fL，MCH 15.6 pg，MCHC 266 g/L，PLT 481×10^9/L。血涂片镜检结果：成熟红细胞大小不均，畸形严重；粒细胞左移明显，以早、中、晚幼粒细胞为主，部分粒细胞形态异常，包括核固缩、核分叶不良、双核粒等，偶见典型原幼细胞；嗜酸嗜碱性粒细胞增多；计数 100 个白细胞可见有核红细胞 25 个，血小板成簇聚集，大血小板可见。其他检查：尿液分析、大便隐血、叶酸和维生素 B_{12}、血铁四项、血液肿瘤指标、头部 CT 等未见明显异常。完善骨髓形态学、病理活检、免疫学、细胞遗传学和分子生物学检测，最终确诊为骨髓增生异常综合征伴 TP53 双等位基因失活伴复杂核型，即 MDS-biTP53。

案例分析

1. 临床案例分析

中年男性因持续两个月的头晕和乏力症状前来就诊。入院后，头颅 CT 检查并未发现显著异常（图 37.1）。

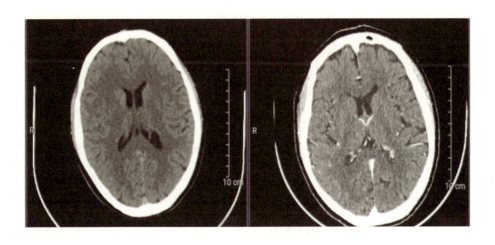

图 37.1　头颅 CT 检查

血液检测结果显示小细胞低色素性贫血，在排除颅内疾病的可能后，初步判断患者的头晕和乏力症状很可能与贫血有直接关联。考虑到患者贫血类型的特征，可能的病因包括缺铁性贫血、肿瘤相关性贫血、铁粒幼细胞性贫血、地中海贫血以及溶血性贫血等，这些疾病都需要做进一步排查。

为了深入探究贫血的确切原因，进一步完善血铁三项、铁蛋白、生化、消化道肿瘤指标等相关检查，结果处于正常范围，排除了缺铁性贫血和铁粒幼细胞性贫血的可能性。患者的间接胆红素水平也显示出非溶血性贫血的特点，且患者并未报告酱油色尿，进一步降低了溶血性贫血的可能性。甲胎蛋白和癌胚抗原的检测结果并无异常升高，因此肿瘤引起贫血的可能性不大。此外，血常规中的红细胞计数和红细胞比容保持在正常水平，加上患者否认地中海贫血家族史，这也降低了地中海贫血的可能性。

综上，患者的贫血原因可能是其他非典型或特发性因素导致，贫血"案情"变得扑朔迷离。就在这时，临床血液科收到来自检验科提供的线索，立即邀请检验科参与 MDT 会诊，经过深度的专业讨论和临床实践后，决定对这位患者的贫血状况进行更深入的探索。为了确认其贫血是否源于潜在的血液系统疾病，采取了至关重要的一步，即实施了骨髓穿刺并附带活组织检查（骨穿＋活检），检验科的初步发现以及对骨髓形态学的分析报告将为后续的诊断和治疗提供关键依据。

2. 检验案例分析

患者入院后首次血常规结果：发现异常高荧光强度区域，提示可能存在原幼细胞、异常淋巴细胞、未成熟粒细胞、核左移等。RBC 通道单纯主峰线左移明显，峰底变宽，提示小红细胞增多，不均一性贫血，红细胞计数正常。PLT 曲线大幅度升高，并且出现翘尾现象，考虑可能存在小红细胞或者大量红细胞碎片干扰。

血细胞镜检分类结果：红细胞大小不均，畸形严重；未成熟粒细胞明显增高，以早、中、晚幼粒细胞为主，同时伴嗜酸嗜碱性粒细胞增多。计数 100 个白细胞可见有核红细胞 25 个，血小板成簇聚集。

血涂片瑞氏 - 吉姆萨染色显示：成熟红细胞形态异常，大小不一，畸形严重；粒细胞部分形态异常，包括核固缩、核分叶不良、双核粒等，偶见典型原幼细胞（图 37.2）。

由于小细胞低色素性贫血并结合血涂片可见成熟红细胞大小不一，再加上 RBC 通道提示，思考的首要方向同样是缺铁性贫血（IDA）、铁粒幼细胞性贫血（SA）。但通过查阅各项相关指标，发现血清铁、铁蛋白、总铁结合力、转铁饱和度等并无明显变化，以及外周血细胞计数呈现出非典型的变化（"两高一低"），同时，伴多个血常规指标异常升

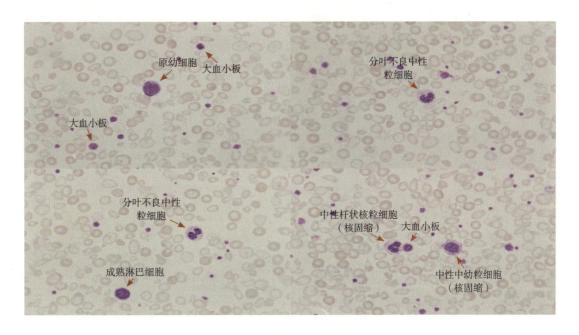

图 37.2 血涂片（瑞氏 - 吉姆萨染色，×1000）

高，让检验人员不得不重新思考疾病诊断方向。

针对患者 WBC 结果 14.08×10⁹/L，血小板增高；血涂片分类结果提示未成熟粒细胞增高，（早＋中＋晚）幼粒细胞 >10%，同时伴嗜酸嗜碱性粒细胞增多，有核红细胞出现，血小板成簇聚集，大血小板易见，粒系病态造血可见；患者既往有恶性肿瘤化疗史，故考虑由放化疗或感染导致的异常血常规结果。经调查了解，该患者一年前已停止放化疗，因此化疗导致的病态造血可能性低。此外，外周血中虽然发现大量有核红细胞，但由于没找到明显的溶血性贫血证据，故进一步考虑恶性血液病的可能。将线索提供给临床，建议行骨髓穿刺术，骨髓涂片如图 37.3—图 37.6 所示。

骨髓细胞形态学提示：巨核细胞增生异常明显，以单圆、多圆核巨核细胞为主，微小巨核偶见，血小板成簇聚集。粒系增生尚活跃，可见核固缩、核穿孔、核分叶不良、双核粒细胞，以及偶见原幼细胞成堆聚集。此外，红系增生明显活跃，可见核出芽、核溶解、核间桥，胞浆空晕现象提示可能存在环形铁粒幼细胞（ringed sideroblast，RS）。但是，对粒/红两系进行两次以上的病态计数皆提示 <10%，因此，单纯的诊断 MDS 存在一定风险。

但值得注意的是，中年患者骨髓增生活跃，并可见病态造血，种种迹象提示这很可能就是一例典型的 MDS 或 MDS/MPN，尤其是在表现以有核红细胞增生为主的情况下，

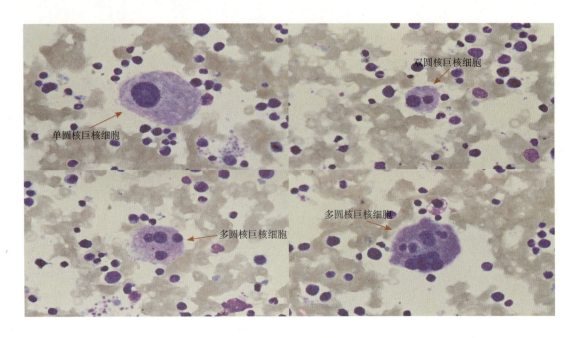

图 37.3　骨髓涂片（瑞氏 - 吉姆萨染色，×100）

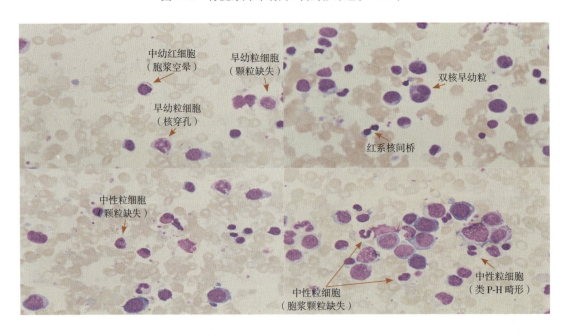

图 37.4　骨髓涂片（瑞氏 - 吉姆萨染色，×1000）

此时加做 Fe 染色或 PAS 染色，观察有核红细胞是否呈阳性反应（MDS 患者一般呈阳性反应）。通过 PAS 染色计数 100 个有核红细胞，部分红细胞呈阳性反应（以中晚幼红为主）。骨髓 Fe 染色计数 100 个有核红细胞，发现环形铁粒幼红细胞占 19%。

除此之外，需注意该患者外周血除了单系减少之外还伴白细胞和血小板增多。单从

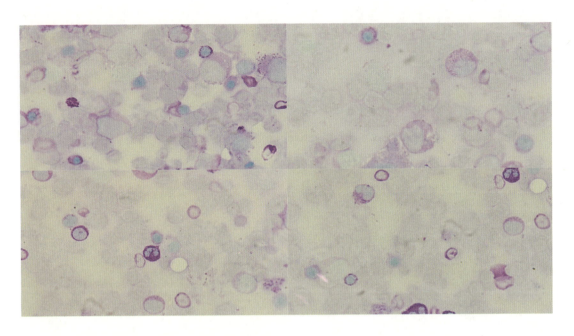

图 37.5　骨髓涂片（PAS 染色，×1000）

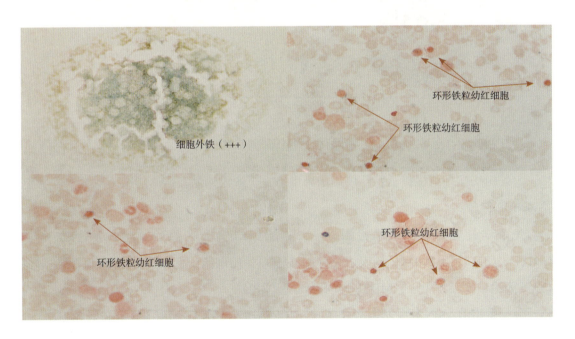

图 37.6　骨髓涂片（免疫组化 Fe 染色）

患者入院的第一次血常规、骨髓象分析，符合 2016 版 WHO MDS/MPN 诊断标准，也就是说，在 MICM 其他报告结果出具之前，同样要考虑 MDS/MPN 待排，或者持续跟踪患者外周血白细胞和血小板的变化，如果白细胞、血小板持续增多，则可考虑 MDS/MPN-

RS-T，反之，若只是一过性增多或持续性减少，则结果更倾向 MDS-RS。临床持续跟踪并对患者的 WBC、PLT 进行矫正，发现 WBC、PLT 持续下降，不符合 2016 版 WHO MDS/MPN 诊断标准，且患者并未表现肝脾肿大，因此形态学倾向 MDS-RS。

参考 2016 版 WHO 骨髓增殖性肿瘤及骨髓增生异常综合征 / 骨髓增殖性肿瘤（myelodysplastic syndrome/myeloproliferative tumors，MDS/MPN）分类标准，患者存在两系及以上病态造血，外周血细胞单系减少，骨髓中 RS 比例 >15%，原幼细胞 <5%，未见 Auer 小体，考虑骨髓增生异常综合征合并环形铁粒幼红细胞增多伴多系发育异常可能性大，但需排除单纯 5q- 细胞遗传学异常，即 MDS-RS-MLD，MDS（5q-）待排（图37.7）。结合骨髓细胞形态学分析，临床决定完善免疫学、细胞遗传学及分子生物学检测，将 MICM 诊断分型结果作为本病例的最终诊断依据。

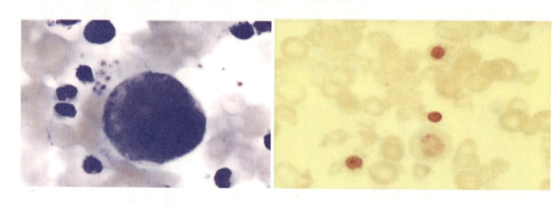

图 37.7　骨髓细胞形态学

骨髓组织病理活检提示：巨核细胞异型增生、未成熟髓系前体细胞（ALIP）异常定位，MDS 待排。

免疫学骨髓流式细胞术检测提示：检测到约 3.6% 的原始细胞，表达 CD34$^+$、CD117$^+$、CD13、HLA-DR，弱表达 MPO，为髓系原始细胞，且粒系部分细胞明显异常伴 CD56 表达。该表型常见于 MDS、MDS/MPN、MPN。

分子生物学 MPN 相关基因筛查提示：BCR-ABL、JAK2、MPL、CALR 等 MPN 常见基因未见突变，可排除其他骨髓增生性疾病可能。

染色体核型分析提示：患者细胞培养后，异常核型 >4%，属于复杂核型，该表型多见于 MDS、AML、MPN。

完善 MDS 相关 NGS 检测提示：发现该患者存在 TP53 双等位基因突变，且变异频率（VAF）>50%。

综上，该患者确诊骨髓增生异常综合征伴 TP53 突变伴复杂核型，即 MDS-biTP53，属于极高危预后，中位生存期一般为 0.5 年，常规治疗方法效率低下，也容易转化为急性髓系白血病。结合最新相关研究，临床给予该患者 BCL-2 抑制剂、TIM3 拮抗剂以及 CD47 阻断剂等免疫疗法，目前取得了一定的疗效。然而，这些疗法能否显著改善患者的生存状况，仍需进一步的持续研究以确认其临床效果。

知识拓展

　　形态学是诊断 MDS 的基础，需要解决的核心问题就是什么是病态造血。病态造血不仅是三系造血细胞形态上的异常，也包括数量上的异常。一系或多系血细胞存在病态造血的形态学表现是诊断 MDS 的必备条件。WHO 诊断标准里明确提出判断各系有病态造血的定量标准为该系存在异常形态细胞≥ 10%。如果没有明显的形态学依据，或者某系异常细胞占比不足 10%，那么定义该系细胞处于病态造血要非常慎重。部分 MDS 患者血液学变化并不明显，而且可能伴有克隆性染色体变化或癌基因突变等，因此，细胞遗传学检查和分子生物学检查必须列为 MDS 的常规检测项。

　　此外，MDS 的诊断还需注意与其他疾病进行鉴别，例如巨幼细胞贫血（megaloblastic anemia，MA）、不典型再生障碍性贫血（atypical aplastic anemia，aAA）、阵发性睡眠性血红蛋白尿（paroxysmal nocturnal hemoglobinuria，PNH）、急性红白血病（acute erythroid leukemia，AEL）、特发性骨髓纤维化（idiopathic myelofibrosis，IMF）、慢性粒 - 单核细胞白血病（chronic myelomonocytic leukemia，CMML）、MDS/MPN- 伴中性粒细胞增多以及 MDS/MPN- 伴 SF3B1 突变和血小板增多（2016 版 WHO MDS/MPN-RS-T）、MPN-U 等疾病具有一定相似的血常规和病态造血表现，在细胞形态学上容易混淆，需结合相关诊断标准进行区分。

　　本案例诊断骨髓增生异常综合征明确，其特征根据 WHO 2008 年的分型标准，归类为难治性贫血伴多系发育异常伴环形铁粒幼细胞增多（RCMD-RS）。然而，随着版本更新，到了 2016 年，同样病症被重新定义为骨髓增生异常综合征伴环形铁粒幼细胞增多伴多系发育不良（MDS-RS-MLD）。最新的 2022 年修订版进一步细化了分类，将 MDS 伴 TP53 双等位基因失活（MDS-biTP53）定义为一个独立亚型，该亚型对骨髓原始细胞比例没有要求，因此骨髓原始细胞小于 20% 的 MDS，只要存在 TP53 双等位基因失活且 VAF ≥ 10% 就符合这一亚型诊断，本例患者的特定情况符合 MDS-biTP53 的诊断特征。

案例总结

在现代科技高度发展的背景下，自动化和信息化设备无疑极大地推动了医学检验的进步。然而，形态学的重要性依旧不容忽视。细胞数量和形态变化的综合分析和诊断，对于准确诊断血液系统疾病至关重要，它不仅是血液系统疾病的侦查手段，也是影响临床后续决策的重要依据。因此，检验科室与临床科室之间的紧密协作，双向信息交流，对于促进医疗服务质量的提升以及为解决当前诊疗难题提供新的视角都具有重要意义。

本案例正是因为检验人员通过细致的观察和分析，从患者的外周血涂片中发现了重要线索，促成了医技科室与临床科室的紧密合作，共享了患者的临床数据和实验室结果，共同对病情进行了深入的探讨和诊断，逐步揭示了贫血这一病症背后的病因或潜在影响因素，最后通过系统性分析得出准确诊断结论。同样强调了检验与临床合作的重要性，不仅可以帮助解决临床中的复杂和疑难病例，提升临床决策的准确性，也为贫血的预防和治疗提供了新的见解。

专家点评

随着测序技术的快速进步和广泛应用，WHO 对于 MDS 的诊断分类方法已经发生了显著变化。传统的诊断依赖于形态学的精细分析，如今正逐渐向遗传学和分子生物学领域转移，以适应新技术带来的新理解。最新的 2022 年版 WHO 对骨髓增生异常综合征进一步细化了分类，引入了 TP53 双等位基因失活作为一个独立亚型。这个亚型对骨髓原始细胞比例没有要求，只要有 TP53 双等位基因失活，就符合这一亚型诊断。而在 ICC 2022 中，还根据骨髓原始细胞比例分为 MDS-TP53（0%~9%）和 MDS/AML-TP53（10%~19%）。在 ICC 2022 中，MDS 合并 TP53 双等位基因突变，或 MDS 合并 TP53 单等位基因突变伴复杂核型均可诊断 MDS-TP53，MDS/AML 合并任意 TP53 突变即可诊断 MDS/AML-TP53，以上两个亚型均定义 TP53 基因突变 VAF ≥ 10%，这一亚型对骨髓原始细胞的比例不作要求，只要患者的骨髓细胞中存在 TP53 双等位基因突变，即使骨髓细胞比例低于 20%，也符合 MDS-biTP53 的诊断标准。因此，本案例患者的特定情况符合 MDS-biTP53 的诊断特征。案例真实、可靠，具有很高的研究价值和分享意义。

参考文献

［1］ 沈悌，赵永强.血液病诊断及疗效标准［M］.4 版.北京：科学出版社，2018.

［2］ 何广胜.骨髓增生异常 / 骨髓增殖性肿瘤伴环状铁粒幼细胞和血小板增多的诊断与治疗［J］.
临床血液学杂志，2021，34（11）：762-764.

［3］ 朱雨，何广胜.世界卫生组织 2016 年骨髓增殖性肿瘤及骨髓增生异常综合征 / 骨髓增殖性肿瘤分类更新解读［J］.指南与共识，2016，36（8）：658-667.

［4］ GUGLIELMELLI P，PACILLI A，ROTUNNO G，et al. Presentation and outcome of patients with 2016 WHO diagnosis of prefibrotic and overt primary myelofibrosis［J］. Blood，2017，129（24）：3227-3236.

［5］ 宫跃敏，何广胜.2022 年 WHO 骨髓增生异常性肿瘤新命名和分类［J］.中国实用内科杂志，2022，42（9）：737-741.

［6］ 宫跃敏，李悦，何广胜.2022 年 WHO 骨髓增殖性肿瘤、骨髓增生异常性 / 骨髓增殖性肿瘤诊断及分类［J］.专家论坛，2023，43（1）：28-31.

［7］ 佟红艳.骨髓增生异常综合征分类更新及运用解读［J］.临床血液杂志，2023，36（11）：773-778.

［8］ ARBER DA，ORAZIA，HASSERJIAN R，et al. The 2016 revision to the World Health Organization（WHO）classification of myeloid neoplasms and acute leukemia［J］. Blood，2016，127（20）：2391-2405.

［9］ ZEIDAN AM，AL-KALI A，BORATE U，et al. Sabatolimab（MBG453）combination treatment regimens for patients（Pts）with higher-risk myelodysplastic syndromes（HR-MDS）：the MDS studies in the stimulus immuno-myeloid clinical trial program［J］. Blood，2021，138（Supplement 1）：4669.

［10］ ZHAO Y，GUO J，ZHAO S，et al. Bone marrow fibrosis at diagnosis and during the course of disease is associated with TP53 mutations and adverse prognosis in primary myelodysplastic syndrome［J］. Cancers（Basel），2022，14（12）：2984.

HIV 相关伯基特淋巴瘤合并骨髓坏死并骨髓腔感染 1 例

38

作　　者：陈娅[1]，李卫滨[1]，陈旖旎[1]，张雲[2]，张胜行[1]（联勤保障部队第九〇〇医院，1 检验科；
　　　　　2 血液科）

点评专家：赵猛（联勤保障部队第九〇〇医院）

前　言

　　患者，男性，33 岁，因"牙龈出血 20 余天，关节疼痛 1 周"入急诊科，血常规检查三系减低、血小板危急值，镜检可见异常淋巴细胞，被血液科收治入院。当天检验科骨髓细胞形态室回报：骨髓坏死、伯基特淋巴瘤（Burkitt lymphoma，BL）、骨髓腔革兰氏阴性杆菌感染。次日，免疫检测 HIV 阳性。一周后，骨髓病理 FISH 可见 C-MYC 基因易位、免疫组化诊断伯基特淋巴瘤及骨髓坏死。临床综合所有检查，最终诊断为 HIV 相关 Burkitt 淋巴瘤合并骨髓坏死并骨髓腔感染。Burkitt 淋巴瘤为高侵袭性淋巴瘤，HIV 相关 Burkitt 淋巴瘤与原发的 HIV 感染相关，骨髓受累常示高瘤负荷，是预后不良的指征。骨髓坏死则常继发于转移性肿瘤浸润骨髓时，它的出现常表示疾病的严重程度。

案例经过

　　2022 年 5 月 14 日，因"抑郁症"就诊外院，伴有牙龈出血、关节疼痛，以腰痛最为明显，难以忍受。皮肤散在瘀斑、瘀点，自行就诊当地诊所，予以"甲硝唑抗感染、止痛"等对症处理。

2022年5月16日，因腰痛急诊于本市某医院，查血气分析示酸中毒，胸腹部CT示：脾大，诊断为"①血小板减少原因待查；②高乳酸血症；③脾大"，予以补液、保肝、抗过敏等治疗，症状未见明显好转。家属要求转院治疗。

2022年5月17日，为求进一步诊治转诊我院急诊。起初怀疑出血热，送检血常规示：白细胞计数 2.89×10^9/L、粒细胞计数 0.43×10^9/L、红细胞计数 3.00×10^{12}/L、血红蛋白测定 83.0 g/L、血小板计数 3.0×10^9/L（危急值）。检验科镜检发现：异型淋巴细胞7%、异常淋巴细胞25%，怀疑血液疾病。后患者拟"全血细胞减少原因待查？"收住血液科。

2022年5月18日，患者入院。予以静脉补液、输血抗休克，纠正水电解质紊乱、酸中毒，降心率，降尿酸，补充人血白蛋白，保肝，抑酸保胃，止血等积极对症支持治疗，同时完善左髂后上棘骨髓穿刺协助明确诊断。检验科骨髓细胞形态室送检当天诊断：Burkitt淋巴瘤合并骨髓坏死并骨髓腔感染。随后免疫、骨髓病理、FISH等实验室检查结果符合该诊断。

案例分析

1. 检验案例分析

该患者20余天前出现出血，1周前出现腰痛，辗转就医，疼痛病因未查明。外院血常规提示血小板减低，但未提示镜检结果异常。转诊至我院后，完善了相关检查，结果如下。

入院第一次血常规：白细胞计数 2.89×10^9/L↓，粒细胞计数 0.43×10^9/L↓，红细胞计数 3.00×10^{12}/L↓，血红蛋白测定 83.0 g/L↓，血小板计数 3.0×10^9/L（危），大型不染色细胞百分比35%。通过外周血细胞形态学观察，实验室发现异常淋巴细胞（图38.1）。

在检验科的建议下患者转诊血液科。该患者病情危重，血液科立即予以输注血小板以降低出血风险、止血、静脉补液、输血抗休克、纠正水电解质紊乱及酸中毒、降心率、降尿酸、补充人血白蛋白、保肝、抑酸保胃等对症支持治疗，同时积极完善相关检验检查，急送骨髓形态。第一次骨穿，检验科回报：骨髓坏死。第二次骨穿，检验科骨髓细胞形态

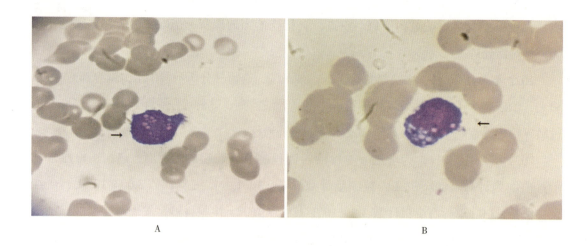

注：箭头所示为异常淋巴细胞

图 38.1　外周血涂片（×1000）

室检查结果：有核细胞增生活跃，骨髓大片坏死，低倍镜下见大片状无定形物质和坏死细胞残影，有核细胞胞质模糊（图 38.2）。可见淋巴瘤细胞，中等大小，核染色质疏松，胞浆可见空泡，检出革兰氏阴性杆菌（图 38.3—图 38.4）。检验科骨髓细胞形态室诊断意见：Burkitt 淋巴瘤合并骨髓坏死并骨髓腔感染。并建议临床进一步完善 HIV 相关检查，排除免疫缺陷相关 Burkitt 淋巴瘤。形态如下：

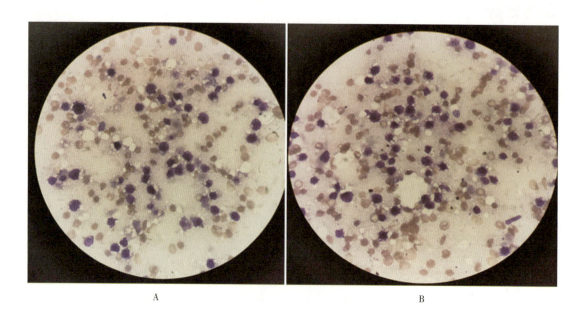

图 38.2　骨髓象（×200）

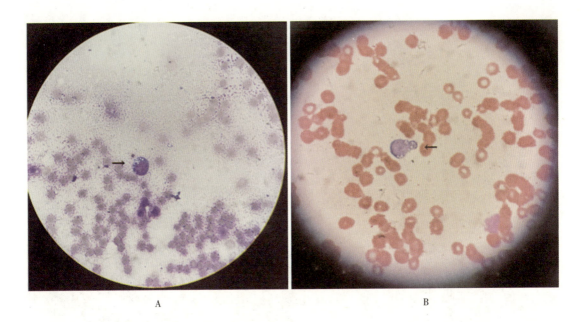

注：左图可见细胞溶解，箭头所指为 Burkitt 淋巴瘤细胞；右图为 MPO 染色阴性的淋巴瘤细胞

图 38.3　骨髓象（×1000）

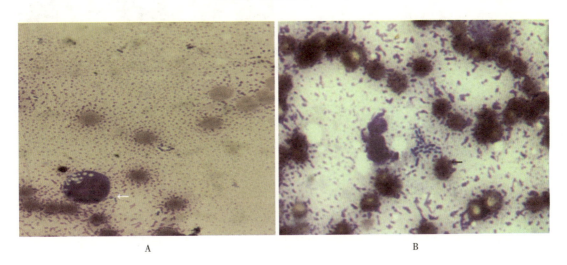

注：左图可见淋巴瘤细胞，右图示革兰氏阴性杆菌

图 38.4　骨髓象（×1000）

　　骨髓病理活检结果显示：造血组织增生尚可。免疫组化及分子病理检测结果：存在MYC 基因易位，考虑为 Burkitt 淋巴瘤，符合检验科骨髓细胞形态室诊断（图 38.5、图38.6）。

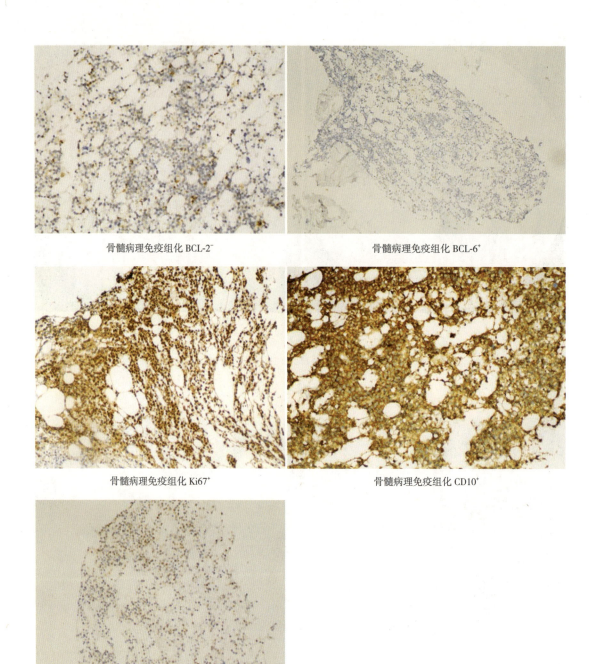

骨髓病理免疫组化 BCL-2⁻

骨髓病理免疫组化 BCL-6⁺

骨髓病理免疫组化 Ki67⁺

骨髓病理免疫组化 CD10⁺

骨髓病理免疫组化 C-MYC

图 38.5　骨髓病理免疫组化（×200）

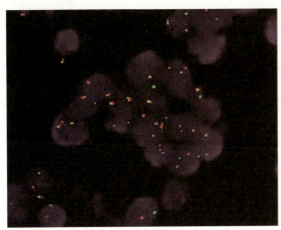

检测到 MYC 基因易位

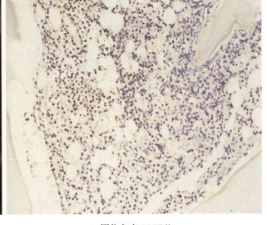

原位杂交 EBER⁺⁺

图 38.6　骨髓荧光原位杂交

2. 临床案例分析

中年男性患者，牙龈出血 20 余天，不明原因关节疼痛、腰痛 1 周多，辗转就医未明确病因，遂来我院急诊科就诊。行血常规检查后，检验科于血涂片中发现异常淋巴细胞，与急诊科医生沟通，建议转诊血液科。血液科急送骨髓涂片协助诊断。当天，检验科骨髓室和血液科医生回报骨髓坏死。因取材不佳行第二次骨穿。此次骨穿，检验科骨髓室在骨髓坏死的大片不定形物质中发现了散在 Burkitt 淋巴瘤细胞及杆菌。细菌经微生物室鉴定为革兰氏阴性杆菌。遂联系血液科医生，诊断结果为：Burkitt 淋巴瘤合并骨髓坏死并骨髓腔感染。并建议临床加做 HIV 检查排除免疫缺陷相关 Burkitt 淋巴瘤。临床最终结合骨髓病理，骨髓分子病理 FISH 等结果诊断为 HIV 相关 Burkitt 淋巴瘤合并骨髓坏死并骨髓腔感染。

伯基特淋巴瘤是高侵袭性淋巴瘤，常原发结外或以急性白血病（FAB 分类中 ALL-L3 形式）发病。由单一的中大型、胞质嗜碱性和较多有丝分裂相 B 细胞（源自生发中心）组成，与 EB 病毒感染相关，并有恒定的第 8 号染色体易位累及 MYC 重排导致 MYC 高表达所致的病理机制。伯基特淋巴瘤有三种类型：地方性伯基特淋巴瘤、散发性伯基特淋巴瘤（我国所见）、免疫缺陷相关的伯基特淋巴瘤（与原发的 HIV 感染有关，常累及结内和骨髓）。骨髓坏死本身并非一个独立疾病而是涉及多种疾病，恶性肿瘤是其发病的主要原因，约为 90%~100%，骨髓中造血细胞和骨髓基质发生不同程度的坏死。临床上骨髓坏死以发热、骨痛、进行性贫血为主要症状，发热几乎均为高热，骨痛通常是多部位、持续性剧痛，骨痛主要发生在造血组织活跃部位如胸部、腰背部、骶髂部、脊柱等。此外，疲乏无力、黄疸、瘀点瘀斑、肝脾及淋巴结肿大也是常见的症状及体征。

在检验科与临床科室相互配合、积极主动沟通下，很快明确了诊断方向，病因查明后，家属积极配合医生进行患者的抢救及治疗。

知识拓展

骨髓坏死（bone marrow necrosis，BMN）是继发于骨髓转移性肿瘤、急性白血病、感染和其他原因引起的弥散性血管内凝血，也有原因不明导致骨髓细胞的严重变性和坏死（溶解），临床上常以发热、骨痛、贫血和血小板减少为特征的综合征。骨髓坏死最常见于转移性肿瘤浸润骨髓时，且较多为初诊病例，除了原发病症状外，明显的是发热和骨痛，常发生于中末期，预后差。骨髓穿刺干吸较多见，髓液可呈黄色黏稠性，几乎所有有核细胞结构模糊不清，在大片坏死的骨髓细胞中，可见结构清晰的成巢肿瘤细胞，犹如废墟中独存的"花朵"。

伯基特淋巴瘤是高侵袭性淋巴瘤，常伴"星空"现象，形态学需与同样具有脂质空泡的相关疾病，如 BPDCN、转移癌、DLBCL、MM、伯基特淋巴瘤、横纹肌肉瘤、ALL、AML-M0、AML-M1、AML-M2b、AML-M5、纯红系细胞白血病、AML 伴 CEBPA 双等位基因突变、尤文氏肉瘤、MDS、神经母细胞瘤、肥大细胞增生症、尼曼 - 匹克病、铜缺乏性贫血、骨髓 - 胰腺综合征、泡沫浆细胞、脂肪细胞等相鉴别。有研究指出：当遇到形态学提示伯基特淋巴瘤的弥漫性、高度 B 细胞淋巴瘤时即进行免疫表型分析和采用 FISH 技术进行细胞遗传学分析。如存在 C-MYC 重排，而无 BCL-2 和 BCL-6 重排，则可作出伯基特淋巴瘤的诊断。

案例总结

HIV 相关的伯基特淋巴瘤与原发的 HIV 感染有关，常累及结内和骨髓。因为骨髓坏死主要由赘生性疾患（例如白血病、恶性肿瘤）引起，也可见于败血症和 DIC 时，常有骨骼痛、发热、出血表现及肝、脾肿大。骨髓坏死存在原发疾病，形态工作者需要注意溜片，留意有无完整的淋巴瘤或白血病细胞存在。临床上患者存在外周血细胞减少、牙龈出血、骨痛等症状时，更需注意警惕血液疾病的可能。

检验人员从血涂片、骨髓涂片中发现问题并积极及时与临床沟通，辅助临床找到明确病因，体现了检验与临床之间对话的重要性，检验与临床携手才能更好地为患者解决实际问题。本文通过真实案例说明了检验与临床沟通、共同协助的重要性。

血常规及骨髓涂片在所有诊断性检查中，可在最短时间为临床提供疾病诊断方向，显示了形态学在时间上的优势。检验人员在检验设备日益自动化的大背景下，更应注重形态学技术培养，并主动学习临床知识及最新的行业诊断标准，不断提升能力，与临床积极沟通、积极协助临床做出正确的诊断，共同服务于患者。

专家点评

HIV 感染相关淋巴瘤最常见的类型是伯基特淋巴瘤、弥漫性大 B 细胞淋巴瘤，有研究表明其与 EB 病毒感染关系密切，预后较差。该病例就为 HIV 相关伯基特淋巴瘤，通过原位杂交的方法检查到 EB 病毒编码的 RNA，且并发了骨髓坏死及骨髓腔感染，患者疼痛明显与骨髓坏死有关，该患者病情复杂，甚至有合并肿瘤溶解综合征的可能。这是一次成功的医检沟通解决临床问题的案例，充分体现了检验是临床的眼睛和侦察兵，而形态学是诊断血液疾病的重要基石。

参考文献

[1] 卢兴国，叶向军，徐根波. 骨髓细胞与组织病理学［M］. 北京：人民卫生出版社，2020.

[2] PAYDAS S，ERGIN M，BASLAMISLI F，et al. Bone marrow necrosis：clinicopathologic analysis of 20 cases and review of the literature［J］. Am J Hematol，2002，70（4）：300-305.

[3] Janssens AM，Offner FC，Van Hove WZ. Bone marrow necrosis［J］. Cancer，2000，88（8）：1769-1780.

[4] 邢宏运，卞铁荣，景丽，等. 骨髓坏死 68 例临床分析［J］. 实用医学杂志，2012，28（17）：2988-2989.

［5］ REN G，CHENG A，REDDY V，et al. Three-dimensional fold of the human AQP1 water channel determined at 4 A resolution by electron crystallography of two-dimensional crystals embedded in ice ［J］. J Mol Biol，2000，301（2）：369-387.

［6］ 张淑红，柳玮华，杨艳，等 . 人类免疫缺陷病毒感染相关淋巴瘤的临床病理学观察 ［J］. 临床和实验医学杂志，2014，13（5）：355-357.

镜检发现的儿童急性早幼粒细胞白血病 1 例

39

作　　者：孙敏[1]，李淑美[2]（济宁市第一人民医院，1 检验科；2 儿科血液病区）
点评专家：孙梦怡（济宁市第一人民医院）

前　言

　　血常规是三大常规之一，通过血液中细胞的形状、细胞的数量，以及一些化合物的含量等，来判断人身体是否存在疾病或者是健康方面的异常等等。随着智能血细胞推片阅片机的使用，血常规复检镜检率得到了大幅度提高。高清镜头下的细胞形态，也更加直观可视。这就要求我们检验人员利用好现代科技，更好地服务于患者。现分享一例血常规大致正常，镜检发现的儿童急性早幼粒细胞白血病（acute promyelocytic leukemia，APL）。

案例经过

　　患儿，男性，10 岁，因"鼻出血 3 天"就诊于我院耳鼻喉科门诊。现病史：3 天前患儿出现鼻出血，压迫止血后可自行缓解，无发热，无寒战，无抽搐及肢体抖动，无咳嗽，无喘息、声音嘶哑，无恶心、呕吐，无嗜睡、精神萎靡，无烦躁不安，无腹痛、腹泻。无特殊既往史。无流行病学史。初步诊断：鼻出血原因待查？主要检查结果如下。

　　血常规提示：白细胞 4.18×10^9/L↓，中性粒细胞 0.73×10^9/L↓，淋巴细胞

$1.22 \times 10^9/L \downarrow$，单核细胞 $2.19 \times 10^9/L \uparrow$，中性粒细胞百分比 17.50%↓，单核细胞百分比 52.40%↑，红细胞 $4.07 \times 10^{12}/L \downarrow$，红细胞压积 33.00%↓，平均红细胞体积 81.10 fL↓，平均血红蛋白浓度 358 g/L↑，红细胞平均宽度 36.1 fL↓，血小板 $104 \times 10^9/L \downarrow$，余无异常。

由于血常规报告检测快，用时短，数据结果一出，检验科医生就发现血常规分类及散点图稍微异常，执行复检镜检程序，查看智能推片阅片机图像，发现少量异常细胞（图 39.1）。阅片可见少量异常细胞，结构不典型，胞体大，胞浆可见紫红色细小颗粒，胞核不规则，折叠扭曲，染色质稍细致，部分可见核仁。不排除恶性血液病的可能，建议临床完善血液病相关检查。

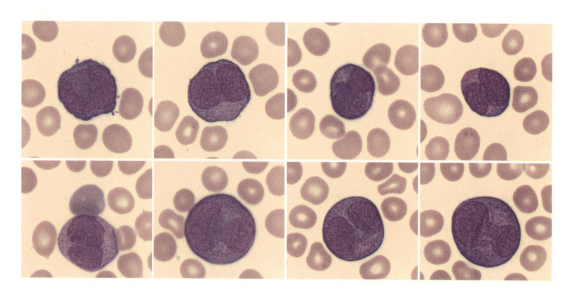

图 39.1　血细胞涂片（智能阅片机采图，瑞氏染色，×100）

血涂片异常白细胞形态学报告提示：未见反应性淋巴细胞；镜检见少量异常细胞，幼稚细胞类型待确定。

髓过氧化物酶染色（MPO）提示：强阳性，排除 AML-M5。患儿很可能是急症 APL！临床迅速开启绿色通道，安排患儿入住儿科血液病房。

此时凝血四项报告提示：凝血酶原时间 14.70 秒↑，凝血酶原国际标准化比值 1.27↑，凝血酶原时间活动度 63.60%↓，纤维蛋白原测定 0.81 g/L↓。纤维蛋白原明显异常，符合 APL 凝血项特点。

案例分析

1. 检验案例分析

患儿，男性，10 岁，血常规报告基本正常，但是白细胞分类和散点图存在异常，单核细胞绝对计数和比值明显增高，即刻推片镜检。在镜检时，发现少量异常细胞形态不算太典型，细胞核扭曲折叠，胞浆颗粒缺失、少见或中等，未找到奥氏小体，未见到内外浆现象，粗看像是髓系的幼稚单核细胞，但又有不一致的地方。例如，部分细胞核呈蝴蝶样或者屁股瓣样，却很像异常早幼粒细胞的核。在幼稚单核细胞与异常早幼粒细胞鉴定有困难时，加做化学染色，MPO 呈强阳性。排除少见的粗颗粒型原幼淋巴细胞和幼稚单核细胞。在考虑 APL 时，检验科医生也是十分谨慎，一方面，患儿年龄小，APL 在儿童中发病率很低；另一方面，其治疗方案与急性淋巴细胞白血病和其他型的急性髓系白血病有很大区别，疑诊就用维甲酸治疗。患儿白细胞、血小板数略低，血涂片异常细胞数量少，血红蛋白大致正常，结合凝血项结果，检验科做出了 APL 疑诊预判并及时告知临床，进一步完善相关检查项目。

骨髓涂片提示：①骨髓增生明显活跃，粒系占 92%，红系占 5%，粒：红 =18.4：1。②粒系增生明显活跃，原粒可见，异常早幼粒细胞 88%，中幼以下各期粒细胞少见。幼稚细胞浆内易见 Auer 小体，可见柴捆细胞。③红系增生减低，早红以下可见，中晚幼红比例减低。成熟红细胞形态大致正常。④淋巴细胞比值偏低，形态大致正常。⑤阅全片易见巨核细胞，血小板成小簇可见（图 39.2）。

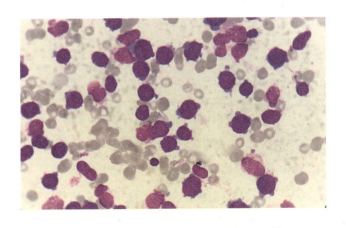

图 39.2 骨髓细胞形态学涂片（瑞氏染色，×100）

骨髓流式细胞免疫分型分析报告提示：标本可见异常髓系细胞，异常细胞约占 83.94%，表达 CD117、CD38、CD33、CD13、CD123、MPO、CD9；弱表达 CD64；不表达 CD34、CD7、HLA-DR、CD15、CD22、CD11b、CD2、CD20、CD5、CD19、CD10、CD36、CD4、cCD3、cCD79a、TDT、mCD3、CD56、CD14；符合 AML 表型；白血病细胞 CD34 和 HLA-DR 阴性，SSC 偏大，不除外 APL 伴 PML/RARa，请结合染色体核型和 PML/RARa 融合基因或 FISH 检查结果。

白血病 52 种融合基因筛查分析报告提示：送检标本中 PML-RARα S 型融合基因阳性，其他融合基因阴性或低于检测灵敏度。

血液系统肿瘤基因初筛分析报告提示：本次共检测到血液肿瘤相关具有明确或潜在临床意义的突变共 1 个（表 39.1）。

表 39.1 血液系统肿瘤基因初筛分析报告

	变异结果	临床提示	
		药物相关	诊断 / 预后相关
血液肿瘤明确 / 可能相关的变异	FLT3 ITD	AML：米哚妥林（敏感，A）； AML：阿扎胞苷 + 索拉非尼（敏感，A）； AML：地西他滨 + 索拉非尼（敏感，A）； AML：吉瑞替尼（敏感，A）	AML：预后中等（A）； MDS：预后不良（A）
样本质量评估	合格		

染色体核型分析报告提示：46，XY，t（15;17）（q24.1;q21.2）［19］/46，idem，t（1;2）（q21;p14）［1］，常见于 APL，请结合 PML-RARA 的融合基因或 FISH 检查结果。

最终，患儿被确诊为急性早幼粒细胞白血病。

2. 临床案例分析

患儿因"鼻出血 3 天，血检异常 1 天"首次入院。查体：体温 36.8 ℃，脉搏 85 次 / 分，呼吸 24 次 / 分，血压 105/62 mmHg。患儿意识清晰，精神可。皮肤黏膜无出血点，无黄染，无皮疹，全身浅表淋巴结未触及肿大。无特殊既往病史。颅脑 MRI 平扫 + 弥散加权成像提示：脑实质 MR 平扫未见明显异常。鼻旁窦少许炎症。

与检验科初步沟通后，第一时间给予全反式维甲酸（ATRA）诱导分化治疗。完善其他相关检查后，确诊为急性早幼粒细胞白血病，给予亚砷酸、维甲酸按序化疗，阿糖胞苷、柔红霉素减积治疗，其间出现分化综合征，临床症状加重，给予地塞米松加量治疗。白细胞升至 129.37×10⁹/L，给予柔红霉素（20 mg qd×4 d）治疗，后白细胞逐渐下降至正常。先后予以亚胺培南 - 西司他丁、头孢西丁抗感染治疗，并予以保心护肝、输血等对症治疗。诱导治疗后复查骨穿，骨髓涂片细胞学检查提示：粒红巨三系明显增生（CR）骨髓象（噬血细胞约 1%）；微小残留病检测：未见异常早幼粒细胞（检测灵敏度0.01%）。PML/RARα 定量：送检标本中 S 型融合基因定量检测结果为 92.57%；基因突变：FLT3/ITD 阳性（+）；染色体 46，XY，del（1）（q31），t（15;17）（q24.1;q21.2）［7］/46，XY［13］。诱导缓解治疗后达到了形态学完全缓解，但基因遗传学仍有异常。继续给予维甲酸及亚砷酸化疗，并予水化碱化、营养脏器、抗感染等对症支持治疗。巩固治疗后复查骨穿，骨髓涂片细胞学检查提示：粒红巨三系明显增生（CR）骨髓象；PML/RARα 定量：送检标本中该融合基因阴性或低于检测灵敏度；基因突变：FLT3/ITD 阴性（-）；微小残留病检测：未见异常早幼粒细胞（检测灵敏度 0.01%）；染色体核型分析（G+R 带）：核型描述 46，XY［20］。本次治疗后，达到了形态学和遗传学的完全缓解。

本例患儿初诊时血常规报告大致正常，但血涂片及出凝血结果明显异常，与检验科医生就异常细胞进行沟通，考虑 APL，即刻给予维甲酸诱导治疗，并积极给患儿输血，补充血小板和凝血因子。后续治疗中，患儿白细胞数值成倍增长，出现了憋喘、血氧饱和度下降等症状，考虑到可能是维甲酸综合征，给予地塞米松加量治疗，症状逐渐缓解。此外，患儿 PML-RARα S 型融合基因阳性，而 S 型与 FLT3 突变存在高度关联性，对维甲酸治疗具有更强的耐药性。因此，临床根据患儿体重严格评估，谨慎控制化疗药物剂量。两个疗程下来，患儿各项指标趋于正常，达到了完全缓解。早期救治过程很及时，诱导过程中又再发生凶险，所幸该急性早幼粒白血病患儿才转危为安。

知识拓展

中国抗癌协会小儿肿瘤专业委员会为我国 18 岁以下儿童的 APL 制订了详细的 2022 版诊疗指南。现简要摘录梳理与检验科密切相关的知识。

（1）除了有贫血、感染、肝脾大和 / 或血常规异常等急性白血病常有的表现外，有以下情况之一属疑诊 APL：①疑似白血病且伴有突出的出凝血异常表现。②血涂片和 / 或骨髓检查口头报告疑诊 FAB-AML-M3 白血病。

（2）疑诊 APL 的处理：①无须等待确诊，疑诊 APL 即开始用 ATRA，以尽早改善出凝血和降低早期死亡率。②在 APL 疑诊阶段用砷剂不是必需，可待确诊后使用。

（3）当 APL 的骨髓细胞形态学不典型，还需要结合下列检查：① APL 骨髓细胞形态学检查绝大多数为 FAB-AML-M3，也可能是非 AML-M3。但无论白血病细胞形态是否为 AML-M3，如果 MPO 染色强阳性，应注意 APL 的可能，尽快获取遗传学检查结果以明确诊断，以免延误。②在急性白血病细胞中，APL 细胞 MPO 染色呈强阳性，AML-M2 细胞呈中度 / 中高度阳性，其他类型急性白血病的白血病细胞 MPO 呈弱阳性或阴性。因此对于 MPO 强阳性的白血病需注意 APL 的可能，尽快通过遗传学检查诊断或排除诊断。③检测到 t（15,17）（q22;q21）和 / 或 PML-RARα，即可确诊 APL，无论细胞形态学是否符合 AML-M3，或骨髓白血病细胞比例是否超过 20%。

案例总结

急性早幼粒细胞白血病是儿童急性白血病中的一个特殊类型，发病凶险，其出凝血功能异常，脑肺出血和栓塞，分化综合征是早期死亡的主要原因。如能早期识别出疑诊 APL 患者，尽早给予干预，可降低病死率。这就需要我们检验人员在血常规报告审核时，严格执行复检规则，仔细镜检，查找异常细胞；同时，也要结合患者病史简要分析，尤其是遇到疑诊 APL 时，务必当做危急值紧急处理。检以求真，验以求实，镜下有细胞，心中系病人，及时与临床沟通，把握好患者查体的第一道关口！

专家点评

血常规检查是血液系统疾病诊断的侦察兵，近几年，随着多参数血细胞分析计数仪及智能阅片机的应用，极大地促进了血常规项目分析水平的提高。本病例血常规三系异常不明显，通过散点图及涂片复检发现异常细胞，这就要求检验人员要有极强的责任心和较强的专业知识，同时还要有临床思维，加强与临床的沟通。APL 是一类比较凶险的恶性血液系统疾病，比较容易发生 DIC，但是早期发现、早期治疗，效果较好。我科同事通过细胞形态学、组织化学、凝血项目的检查，及时给临床提供了诊断方向，为小患儿的及时诊断救治提供了有力的支持保障，取得了很好的效果。医者仁心，幸好遇见我们检验科和血液科的医生。这再次体现了学科交流，检验与临床沟通的重要性。

参考文献

［1］ 中国抗癌协会小儿肿瘤专业委员会．中国儿童急性早幼粒细胞白血病诊疗指南［J］.中华实用儿科临床杂志，2022，37（2）：81-88.

［2］ 吴雅雪，吴德沛，陈苏宁，等．急性早幼粒细胞白血病早期死亡危险因素及预后分析［J］.中华血液学杂志，2020，41（12）：1025-1030.

［3］ 廖柳华，黄礼彬．儿童急性早幼粒细胞白血病的治疗并发症及处理［J］.中国小儿血液与肿瘤杂志，2019，24（5）：225-227，252.